复旦卓越·医学职业教育教材

卫生技术与护理专业系列创新教材

总主编 沈小平

护理礼仪与人际沟通

主　编　唐庆蓉　上海思博职业技术学院
　　　　徐建鸣　复旦大学附属中山医院
　　　　叶　萌　上海思博职业技术学院

副主编　韩明飞　上海思博职业技术学院
　　　　朱凌燕　上海交通大学附属第六人民医院
　　　　张　颖　复旦大学附属华东医院

编　委（以姓氏笔画为序）
　　　　马志华　上海思博职业技术学院
　　　　万春华　上海思博职业技术学院
　　　　王　琰　上海思博职业技术学院
　　　　叶　萌　上海思博职业技术学院
　　　　朱凌燕　上海交通大学附属第六人民医院
　　　　张　默　上海思博职业技术学院
　　　　张　颖　复旦大学附属华东医院
　　　　吴　燕　复旦大学附属中山医院
　　　　金欣欣　上海思博职业技术学院
　　　　徐建鸣　复旦大学附属中山医院
　　　　唐庆蓉　上海思博职业技术学院
　　　　韩明飞　上海思博职业技术学院

复旦大学出版社

高等职业技术教育创新教材系列丛书
编委会

名誉顾问：胡亚美　中国工程院院士、北京儿童医院名誉院长

主　　任：沈小平　上海市海外名师、美籍华裔医学专家、国家外国专家局科教文卫专家、世界中医药学会联合会护理专业委员会副会长、中华护理学会《国际护理科学》杂志编委、上海市护理学会理事、上海思博职业技术学院卫生技术与护理学院院长

编委（按姓氏笔画排序）：

马志华	上海思博职业技术学院	张玉侠	复旦大学附属儿科医院
王　娟	上海思博职业技术学院	张惠铭	上海思博职业技术学院
王　香	上海思博职业技术学院	张雅丽	上海中医药大学附属曙光医院
王美筠	上海市病案管理专业委员会	张　洁	上海中医药大学附属中医医院
叶　萌	上海思博职业技术学院	施　雁	同济大学附属第十人民医院
石　琴	上海思博职业技术学院	赵爱平	上海交通大学医学院附属仁济医院
卢根娣	第二军医大学附属长征医院	郭荣珍	上海市第一人民医院分院
刘远慧	（加拿大）上海思博职业技术学院	龚　梅	上海交通大学医学院附属儿童医院
刘慧珠	上海交通大学附属第一人民医院	钱培芬	上海交通大学医学院附属瑞金医院
朱瑞雯	上海交通大学附属第六人民医院	徐建鸣	复旦大学附属中山医院
许方蕾	同济大学附属同济医院	顾建芳	上海市浦东医院
许燕玲	上海交通大学附属第六人民医院	唐庆蓉	上海思博职业技术学院
李　斌	上海思博职业技术学院	黄　平	上海中医药大学附属岳阳医院
李天雅	上海市静安区中心医院	黄　群	中国福利会国际和平妇幼保健院
李国栋	上海思博职业技术学院	曹新妹	上海交通大学医学院附属精神卫生中心
孙克莎	上海市精神卫生中心分院		
沈小平	（美国）上海思博职业技术学院	蒋　红	复旦大学附属华山医院
沈爱琴	复旦大学附属眼耳鼻喉科医院	程　云	复旦大学附属华东医院
沈惠德	上海思博职业技术学院	彭幼清	同济大学附属东方医院
陆箴琦	复旦大学附属肿瘤医院	潘惟萍	同济大学附属第一妇婴保健院
陈淑英	上海思博职业技术学院	戴琳峰	上海市闸北区中心医院
陈光忠	上海思博职业技术学院	戴慰萍	复旦大学附属华东医院
陈海燕	上海交通大学医学院附属新华医院	Elizabeth Barker	（美国）美国俄亥俄州立大学护理学院
闵雅莲	上海市中西医结合医院		
周文琴	上海中医药大学附属龙华医院	Adey Nyamathi	（美国）美国洛杉矶加州大学护理学院
张　敏	上海市第二人民医院		

总 序

·护理礼仪与人际沟通·

  本人在医学教育领域内学习、工作了 41 年,其中在长春白求恩医科大学 12 年,上海交通大学附属第六人民医院 3 年,美国俄亥俄州立大学医学院 15 年,直至回国创办上海思博职业技术学院卫生技术与护理学院已 11 年。从国内的南方到北方,从东方的中国又到西方的美国,多年来在医学院校的学习、工作经历使我深深感到,相关医学类如护理专业的教材编写工作是如此重要,而真正适合国内医学护理高职高专院校学生的教材却并不多见,教学效果亦不尽如人意。因此,组织编写一批实用性、应用性较强的高等职业技术教育创新系列教材的想法逐渐浮出台面,并开始尝试付诸于行动。当本人主编的《多元文化与护理》和《护理信息学》两本书作为高等职业技术教育创新教材先后由人民卫生出版社正式出版发行后,又欣然接受复旦大学出版社的邀请,组织有关教师和专家编写系列教材。

  《护理礼仪与人际沟通》是护理专业课程体系中非常重要的一门课程。本教材较为系统地介绍了美学、礼仪和人际沟通的基本知识,特别是突出了护理专业的特点及其在护理工作中的应用,将理论与护理实践相结合,突显职业教育"理实一体"和以服务为宗旨、以就业为导向、以能力为本位、以发展技能为核心的理念。同时,本教材紧密联系工作岗位实际需要和护士执业资格考试的要求,强调对知识、技能的掌握及对护理对象的关爱和照顾。

  本书的编写得到了上海思博职业技术学院和兄弟院校广大教师,以及各教学实习医院有关专家学者的大力支持和帮助,特别是复旦大学出版社的鼓励和帮助,在此一并表示衷心的感谢! 鉴于我院建院历史较短,教学经验水平有限,本书一定存在许多不足之处,恳请读者批评指正。

沈小平

2014 年 1 月于上海

前　言

·护理礼仪与人际沟通·

随着社会的进步和护理学科的发展,护理已成为一门由科技和人文有机结合和统一的专业,护理工作需要由融知识、技能和人文修养为一体的专业技术人员来承担。近年来,加强护士的人文教育已是护理教育界的共识,护士执业考试大纲也纳入了更多的人文学科知识,尤其是护理美学、护理礼仪及护理人际沟通知识,因为这些人文学科知识和技能在护理工作中越来越显现出不可或缺的作用和地位。美是伴随人类而出现并为人类而存在,审美修养是护士完美自身,造就理想人格,提高鉴赏美、创造美的水平和能力的一项重要内容,对培养融知识、技能和人文素养为一体的优秀护士具有重要的意义;护理礼仪既是护士尊重患者的体现,也是护士赢得服务对象爱戴的一种方法,规范的护理礼仪可塑造护士形象、协调护患关系、提高护理质量;沟通是人与人之间的桥梁,医学发展呼唤人际交流,和谐医疗要求人际沟通,护理工作环境中复杂的人际关系及当今敏感的医患矛盾,都要求护士必须具有良好的人际沟通艺术和能力。

本教材比较系统地介绍了美学、礼仪和人际沟通的基本知识,并在此基础上突出护理专业的特点及其在护理工作中的应用,充分将理论与护理实践相结合,凸显职业教育"理实一体"及以服务为宗旨,以就业为导向,以能力为本位,以发展技能为核心的理念,同时紧密联系工作岗位实际需要和执业资格考试的要求,强调对知识、技能的掌握及对护理对象的关爱和照顾。全书共有8章内容,将护理美学、礼仪与人际沟通知识和技能有机融合为一个整体,内容丰富,贴近生活和护理工作,富有时代特色和文化艺术气息,旨在通过学习,帮助学生了解护理专业的美学、礼仪及人际沟通要求,具备从事护理工作所必需的礼仪修养和沟通技巧,能按照美的规律美化世界和美化自身,培养成为身心健康、个性完善的人,从而在工作中应用规范礼仪,建立良好和谐的护患关系,为患者提供全面的优质服务。

本书在编写中力求内容详尽和创新,融入了大量新知识、新观点、新方法,图文并茂,生动形象;每章前列出本章的教学目标,后配备有实践活动、案例学习、赏析或拓展学习及思考与练习题;书后附有教学大纲及实训建议。另外,录制了护理礼仪和人际沟通视频与本书配套,希望能给广大教师和学生的教学及学习带来方便。

本系列教材的总主编为上海思博职业技术学院卫生技术与护理学院院长沈小平教授,编者主要来自上海各大医院和医学院校,他们是护理学专业的教授和中青年技术骨干,有着丰富的教学经验和临床经验。

在本书的编写过程中,编者参阅了大量的有关书籍和文献资料,在此对这些文献的作者谨表衷心的感谢!本书虽经反复修改和审阅,但鉴于编者的水平有限,疏漏和不足之处在所难免,敬请各位专家、护理同仁、广大师生和读者谅察并给予指正,以期日臻完善。

编　者

2014年1月

目 录

·护 理 礼 仪 与 人 际 沟 通·

第一章 绪论

【学习目标】

1. 知识目标

(1) 识记美的特征、美育的功能和护士审美修养概念;

(2) 掌握护士审美修养的原则和礼仪的原则;

(3) 熟悉礼仪的概念和护理礼仪的内容及作用;

(4) 掌握沟通的概念、要素和影响沟通的因素;

(5) 理解护理美、护理礼仪、人际沟通的关系。

2. 能力目标

(1) 制订提高自身美学修养的计划;

(2) 能主动参与和同学、老师的沟通;

(3) 能列出医院环境中的美好事物和发扬医务人员的礼仪风范。

【情境与思考】

"合三为一"

某高职院校护理专业一年一度的教学工作会议正在按常规举行,在讨论到课程设置和教学目标调整的议题上时,分管教学的副院长说:"按新的护士执业考试大纲要求,增加了更多如护理美学、护理礼仪和人际沟通等护理人文素质教育课程的考核内容,但是专业设置总的教学课时数是固定的,没有办法削减其他课程来补充,大家看有没有什么好的解决办法?"。大家议论了一会儿,一位专任教师说:"从这三门课程中的内容来看,有部分是交叉或重复的,如果能科学地将其'合三为一',就可以解决问题了"。话音刚落,其他几位任课教师就讨论开来了:"是的,有部分内容重复的,写在教材内,不上还不行","可以的,把三门课程的内容整合起来,既可保证执业考试大纲要求的内容,又可以避免重复","对呀! 这三门课程的教学目标都是一致的,这样学生也可以不用背那么多教材了"……副院长听后高兴地说:"这个办法不错,既科学又专业! 大家继续讨论一下到底怎么整合吧!"整合课程的思路不错,但到底该怎么"合"呢? 要怎么做才能保证不丢失三门课程的内容又能整合成一个整体呢?

随着时代的发展,人们生活水平不断提高,广大人民群众对护理质量和护理服务水平提出了更高的要求,给护理界也带来了新的挑战。融入护理实践中的美与礼仪及人际沟通,对改善护患关系、提高护理质量、营造完美的医疗环境、维护医院的整体形象都起到了举足轻重的作用。良好的美学素养、礼仪风范和沟通能力,是护理工作的重要基础。这种美与礼仪和人际沟通的结合,塑造了护士美好的心灵和提高了护士内在的修养,营造了和谐的医疗环境,体现了护理的最高境界。

第一节 护 理 与 美

"爱美之心,人皆有之"。人类漫长的文明进程历史,也是人类对美的向往和追求的历史,也是不断地认识和把握美的规律、利用和发挥美的功能的历史。将美学的知识融入护理环境、专业形象、护理方式、行为规范之中,在护理工作中发现美、感受美、欣赏美、创造美和应用美,充分展现护理艺术的魅力,创造健康之美,使护理之美在维护人类健康的进程中体现出其应有的社会价值,这是现代护理对护士的基本要求。

一、美的概述

(一)美的起源和美学的产生

1. 美的起源 自然界的美并不是一开始就固有的,而是随着人们对自然的审美而逐渐形成的。人类生存在大自然之中,与大自然的事物接触,在一系列的生产、生活实践过程中,逐步建立了与大自然的密切关系,进而发现某些周围的事物可以使人产生愉悦之感、欢快之情,人类就开始意识到了自然界的美。人与事物之间的爱与恨、喜与厌的情感形成,标志着最原始审美关系的开始,自然界也就有了美学意义。

任何美的事物虽然是自然而然存在的,但只有当人们意识到了它的美,它才具有美的意义。所以,美的存在与否和人类息息相关,是为人类而存在的。可以这样说,自从原始人类通过劳动进化,开始懂得装饰自己和劳动工具,出现了最早的原始艺术活动时起,人类的审美观念和最初的美学思想便已开始形成。

自然界某种事物获得美学意义后,并非永恒不变,在不同的历史时期,不同条件下,它可能随着人类对这些事物审美的改变而发生变化。例如,西方文学从神话母体的孕育开始就依据理性主义保持着清晰表述的语言艺术传统,现代主义文学因为非理性主义和现代语言学的启迪,开始使用晦涩隐喻的语言艺术创新,由此构成了西方现代主义文学的审美风格的变迁。

2. 美学的产生 人类的发展历史,也是对自然美、社会美、科学美等不断探索的历史,人类在孜孜不息追求着物质享受的同时,也孜孜不息地追求着美的享受,人类不仅努力按照美的规律改造客观世界,也努力按照美的规律塑造自己。在人类社会实践活动中,热爱美、欣赏美、不断地追求美、研究美和创造美,把审美和艺术实践的经验加以总结,探索其规律,揭示它们的本质,美学自然而然地产生了。

(1) 西方美学:美学思想发源于古希腊。古代的美学思想没有形成一门相对独立的学科,在很大程度上是哲学、文艺学和神学的"附庸"。美学作为一门独立的学科,是德国哲学家、美学家鲍姆嘉通(Alexander Gottlieb Baumgartem，1714~ 1762)在 1735 年发表的论文《关于诗的哲学沉思录》中首次提出的。因此，他被世人尊称为"美学之父"(图 1-1)。1750 年，鲍姆嘉通出版了《美学》(又译为感性学)，从此开始了美学的学科史。

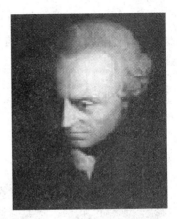

图 1-1 "美学之父"鲍姆嘉通

　　(2) 中国美学：中国美学思想的产生和发展历史悠久。中国传统美学主要由儒家美学、道家美学、佛教美学和禅宗美学思想构成，现代美学起于 19 世纪末，经历了启蒙、奠基、构建、停滞与发展的历程。改革开放后，西方美学的各种著作大量输入，中国古代美学、美学方法论、比较美学等美学问题成了美学研究的重要课题，中国美学研究取得了空前的发展。

(二) 美的本质

　　柏拉图在《大希庇阿斯篇》中遵循苏格拉底的观点，提出了"什么是美？"和"美是什么？"这两个问题。从此，数千年来，哲学家、美学家和文艺理论家们都在费尽心神追问美是什么，探索构成美的东西之所以美的根本性质和普遍规律，力求透过美的现象去把握美的本质。几乎每个学术大家就有一种关于美的本质的讲法，而且他们都把各自的讲法当成关于美的普遍真理。从某种意义上说，几千年来的美学思想史就是对美的本质问题进行不懈追问的历史。

　　中国当代美学家在美的本质问题上的论争主要有 4 个学派观点：

　　1. 主观论　美是主观的。该观点认为美是一种观念和意识，不是物的属性。持这一观点的主要代表人物是吕荧和高尔泰。

　　2. 客观论　美是客观的。该观点认为美在于客观事物本身的属性和特点。持这一观点的主要代表人物是蔡仪。

　　3. 主、客观统一论　美是主、客观的统一。该观点认为美有意识形态性，是客观方面某些事物性质和形状适合主观方面意识形态，可以交融在一起而成为一个完整形象的那种特质。持这一观点的主要代表人物是李泽厚。

　　4. 客观性与社会性统一论　美是客观性与社会性的统一。这一观点主要是根据马克思关于劳动本质和人的本质理论提出的。马克思认为，美是社会实践的产物，是人们在通过自己劳动实践改造客观事物的过程中，将自己的创造才能乃至整个生命活动，包括思想、情感、意志、理想、品格等物化在客观对象之中并感受到的形象。美是人的本质力量对象化的形象。这是在马克思实践观点的基础上，揭示了的美的本质。

(三) 美的特征

　　美的本质是内在的、抽象的，但美与任何事物和现象一样，具有自身与众不同的特征。美的特征可概况为以下几点。

　　1. 美的形象性　美的形象性是美最基本的特征，是诱发审美体验的重要条件之一。美的事物总是形象的、具体的、生动的，以一种可感的方式存在，总是能为人的感官所接受并感受到的。人们欣赏美，首先是被事物的线条、色彩、节奏、韵律、构图等形式所吸引，并能体验到其中的情感意蕴,激发起种种审美感受,离开了事物的感性形象,也就不能寓以审美了。例如,清代的海岳在《黄山赋》中这样写道:"黄山奇松多矣!有负石绝出,干大如胫,而根盘

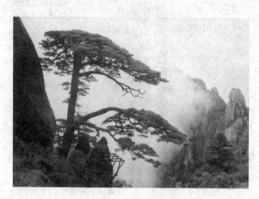

图 1-2　黄山迎客松

以亩计者;有以石为土,其身与皮干皆石者;有卧而起,起而复卧者;有横而断,断面复横者;有曲者如盖,直者如幢,立者如人,卧者如虬,不一而足"。阅读了这些优美的文字后,或许可引起读者的兴趣,但是这种间接的、概念性的感受,无法产生真实的美感。只有亲自登上俊俏的黄山,站在从石头缝里长出的松树脚下,才能真实地感受到黄山"奇松"所带给你的震撼和美感(图 1-2)。所以,事物的美是具体的,是存在于事物的感性形态之中的。黑格尔在《美学》中指出:"美就是理念的感性显现",对美的形象特征作了深刻的阐述。

2. 美的感染性　美的感染性是指美具有一种使人感动的特性,是美最显著的特征。任何一个美好的事物,都能引起人们喜爱、激动,感到赏心悦目,使人在精神上得到愉悦和满足。美丽的风景,使人心旷神怡;美的诗篇感人至深;一个故事催人泪下;一种场景令人震惊……这些都是美的感染作用引起人的情感的变化。美的感染力不仅是内容和形式的统一,而且也是区别事物美与不美的显著标志。无论是自然形态的审美对象,还是社会形态的审美对象,它们都具有感染性的特点。这种通过美的具体的、鲜明的形象来感染人,引起人的美感,是审美活动的根本特点。如范仲淹《岳阳楼记》第 4 自然段:"……登斯楼也,则有心旷神怡,宠辱皆忘,把酒临风,其喜洋洋者矣",充分表现出了作者游岳阳楼之后的感受。但是,面对同样一种审美客体,各人对美的感受却不一定相同,正如谢榛在《四溟诗话》中说的:"观则同于外,感则异于内"。如在观庐山风景之时,李白的《望庐山瀑布》、白居易的《大林寺桃花》和苏轼的《题西林壁》都显现出了每个诗人对庐山独特的、与众不同的艺术感受和体会。

3. 美的社会性　美来自于自然界的客观事物,来源于人类的社会实践,是人类社会实践的产物,因而既具有客观性又具有社会性,这是美的内在属性。美不是客观的自然存在,而是客观的社会存在。美的性质和意义是由于它的自然性处在人的社会关系之中而对人的生活起积极作用的结果。一切审美对象,包括自然事物的美和作为观念形态而存在的艺术美,都是既有社会性因素,也有客观物质性因素,是社会性和客观物质性的统一。一件事物的美,它的客观物质性是不可或缺的条件,它的社会性是决定性因素。

美的社会性中存在有社会功利性的特点。美的社会功利性是指美的事物具有某种直接或间接对人有益的、实用价值的特征,它是隐藏在美的形象之后,为审美者所难以直接察觉的。美的功利性包括:①实用功利:即物质功利。美最初产生于实用,人们认为凡是有用的,有益于人类生存的就是美。②精神功利:随着人类社会的发展和生产力水平的提高,美逐渐摆脱了实用观念的束缚,人们更多地追求精神上的愉悦和享受。美的品味越高,它的审美价值也就越高。

4. 美的普遍性　有些美是普遍的,正如伏尔泰所说的:"有些行为无论在哪里都会觉得

是美"。为什么一种高尚的行为在哪里都被认为是美,为什么人类所赞同的美几乎都与真、善有某种联系呢? 这不是巧合,而是一种必然。美是真的,美也是善的,这是由于人类所认为的美的文化共识是从人类自身角度去思考的。现实生活中,真、善、美都具有肯定的价值,有相似的品质,求真、向善和爱美是人们普遍的共同趋向。真的、善的、美的东西对绝大多数人有益有用,被认为是美;而假的、恶的、丑的对大多数人有害,应该斥责,这就是美的普遍性的特征显现。具有普遍性的美,一般就具有稳定性,但美的稳定性是有条件限制的,美在缓慢的演变过程中有相对的稳定性,就是说在一定时期、一定区域形成的美的文化共识不可能一夜之间全改变。一些美经不住时间的考验,流行不长久;而有些美,却永远地根深蒂固地存在人们的头脑中,无论任何场合、任何时间都被认为是美。这种稳定性源之于人们有对文化传统的依恋和定式思维的倾向。

5. **美的多样性** 美的多样性是指不同的事物具有不同的美。同一事物在不同时期具有不同的美,不同个体对同一事物的美的感受不尽相同,这是由世界的多样性和事物的发展性决定的。美具有多样性,即美的样式不是唯一的,而是多样的;美不是单调的,而是丰富的;美不是固定不变的,而是发展变化的;美不是绝对的,而是相对的。在一定的时间、地点和条件下,美是可以转化的。这是美自身所具有的属性。如有作者这样描写九寨沟四季不同的美:"春来阳光明媚,冰雪消融,嫩芽点绿,瀑布飞流;夏季绿荫围湖,莺歌燕舞,翠绿的海,蓝蓝的水;秋至绚丽多姿,红叶铺山,彩林满目;冬天雪裹山峦,银装素裹,冰清玉洁!"这就是山水美的多样性。美术、音乐、舞蹈、文学、电影、戏剧中都有美,有美的形式,亦有美的内容,它们是形式和内容高度统一的结晶体,而它们又各自具有不同的特点,给观者以不同的艺术体验。

(四) 美的内容

美的本质是由自然美、社会美、艺术美和科技美的内容表现出来的。

1. **自然美** 自然景物能被赋予美和人们对自然美的欣赏,是人们认识自然和改造自然的历史成果。泰山日出、庐山瀑布、黄山奇峰、桂林山水……这些自然景观,都富有诗情画意,引起人们无限的审美遐想。自然美源于人类社会实践,它与人类社会生活的联系,决定了它不仅具有自然属性,而且具有社会属性;自然美具有与人类社会生活相似的一些特征,因而可以成为人类社会生活的一种寓意和象征,成为生活美的一种特殊形式的表现;自然美反映人们的社会生活内容,侧重于形式美,具有形式胜于内容的特点,这种情况使得人们在欣赏自然美时,往往对它间接反映的社会内容忽略不顾,而更注重其形式(图 1-3)。

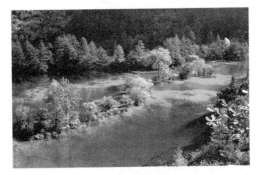

图 1-3 九寨沟自然风景

2. **社会美** 社会美是人类社会实践所创造的社会产物,是最直接的美的存在形式,是美的本质最直接的展现。社会美包括劳动生产过程和科学实验活动中的美;包括物质文明和精神文明的社会活动、社会成果和审美主体的美;包括实践过程的美、实践成果的美和实践主体的美;包括生活美、生产美、人的美。其中人的美是社会美的核心。世界上一切美的事物中,唯人最美、最能打动人心,引发审美感受和共鸣。人的美包括外在美与内在美两个部分。外在美指的是人的相貌、体态、服饰、行为、风度等,内在美指的是人的精神品质、心灵和情操等。内在美要通过外在美表现,外在美要受到内在美的制约,人的美正是二者的统一。社会美来源于社会实践,具有一定的社会功利性和阶级性,决定社会美的是社会美的内容,不同的时代和不同的民族对社会美的判断有不同的标准。如2012年"感动中国"十大人物之一的吴孟超医生,给社会带来的大爱,就是社会美的展现。

3. **艺术美** 艺术是美的集中体现,艺术的世界是美的世界,但艺术并不都是美的。只有那些反映真、符合善、表现美的艺术,才称其为美的艺术。而且艺术不局限于反映生活的美,还揭示生活中的丑恶现象。艺术是对现实的真实反映,是用个性鲜明、具体可感的形象反映

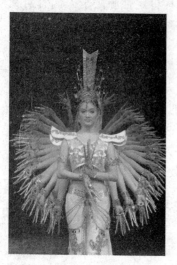

图1-4 "千手观音"舞蹈

社会生活的一种形式。艺术美是艺术家主观感受的体现。任何成功的艺术作品,无不传达着艺术家的心灵,倾注着艺术家的情感。生活美是艺术美的源泉,但它与艺术美相比较,生活美是分散的、不充分的、相对的,有时甚至是不确定的。艺术美比生活美更集中、更典型、更有代表性。艺术美的创造要经过一个美的强化过程,一方面把原来分散的美集中起来,使之更强烈,另一方面又要把与美混杂在一起的虚假、多余的杂质去掉,使之纯净,经过一定物质加工手段,从而使生活凝固在艺术作品中,成为具有固定形式的艺术形象,就不再像生活美那样受时空的限制,而是有普遍的意义。艺术美源于生活,又反作用于生活。它是通过能动地影响人的精神世界来进行的,有助于帮助人们树立正确的审美理想,提高审美素养,培养健康的审美情趣,鼓舞人们为实现美的理想而斗争。如中国残疾人艺术团演绎的天衣无缝、美轮美奂的"千手观音"舞蹈,感动了全中国,给人以强大的视觉享受与心灵震撼(图1-4)。

4. **科技美** 科技美是指人类在探索自然奥妙和进行发明创造的过程中,把主观目的追求和客观规律有机统一起来所创造的美,是人类的最高智慧和创造力以美的形式展现出来的结果。科技美包括科技活动中的实验美、科学语言表达的形式美、科技创造成果的理论美和科技产品的工艺外形美。科技美作为社会实践的产物,直接反映了真、善、美的统一。从最终意义上说,它应属于社会美的范畴。科技美有真理性、简洁性、和谐性的特征,主要通过科技的层次美、结构美和模型美展现出来。如护士用娴熟的技术,正确地为患者实施护理操作,就是一种科技美的展示;我国载人飞船搭载航天员顺利升空,并完成出舱活动,中国随之成为世界上第三个掌握空间出舱活动技术的国家,充分展现了我国科技发展之美(图1-5)。

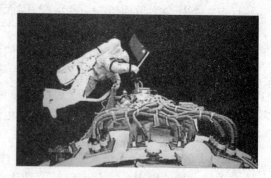

图1-5 航天员出舱

在美的4种基本形态中,自然美是形式胜于内容,社会美是内容胜于形式,而艺术美要求形式与内容的统一,科技美是形式与内容的融合,是人类智慧的结晶。

二、美育的概述

美育,又称为审美教育或美感教育。在人们日常工作和生活中,美的事物、美的形象、美的感受无处不在,要科学地认识美、鉴赏美、运用美、创造美,树立正确的审美观和审美情趣,以提高鉴赏美和创造美的能力,必须通过美育过程来实现。

(一)美育的概念

美育,是通过以审美和艺术为中心的知识传授和技能训练为手段,以人生态度的改善和人生境界的提升为目的的综合教育形式。

美育的术语是德国美学家弗里德里希·席勒(1759～1805 年)最早提出的,他的"从美的事物中找到美,这就是审美教育的任务"给美育指明了方向。中国著名教育家、美学家蔡元培先生在 1930 年提出的"以美育代宗教",成为中国近代美育思想上的一个著名命题,他倡导美育,对中国美育的推广和实施起到了重要作用。因此,有人称他为"中国美育之父"。

(二)美育的意义

1. 美育是素质教育的重要内容　我国当今的教育观念不仅重视知识的教育,同时强调能力和素质教育的重要性。将道德、知识转化为人的综合素质,使之具有真、善、美相统一的人格是素质教育的关键,美育在这一过程中能够促进人的心理结构层次的内化,达到素质的提高和转变。

2. 美育是陶冶情操完善人格的有效手段　美育通过生动、具体的美的形象激发和净化人的感情,达到潜移默化的提高人的思想境界的目的。

3. 美育是培养正确的审美观、提高审美能力的重要途径　美育的最终目的是提高人的审美境界。人的审美能力,包括创造力、想象力、洞察力和一般艺术欣赏及批判等能力的培养,需要美育打破教育体制中的学科界限来帮助完成。

(三)美育的功能

美育不仅是人类自我完善的一种手段,更是社会关系的一种内在调节器,促进社会向和谐的方向发展。美育的这些社会功能主要表现在以下几方面。

1. 美育的导善功能　通过审美教育可以塑造、建构人的完美人格,培养高尚的道德情操,从而引导人们的心灵趋于善。美育之所以能导善,首先在于美育有情感净化功能,如通过艺术作品的欣赏,人们会对规范的行为表示赞许,引导自己趋向于多做好人好事,同时对不良的行为表示厌恶,会对自己所犯的错误表示悔改;美育具有心理平衡功能,美好的事物可以带给人良好的情绪,美育可以引导人们捕捉周围美好的事、物、人,当人们受到外界或自身某种因素刺激而形成沉重的心理压力,造成心理失衡时,可以起到帮助调节和改善作用;美育有道德升华功能,动之以情的美育为人们正确的道德行为提供了情感基础,美是以善为前提的,美感中往往蕴含着道德感,欣赏、鉴别社会生活中事物的美、丑,有时不仅产生美感、丑感,还会产生道德感,并且三者可以相互调节、互补。

2. 美育的启真功能　通过审美教育,可以启迪人们的智慧,增长人们的知识,拓展人们的视野,发展人们的思维能力,正确地去探索和把握事物的规律性。美育之所以能启真,在于它能开发人的智能,通过审美教育活动,如通过视觉、听觉等主要感官来直接把握对象的美,提高人的感知能力、形象记忆能力与想象能力;美育能拓展人的视野,丰富人的知识。通过各种艺术作品和美学活动,提供人们社会生活的信息量,获得感性和理性的认识,探索最为真实的信息。

3. 美育的健身功能　人的美不仅包括内在心灵美,还包括外在形体、仪表的美。美育可以促进人的身体健康,它具有健身功能。美育能愉悦人们的身心,愉悦身心是美育一切功能的基础和先决条件;美育能增进健美,训练人的体态、动作、行为和举止的美,是体育所要达到的健身要求,而体育训练促使人的体态矫健、动作灵敏,同样也是美育所要达到的健美要求。

因此,美育是培养造就具有完美人格的德、智、体、美全面发展人才的重要环节之一。

(四) 美育的特点

1. 以情动人,感人至深　美育是凭借着美的魅力和感染力,让受教育者与美好的事物产生思想共鸣,进行情感交融,从而达到心灵的净化、情感的升华,对客观事物产生喜、怒、爱、恶等不同的情绪,进而修正意识,提升自身修养。

2. 形象生动,寓教于乐　美最基本的特性就是它的形象性,这就决定了审美教育也是形象化的。不同于德育和智育,美育不是采用逻辑推理和抽象概念的方法,而是通过具体的、生动的、美好的形象感受来领悟审美对象的实质美,对美好事物的欣赏是出自于欣赏者对美的渴求与追求,不带有任何强制性。所以审美教育是在一种自由、轻松、愉快的观赏和享受中进行的,将美育教育寓于娱乐之中。

3. 潜移默化,陶冶情操　美育的过程,就是一个潜移默化的陶冶情操、净化心灵、提升修养的过程。美好的事物对人的影响是深刻、持久的,并具有较强的后效性,在这个影响的过程中,对人的心灵净化和情感升华逐渐发生着潜移默化的作用。

(五) 美育的任务

1. 培养正确的审美观　审美观是世界观的一个组成部分,是人们对事物美丑的基本观点。审美观的形成来源于实践中的审美感受,同时又指导着审美感受,促使人们去辨别美丑和创造美。通过美育掌握美学理论,提高审美情趣,才能进一步树立正确的审美观。

2. 提高审美的敏感性　审美的敏感性就是善于发现生活中自然美、艺术美、心灵美的能力,包括审美感受能力、审美欣赏能力、审美鉴赏能力和审美想象能力。这些能力的获得,与审美经验的积累以及艺术素养、文化知识等因素有密切的联系。通过审美教育,提高人的整体素质,不断提高审美修养,最终达到较高的审美敏感性。

3. 开拓创造美的能力　美育的任务不仅要提高人鉴赏美的能力,更重要的是要提高人们创造美的能力,就如一位名人所说:"不是只满足人们的需要,而是要去创造人们的需要。"所以,美育的任务就是要激发人们创造美的动力,提高创造美的心理素质,培养驾驭美的能力,发挥个性美的特点,最终创造出丰富多彩的美。

三、护士审美修养

审美修养是构成人的综合素质的重要部分,护士的审美修养也是护士修养中不可或缺的部分,是护士完美自身,造就理想人格,提高鉴赏美、创造美的水平和能力的一项重要内容,对培养融知识、技能和人文素养为一体的优秀护士具有重要的意义。护理创始人南丁格尔女士将护理定位于"最精细的艺术",其中就蕴含着对护理人员审美修养的要求。为了能为服务对象提供优质的护理,护士必须不断地、自觉地提升审美修养。

(一) 修养和审美修养

1. **修养** 修养(culture)通常指的是个人知识、情感、意志、信念、言行、艺术、思想、习惯的修炼和涵养,是人在个体心灵深处经过不断的自我认识、自我剖析、自我教育和自我提高等所取得的能力、品质和达到的境界。

从我国悠久的传统文化来看,修养主要是指人格、道德、学问的锻炼、培养,即培养品质、锻炼能力、增长知识、正确地待人处世等过程。《辞源》中对修养的解释是:"修养,乃学问上精密之功夫也。修以求其粹美,养以期其充足。修犹切磋琢磨,养犹涵育熏陶也"。古代的自我修养,主要是灌输儒家的修身思想,"三纲五常"就是个人修身的核心内容。先秦诸子都非常重视人的修养。孔子的"修正"、"修己"、"修己以安人"、"己所不欲,勿施于人"等,就是强调人的自我修养;老子的修养意境是"不留声影,不着色相";孟子提出"养心"、"专心致志"的修养方法。

修养作为一种无形的力量,约束着我们的行为。任何一个人只要具有良好的个人修养,就会被人们所尊重。同时,一个人只有通过自觉地遵循社会道德体系的要求,更好地履行个人的社会义务,并不断地提升个人的人生境界,才能修养成良好的内在素质。

2. **审美修养** 审美修养是指个体按照一定时代、社会的审美价值取向,自觉进行的性情、心性的自我锻炼、陶冶、塑造、培养、提高的行为活动,以及通过这些行为活动所形成或所达到的审美能力和审美境界。

审美修养是人们不断培养、丰富、完善自己的审美认识、审美理想、审美情趣、审美能力,丰富和完善人生的过程,也是个体自觉地追求素质的全面发展,求得与社会、自然协调发展的过程。审美修养的实质是个体审美心理结构的自我塑造、自我完善,以求得审美能力的提高,通过审美观念的确立、审美态度及境界的呈现,并在审美过程中通过个体审美心理结构的完善实现人与社会、人与自然的统一。

(二) 护士审美修养

1. **概念** 护士的审美修养是指护士通过学习,在护理实践活动中进行自我教育、自我锻炼、自我塑造、自我提高、自我完善过程中所达到的发现美、鉴赏美、追求美、表现美、创造美的水平和能力。

护士审美修养是护士从事护理实践必备的专业素养,是护士智能完善和人格完善的过程。通过提升护士审美修养,帮助护士形成理想人格,培养融知识、技能和人文素养为一体的优秀护士。

2. **提升护士审美修养的意义**

(1) 满足人们对健康之美的追求:随着传统的生物医学模式向生物—心理—社会医学模式转变,健康不仅是躯体无疾病,还指个体在某一特定的时期内,其发育与成长情形符合生理、心理、社会、情绪、精神的需要,且适应良好,能将潜能发挥到最佳状态。因此,护士要自觉地将人们追求完美健康的客观需求纳入自己的职责范围,满足人们对健康之美的追求。

(2) 提高护士处理问题的能力:护士在具有精湛的护理技术和专业知识的同时,还需具备善于处理伦理、社会、心理等问题的能力,以及良好的审美修养,只有这样才能将患者内心与环境等因素的和谐程度提高到最佳状态,促进患者早日康复。

(3) 促进护理工作达到最高境界：只有将护理科学与护理人文和艺术相结合，才能达到护理的最高境界。护理实践的过程不仅是科学过程，也是艺术和人文过程。解除患者的不适，护士不仅要依靠物质的、技术的力量，而且还要依靠包括美在内的人文精神力量。将科学与人文及艺术在护理过程中充分、自然、和谐地融合起来，用人类的科学技术和文化智慧，促进人类的健康，提高生命质量，是提升护士审美修养的目的。

3. **护士审美修养的原则** 审美修养与个体的道德水准、文化程度、知识储备、生活阅历等有着直接的关系。护士应结合护理专业特点，自觉进行自我教育、自我充实、自我提高、自我完善，逐步达到理想的审美境界。护士审美修养应遵循的原则有以下三方面。

(1) 以道德修养为前提：道德修养是制约审美修养的主要因素。道德修养的目的是要让人们成为一个德行高尚、人格完美的人，从而使自己的生活变得更有价值。在现实生活中，道德修养追求的另一重要形式是良好的职业道德。职业道德是从事一定职业的人们在其特定工作和劳动中的行为规范。它是在人们的职业实践活动中逐渐形成的。由于特定的职业不仅需要人们具备特定的知识和技能，而且必须在这个知识和技能的实施过程中，遵守一定的规范和誓约。《希波克拉底誓言》就是医务工作者职业道德的最基本规范。

【链接1】

《希波克拉底誓言》(中文译文)：我要遵守誓约，矢志不渝。对传授我医术的老师，我要像父母一样敬重，并作为终生的职业。对我的儿子、老师的儿子以及我的门徒，我要悉心传授医学知识。我要竭尽全力，采取我认为有利于患者的医疗措施，不能给患者带来痛苦与危害。我不把毒药给任何人，也决不授意别人使用它。我要清清白白地行医和生活。无论进入谁家，只是为了治病，不为所欲为，不接受贿赂，不勾引异性。对看到或听到不应外传的私生活，我决不泄露。如果我能严格遵守上面誓言时，请求神祇让我的生命与医术得到无上光荣；如果我违背誓言，天地鬼神一起将我雷击致死。

护士的职业道德修养主要体现在：①热爱本职工作，有强烈的事业心。在我国一向有"乐业"、"敬业"之说，所谓"乐业"就是热爱自己的职业，"敬业"是指全身心投入自己的职业，从而在其中培养出一种强烈的事业心。②忠于职守，有高度的责任心。护士是生命的"守护者"，在工作中，必须忠于职守，高度负责，严防医疗差错和事故的发生。③刻苦钻研，有不断进取的恒心。社会在进步，科技在发展，护士必须不停地学习，更新自己的学科知识，才能适应学科的发展，才能更好地为患者服务，使自己的工作有益于社会，进而实现自我的人生价值。

(2) 以内在美和外在美的统一为条件：护士是护理活动的主体，当护士成为美的象征时，可以唤起患者的美感，提高患者的情感质量，帮助患者树立战胜疾病的信心，提高患者战胜疾病的能力，增进患者生存的价值和生命的质量。因此，护士的美是护士审美修养的重要组成部分，它包含内在美与外在美两个方面。内在美是指心灵美，是思想、品德、情操在现实美的过程中的升华，是外在美的根基；外在美是指仪表美、语言美、行为美、表情美等，外在美是内在美的转化，如果内在美不能转化为外在美，人们就无法感受美，无法实现对美的完美追求。护士必须达到内在美和外在美的完美统一，就像南丁格尔所说的那样："护士其实就是没有翅膀的天使，是真、善、美的化身"。天使就是护士内在美与外在美融为一体的象征。

（3）以人的健康美和长寿美为目标：根据健康的概念和人体美的标准，人体的健康美由3部分组成：一是没有病症，这是衡量健康美的首要的、基本的条件；二是有坚强的骨骼、发达的肌肉、光洁的皮肤、漂亮的头发，这些都是人体健康自然美的基本条件；三是有端正的五官、均匀的形体姿态、优美的轮廓线条等，这是人体健康的形式美要求。实现健康和促进长寿是对美的创造，作为履行"促进健康、预防疾病、促进康复、减轻痛苦"职责的护士，就要立足于人的健康美和长寿美这项审美目标，帮助患者在认知上、心理上、形体上恢复与维持健康，修复患者病态的机体，用自己的审美感召患者，共同创建健康美和长寿美的奇迹。

（三）提升护士审美修养的方法

护士审美修养必须符合护理专业的审美特点与发展的要求，可以与道德修养、知识修养共进并举，相辅相成。

1. **课堂教学陶冶**　学生时期是学习和掌握审美知识与审美规律的阶段，也是形成和发展审美观念和审美能力的关键时期。所以，学校是实施美育和加强学生审美修养的最佳场所。学校开设美学理论课程，帮助学生掌握美学基本知识，初步形成正确的审美观点，使学生具备对美的认识、理解、评价的能力，逐步培养学生的审美修养。学校组织具有一定审美创造性的活动，如礼仪大赛、文体比赛、书画比赛等，带领学生进入审美过程，感受审美体验，陶冶情操。在护理实训课程教学中有意识地进行审美示范教育，既能丰富教学内容，又能使学生在美的享受中掌握护理知识和技能。护理教师通过规范、准确、娴熟的操作技能演示，将肢体动作的协调与肢体语言的美、护理技术的精与操作艺术的美融为一体，给学生赏心悦目的美感，激发学生热爱护理专业和学习专业知识的兴趣；学生在严谨、规范的操作中，体会到护理学严谨精细的科学美和规范娴熟的操作艺术美。

2. **自然美的熏陶**　自然是美育取之不尽的源泉，被人们称之为"审美感受的文化学校"。人类以自然界为母体，通过自己的生理、心理活动，时刻不停地与自然界进行着物质、信息、能量的交换，给人们的审美修养提供了无限的愉悦、无限的美感。学生应丰富自己的业余和假期生活，深入大自然之中去感受大自然的美，陶冶情操。通过自然美的熏陶，不仅可以提高护士的审美能力，还可以完美人性，激发护士在护理实践活动中为患者创造温馨、和谐的自然与人文环境，使患者获得心理上的美感和生理上的快感，珍爱生命，唤起对未来的渴望。

3. **社会美的影响**　社会美表现为人际关系的和谐、社会生活的协调、日常生活的愉悦、身心的平衡与舒适等。其中人际关系美常常表现为人与人之间的平等、互助、协作、友爱、理解、尊重，表现为社会团结协作、共同奋斗的精神风貌等。医务人员通过严谨的工作态度、娴熟的技术、端庄的仪表、得体的语言、真心的照顾等创造出温馨、和谐、安全的医疗环境，这就是社会美的一个层面。护士身临其中，通过观察、体验、鉴赏及创造这一切，积淀自己的审美能力，矫正自己的审美行为，不断提高自己的审美修养。

4. **艺术美的感染**　如果说自然美偏重于形式，社会美偏重于内容，那么艺术美则是深刻的思想内涵与完美的艺术形式的高度统一。艺术美的魅力首先来自于艺术形式，各种艺术都有自己的形式美，同时各种艺术门类在运用形式美的规则方面，积累了大量的经验和技能，再加上艺术家们的不断创新，使得各种艺术的审美形式成了美的最高象征。精细的医疗护理操作、规范的诊疗程序、优美温馨的治疗环境等构成的医用艺术能根据患者的特点，有目的、有意识地运用医学审美的规律和手段对护士进行审美教育,引起一种积极主动地审美感受,激发人们高兴、愉快、喜悦、欢心等的良好情绪,在和谐的审美感受中达到主体与客体的统一,以及物、我两忘的审美境界。

5. 审美的实践　审美实践活动是具有一定创造性的审美行为活动。它以实际行为操作形式进入审美经验过程,感受到主体与外在客体对象的和谐统一,从而陶怡性情,是创造性活动中的审美修养方式。学校定期举行文化节、艺术节等审美教育和实践活动,结合学生的兴趣爱好,加强审美指导,使学生能自由地发挥自己的艺术特长,提高审美修养。在临床护理实践中也可以发掘美和创造美,如应用颜色、声音、光线等营造整洁、美观、舒适和温馨的护理环境,排除患者心中的孤寂和消沉,提高生活的情趣和乐趣;利用协调美观、紧张有序、忙而不乱、张弛有度、干净利落的护理操作营造科学性和艺术性的治疗环境,体现出护理操作的完美和护士良好的修养。

第二节　护理与礼仪

礼仪是一个国家社会风气的现实反映,是一个民族精神文明和进步的重要标志。知礼懂礼、守礼行礼是个人或组织树立自身形象,赢得他人和社会尊重的前提,同时也是事业获得成功的重要条件。中国素以"文明古国"、"礼仪之邦"著称于世,讲"礼"重"仪"是中华民族世代相传的优秀传统,源远流长的礼仪文化是先人留给我们的一笔丰厚的遗产。在医学界,随着医学模式的转变,以"健康为中心"的护理理念随之发展与成熟,促使护理人员的职能、工作范围和工作内容均发生了巨大的变化。结合护理工作的特点,倡导礼仪文化,注重护士的道德修养,规范个人行为,将有利于提高护士的综合素质,从而进一步提高护理工作的服务质量。因此,加强护理人员礼仪修养教育,已成为护理教育中不可缺少的重要内容。

一、礼仪的起源、发展和特点

礼仪作为人类文明的表现形式之一,同其他诸如文字、绘画等文明表现形式一样,是人类不断摆脱愚昧、野蛮,逐渐走向开放、文明的标志。揭示礼仪的起源及其历史演变,有助于护理人员更深入地了解礼仪文化,以更好地指导礼仪实践。

(一)中国礼仪的起源与发展

从历史发展的脉络看,古代中国礼仪演变的过程大致可分为以下 5 个阶段。

1. 礼仪的起源阶段　礼仪起源于人类之初的原始社会。在原始社会,由于生产力水平极为低下,人类认识世界的能力极为有限,人们一切生活资料的来源均依赖于自然。低水平的认识能力使人类无法对自然现象做出科学解释,更谈不上掌握和利用自然规律,因而就对自然产生了盲目的崇拜感和恐惧感,并由此形成了人类早期的宗教与祭祀活动,伴随这些活动的宗教礼仪也就应运而生了。如古人为了增加财富而祭祀大地、山川湖泊,为了保证安全和祈求胜利在出猎和作战前举行出征仪式等。同一部族成员在共同的采集、狩猎、饮食生活中使用的习惯性语言和动作,成为人们日常劳动和生活方面的礼仪。不同部族的成员彼此间为了求得信任、谅解、协作而经常使用的一些语言、表情、体态等,逐渐形成了人们对外交际方面的礼仪,并且很多礼仪通过演变而发展成了现代的礼仪内容。如在远古时代,人类以打猎为生,人们在路中相遇便主动丢掉手中所握的石块或利器,并让对方触摸、检查手掌,以表示对对方的友好和信任,这样的礼俗沿袭至今便成了握手礼。

2. 礼仪的成熟阶段　大约在夏商周时代,我国传统礼仪进入了一个快速发展的时期。在这一时期,礼仪被强制化,礼仪的内容涵盖政治、宗教、婚姻、家庭等各方面,奠定了华夏礼仪传统的基础。由于已经进入阶级社会,所以更加突出了君臣、父子、兄弟、亲疏、尊卑、贵贱等等级关系。从婚姻家庭到政治、社会交往,无处不体现等级特点,中国历史上最早的礼制百科全书"三礼"——《周礼》、《仪礼》和《礼记》,在这一时期编著而成,标志着中国古代礼仪进入了成熟的时期,中国后世的礼仪深受"三礼"的影响。

3. 礼仪的变革阶段　春秋战国时期,社会经历了深刻的变革,我国的传统礼仪得到了飞速发展。奴隶制逐渐走向崩溃,封建制度代之而起。孔子、孟子、荀子等思想家在理论上阐述了礼的起源、本质、功能等问题,第一次全面而深刻地阐述了社会等级秩序划分及其意义,以及与之相适应的礼仪规范、道德义务。孔子是儒家学派的创始人,他创立的"仁治"、"德治"、"礼治"、"人治"思想和"不学礼,无以立"的观点,作为中国优秀传统文化,在沿袭 2 500多年的历史上,对中国的政治思想、伦理道德、文化建设产生了巨大的影响。孟子继承和发展了孔子的"礼治"理论,认为像恭敬、辞让这样的礼节是人生来就有的,认为人要达到礼的标准,根本问题是主观反省,尽可能减少自己的各种欲望。荀子十分注重建立新的封建等级制度,提出了"隆礼"、"重法"的主张,他认为"礼"要使每个人在贵贱、长幼、贫富等等级中都有恰当的地位。

纵观这一时期的关于"礼"的思想,可以看出,"礼"不单指礼仪,而是涵盖了全部道德的内容,并为统治阶级的统治服务。孔、孟等思想家的礼仪思想构成了中国传统礼仪文化的基本精神,对古代中国礼仪的发展产生了重要而深远的影响,奠定了古代礼仪文化的基础。

4. 封建礼仪的形成、强化和衰落阶段　封建礼仪形成于秦汉时期,以后各朝代均有发展,特别是在唐朝得到了进一步强化,到清末封建礼仪日渐衰落。西汉的唯心主义思想家董仲舒在儒家思想基础上提出了"三纲"、"五常"之说。"三纲"即"君为臣纲、父为子纲、夫为妻纲","五常"即仁、义、礼、智、信。在漫长的封建历史时期,董仲舒的这一学说一直被奉为人们日常行为的礼仪准则。到了唐代,社会昌盛,礼仪也有所改革和发展,但仍基本沿袭旧礼。元清两朝,少数民族入住中原,给古老的中华传统礼仪带来了冲击。但从整体上看,少数民族礼仪思想从未占据主导地位,而是被溶于中华传统礼仪之中。清朝末期,尤其是民国时期,西方文化大量涌入中国,传统礼仪文化和规范逐渐被时代所抛弃。科学、民主、自由、平等观念和与之相适应的礼仪标准在中国得到了传播和推广。

5. 现代礼仪阶段　中国的现代礼仪始于"五四"运动。"五四"运动吹响了反帝、反封建的号角,对封建传统礼仪进行了猛烈的冲击,特别是新文化运动的兴起,直接为现代礼仪的产生创造了条件。1949 年新中国的成立确立了新型的人际关系,标志着中国礼仪和礼学进入了一个崭新的历史时期。一些落后的传统礼仪被抛弃,一些优秀的传统礼仪被保留,并增添了许多新的礼仪规范内容。

(二)西方礼仪的起源与发展

西方礼仪的起源主要有古希腊罗马文明和基督教文明两个源头。爱琴海地区和希腊是亚欧大陆西方古典文明的发源地。西方的文明史在很大程度上表现了人们对礼仪的追求与礼仪的演变历史。公元前 11 世纪,古希腊哲学家对礼仪有许多精彩的论述。例如,毕达哥拉斯提出了"美德即是一种和谐与秩序"的观点。苏格拉底认为,哲学的任务不在于谈天说地而在于认识人的内心世界,培养人的道德观念。他不仅教导人们要以礼待人,而且在生活中要身体力行、为人师表。柏拉图提出了人行为的四大美德:智慧、勇敢、节制、公正。亚里士多德指出,德行就是公正,他说:"人类由于志趣善良而有所成就,成为最优良的动物,如果不讲礼法、违背正义,他就堕落为最恶劣的动物。"在 4 世纪,基督教成为罗马帝国的国教,经典《圣经》是其宗教信仰的最高权威,是其教义、神学、教规、礼仪等的依据,人们把它奉为宗教信仰和社会生活的准则。在中世纪,统治阶级制订了严格而繁琐的贵族礼仪、宫廷礼仪等。14~16 世纪,欧洲进入文艺复兴时代,古希腊和罗马的一些文明开始得到了人们的重视。尼德兰人文主义者伊拉斯谟撰写的《礼貌》,着重论述了个人礼仪和进餐礼仪等,提醒人们讲究道德、清洁卫生和外表美。英国哲学家弗兰西斯·培根指出:"一个人若有好的仪容,那对他的名声大有裨益,正如女王伊莎伯拉所说,'那就好像一封永久的推荐书一样'"。17~18 世纪,随着资本主义制度在欧洲的确立和发展,资本主义社会礼仪逐渐取代了封建社会礼仪。英国哲学家约翰·洛克在《教育漫话》中系统深入地论述了礼仪的地位、作用以及礼仪教育的意义和方法。这对人类历史上的传统礼仪发展起到了重大作用。

【链接 2】

礼仪不良有两种:第一种是忸怩羞怯;第二种是行为不检点和轻慢。要避免这两种情形,就只有好好地遵守下面这条规则:不要看不起自己,也不要看不清别人。——约翰.洛克

礼仪发展到今天,增添了更多新的内涵,各个国家和民族都形成了自己独具特色的礼仪文化和礼仪规范。不少国家和行业已把礼仪作为每个人的"必修课",从基础教育开始,培养公民的礼仪意识和修养,就业前还需经过严格的礼仪训练等。礼仪的起源和发展是与社会的进步和发展紧密结合在一起的,是社会交往的产物和方法,而且当今世界也形成了一些被普遍认可和接受的礼仪惯例。个性与共性共存是当今世界礼仪的特点。

(三) 中、西方礼仪的特点

我国礼仪和西方礼仪都是现代礼仪的一部分,都注重人的平等性,讲究相互尊重,但由于东、西方历史和文化的差异、民族和地方风俗习惯的不同,中西方礼仪也存在一些区别。

1. 中国礼仪的特点

(1) 谦虚含蓄:中国人视谦虚为美德,性格多宽厚平和、含蓄内向、忍耐力强,与人相处时谨慎行事,不喜欢张扬,善于控制自己的感情,"动于心,发于情,止于礼",认为做事成功是应该的,不成功时往往会从自己开始进行自我批评。为了内部和谐,都喜欢谦让。如受到表扬时,总要谦虚地说:"做得很不好";精心挑选了礼品,送礼时却说"微薄之礼,不成敬意,请笑纳";收受礼品时常常会客气推辞,接过礼品后一般不会当面拆开看。

(2) 注重和谐:中国人非常看重和谐,处处营造和谐的氛围,创设和谐的人际关系,创造真、善、美的氛围,使人们在自然和谐融洽完美的境界中合作。如在节日聚会时,一般喜欢营造一种热闹的气氛以示和谐与团结。

（3）亲情至上：中国的人际关系中重视血缘和亲情，保持着"血浓于水"的传统观念；"父母在，不远游"、"叶落归根"等家庭观念很强；中国人不论身居何处，始终不忘国家、不忘家乡、不忘亲友，千方百计为国家、为家乡做出贡献；崇尚四世同堂、敬老爱幼。

（4）注重人情：中国人在交往中非常注重人情和礼尚往来，讲究"有来有往"的交往法则。一方有困难，多方均会积极相助，如 2008 年地震以后，人们纷纷向四川人民解囊相助，精诚团结，共渡难关。如果接受了别人的帮助或礼物，必定会想方设法给予回报；通过互赠礼物，可以加强联系，表达感情。

（5）集体感强：中国人强调个人服从集体，注重他人和社会对自己的评价，为了集体的礼仪往往会忽略自身的感受。

2. 西方礼仪的特点

（1）简易直接：西方人办事讲求效益和效率，不注重人情关系，在交往活动中喜欢直率坦诚，一般不吝啬对他人的赞赏，不喜欢过分的谦虚。收受礼品时，不会客气推辞，接过礼物后一般会当面拆开来看。

（2）比较务实：西方礼仪较注重务实，较少有客套或间接婉转。以"能力"为评价一个人的标准，较少参与个人感情。在聚会时，更注重聚会的条理和与人的交流。

（3）崇尚个性：西方礼仪除了传统礼仪规范外，比较崇尚个性张扬。西方家庭成员之间注重人格的平等，家长与孩子之间的关系较随意，孩子可以直呼父母的姓名，在家里每个人都享有不受别人干涉的权利和自由，如果有人未经允许推门进入或没有事先约定就造访，都被看作是不懂礼貌的行为。甚至在未经允许的情况下搀扶老人或残疾人，也被当作是失礼。

（4）注重隐私：西方礼仪中非常注重保护个人隐私，交谈中一般不会涉及私人问题。如果侵犯别人的隐私，会被视为不尊重个人权利和价值的行为，是极为不礼貌的事情。未征得同意而主动搀扶老人，在西方被认为是侵犯个人隐私。

（5）人人平等：西方的女性享有与男性平等的地位，在经济上有自己的独立地位。在社会交往活动中，女性备受关心、帮助和保护，给予女性种种特权。例如，女士与男士同上电梯，不管是否认识，男士都要让女士先行；乘坐小汽车时，男士要先行几步，为女士打开车门。

不同民族的思维方式和价值观念差异是中西礼仪差异的文化根源。在对外交往中，我们要用"和而不同"的态度来对待中西礼仪文化差异，承认和尊重差异，探寻礼仪文化的互通性，增强对文化差异的敏感性和对外来文化的适应力，从而提高交际效率。

二、礼仪面面观

（一）礼仪的概念

通常讲的"礼仪"是"礼"和"仪"两个词的合成词。在古代典籍中，"礼"主要有 3 层含义：一是等级制度及与其相适应的礼节，二是尊敬和礼貌，三是礼物。"仪"在古汉语中也有 3 层意思，一是指容貌和外表，二是指礼节和仪式，三是指准则和法度。将"礼"与"仪"连在一起使用始于《诗经·小雅·楚茨》："为宾为客，献酬交错，礼仪卒度。"

从古今中外对于"礼仪"涵义的理解来看，礼仪是指人们在社会交往中形成的并应自觉遵守的行为规范与准则。它是人们在长期共同生活和相互交往中逐步形成的个人、组织乃至国家和民族内在的精神文化素养的显示，也是协调人际关系的约定俗成的行为规范，并以风俗、习惯和传统等形式固定下来的。礼仪的主要表现形式为礼貌、礼节、仪表、仪式等。

1. **礼貌** 礼貌是指语言动作谦虚恭敬的表现,是人与人之间在交往中相互表现敬重和友好的行为。礼貌侧重于表现人的品质与素养,如见面微笑打招呼、握手等。

2. **礼节** 礼节是指人们在社会交往过程中表示敬意、问候、祝愿、迎来送往等方面的惯用形式,如鞠躬、献花等礼节。

礼貌和礼节的关系是:没有礼节,就无所谓礼貌;有了礼貌,就必然伴有礼节。有礼貌而不懂礼节,容易失礼;懂礼节而没有礼貌,也会失礼。

3. **仪表** 广义的仪表指人的外表,包括容貌、姿态、风度、服饰等内容,是礼节的外在形象;狭义的仪表主要指人们的服饰。

4. **仪式** 仪式是指在一定场合举行的具有专门规定的程序化的规范活动,如开学典礼仪式、升旗仪式、宣誓仪式等。

(二)礼仪的特征

1. **规范性** 礼仪是人类在共同生活的基础上形成的,是同一社会中全体成员调节相互关系的行为规范。这种规范不仅约束着人们在一切交际场合的言谈举止,也是人们在正规场合必须遵守的规范。如接待礼仪中的握手、位次安排等,都有相应的规范。

2. **传承性** 礼仪规范是将人们在长期生活及交往中的习惯以准则的形式固定下来,且被人们所认可,这种固定下来的准则沿袭下来就形成了礼仪传承性的特点。传承中有扬弃,更有发展。

3. **时代性** 礼仪随着社会发展而不断发展更新,尤其是在东西方政治、文化交流日益增多,相互渗透日渐加强的今天,礼仪在传统基础上更赋予了新的内容。如按我国传统给长辈行礼应该是行"叩首礼",但在现代基本上是简化为行"鞠躬礼"了。

4. **差异性** 礼仪作为各地区、各民族礼仪文化的一种行为准则和规范是约定俗成的,在应用过程中会因条件及地域的不同而表现出差异性。《礼记》云:"入境而问禁,入国而问俗,入门而问讳",如在我国抚摸小孩头表示对小孩的抚爱,但在泰国摸小孩头却会被认为小孩受到了轻视和有失体面的表现。

5. **可操作性** 规则简明、易学易会、实用可行、切实有效、便于操作,是礼仪的主要特点,学习中不仅要把握总体原则、规范,还要注意一些细节上的方式、方法和行为要求。

(三)礼仪的原则

礼仪的原则是指行礼致意时应遵循的一些基本要求。具体的礼仪规范内容复杂,又因民族、地域的不同而存在很大的差异。但无论何人、何时、何地,都有需要共同遵循的一些基本礼仪原则。

1. **遵守原则** 在社会交往过程中,任何人无论其身份高低、职位大小、财富多寡,都应自觉自愿地遵守礼仪,以礼仪去规范自己的一言一行、一举一动。否则,交际就难以成功,就会受到公众的指责。

2. **自律原则** 礼仪规范由对待个人的要求与对待他人的做法两大部分构成。而学习、应用礼仪,最重要的就是要自我要求、自我约束、自我控制、自我对照、自我反省、自我检点。正如孔子所说:"修己","己所不欲,勿施于人",这就是要求人要自律。

3. **敬人原则** 尊敬他人是礼仪的重点与核心。要敬人之心常存,处处不可失敬于人,不可伤害他人的个人尊严,更不能侮辱对方的人格。遇到不同意见和看法时,要对事不对人,做到互谦互让、互敬互尊、友好相待、和睦相处。孔子曾说:"礼者,敬人也。"掌握了敬人的原则,就等于掌握了礼仪的灵魂。

4. 宽容原则　礼仪的基本要求是尊重人。在人际交往中,尊重他人,实际上就是要尊重其个人选择。要严于律己,更要宽以待人,要多容忍、多体谅、多理解他人,千万不要斤斤计较、过分苛求、咄咄逼人。

5. 平等原则　平等就是一视同仁,不管地位高低、财富多寡、国籍种族、亲疏远近都要给予同等礼遇。在具体运用礼仪时,允许因人而异,根据不同的交往对象,采取不同的具体方法。

6. 从俗原则　从俗就是入乡随俗,尊重相互之间的风俗习惯。由于国情、民族、文化背景的不同,在人际交往中存在着"不同俗"的局面。面对此种情况时,必须坚持入乡随俗,与绝大多数人的习惯做法保持一致。

7. 真诚原则　真诚就是讲究诚恳守信、不虚假。真诚是人与人相处的基本态度,是一个人外在行为与内在道德的统一。在人际交往中,务必诚实无欺、言行一致、表里如一。只有表现出对交往对象的尊敬与友好,才能更好地被对方理解并接受。

8. 适度原则　适度就是把握尺度、适度得体、恰到好处。凡事过犹不及,因此在运用礼仪时一定要注意技巧,特别要注意做到把握分寸,合乎规范,如谈吐、举止适度,交往态度自然。避免由于做得过了头或做得不到位,而不能正确地表达自己的自律、敬人之意。

(四) 礼仪的作用

礼仪作为一种行为规范和行为模式,在人类社会生活的各个方面都发挥着重要作用。

1. 沟通作用　热忱的问候、友善的目光、亲切的笑容、文雅的谈吐、得体的举止、规范的行为、良好的修养可以传递自己对对方的尊重、敬佩信息,让对方感受到友好和善意,促使人们成功的交流和沟通,有利于促进人际交往,改善人际关系。

2. 协调作用　礼仪是社会生活中的润滑剂,通过有礼貌尊礼节的交往,人们可以增进感情、协调关系。礼仪能使人与人之间的交往在和谐、融洽的气氛中更富于成果。"礼仪是人际交往的润滑剂",当交往中出现矛盾或其他不和谐,可以通过一定的礼仪形式和礼仪活动对双方(或多方)进行调解,从而缓解矛盾,恢复感情,重建关系。

3. 维护功能　礼仪是衡量整个社会文明程度的标志,人们知礼、守礼,讲文明、守纪律,能有效地净化社会风气,提高个人乃至整个社会的精神品位,有助于维护社会的稳定与家庭的和睦。

4. 教育作用　遵守礼仪规范的行为,可以在社会上起到良好的示范作用,有助于良好社会风气的形成;遵守礼仪原则的人,在社会上有着榜样作用,可无声地影响周围的人,纠正人们不正确的行为习惯。

5. 美化作用　礼仪可以使内在美和外在美达成统一,展示个人、组织的独特个性、内在修养及良好潜质,美化生活,美化自身,美化组织,美化社会。

(五) 礼仪的种类

礼仪的分类方法有多种。一般而言,根据礼仪适用的对象、场合、范围的不同,可将其分为日常生活礼仪、职业礼仪、社交礼仪和涉外礼仪四大类。

1. 日常生活礼仪　主要是指日常工作与生活中存在的礼仪规范,如个人礼仪、家庭礼仪、就餐礼仪和出行礼仪等。

2. 职业礼仪　主要是指人们在工作岗位上所应遵守的行为准则,可细分为政务礼仪、商务礼仪、服务礼仪及不同行业的职业礼仪。政务礼仪通常也称为国家公务员礼仪,主要是指国家公务员在各种公务活动中应当遵守的礼仪;商务礼仪通常主要是指公司、企业的从业人员以及其他一切从事商业、经济活动的人士,在各种商务往来中所应遵循的礼仪;服务礼仪通常主要是指各类服务行业从业人员,在自己的工作岗位上所应遵循的礼仪;其他职业礼仪主要是指不同行业人员在其特定的工作环境中应遵循的礼仪。

3. 社交礼仪　也称交际礼仪,是社会各界人士在普通的社交活动中应遵守的礼仪。

4. 涉外礼仪　也称国际礼仪,是人们在国际交往中,同外国人士交往时所应当遵守的礼仪。涉外礼仪既要体现我们国家一贯奉行的对外政策,又要表现出民族特有的热情好客和美好情谊;既要谦逊礼貌,又要文雅大方,并尊重他人的礼仪习俗。

三、护理礼仪

(一) 护理礼仪的概念

护理礼仪是一种职业礼仪,是护理工作者在进行医疗护理工作和健康服务过程中所需要遵循的行为规范和准则,是护理人员素质、修养、行为、气质的综合反映,也是护理人员职业道德的具体表现。良好的护理礼仪既是护士尊重患者的体现,也是护士赢得服务对象爱戴的一种方法,可以无声地营造完美的医疗护理环境。规范的护理礼仪可塑造护士形象、协调护患关系和提高护理服务质量。因此,护理礼仪已经成为提高护士全面素质的一个重要方面。

(二) 护理礼仪的内容

护理礼仪体系融入了许多一般社交礼仪的内容,它是建立在一般社交礼仪基础上的。其内容中既有各种礼仪规范的基本要求,又有面对不同患者时的一些特殊性和特殊要求。护理礼仪的主要内容包括以下几方面。

1. 仪表礼仪　仪表是指人的外表。仪表礼仪是一个人精神面貌、文化修养的外在体现。它虽不是具体的语言,但表达出的意义比语言描绘更真实、更形象,具有增强个人竞争力的作用。

2. 言谈礼仪　语言是护士与患者及其家属相互沟通的重要工具,也是护士与医生和其他医院工作人员交流的纽带。礼貌的语言能够体现护士良好的文化修养,可以解除患者的思想顾虑,取得患者和家属的积极配合,建立良好的护患关系,有利于患者康复;同时和谐的话语也能使护士和医生以及医院内其他工作人员之间配合得更加默契,有利于团队精神的发扬和工作效率的提高。

3. 仪态礼仪　仪态是情感沟通的桥梁。护士在与患者交往中应用真诚友善的眼神,通过自然大方的微笑来缩短彼此之间的心理距离,创造和谐、温馨的良好氛围,从而得到患者和家属真诚的信任。

4. 体态礼仪　护士的举止体态体现了其内在的素质和修养,也具有强烈的感染力。它既能体现护士的受教育程度以及能够被人信任的程度,也是展示个人才华和修养的重要外在形态。训练有素的护士以稳健的行姿、优美的站姿、端庄的坐姿、典雅的蹲姿以及娴熟而轻柔的操作技能在护理工作中规范做事、礼仪行事、礼貌待人,处处尊重患者的人格和个人隐私,这样会使患者得到心理上的被尊重感和快乐感,也更增添了患者对护士的信任,从而会主动配合治疗和护理,对康复起到积极的作用。

(三) 护理礼仪的作用

1. 促进患者康复 护士整洁的仪表,优雅亲切的举止,热情关怀的语言,渊博扎实的医疗护理知识,熟练精湛的护理技术,执著敬业的奉献精神,可以赢得患者的信任,使患者积极配合治疗,从而对患者的康复起到积极的促进作用。

2. 建立良好护患关系 护理人员与患者接触得最多,在护理工作中通过护理人员的言谈举止体现对患者的尊重、关心和爱护。得体的言谈举止,给人以安全感,能改善人际关系,促进护士与患者之间的交往和合作,利于建立良好的护患关系。"良言一句三冬暖,恶语伤人六月寒",真实可信的内容加上热心诚恳的表达方式,可使护理工作达到理想的效果。

3. 提高护理质量 在临床护理工作中,礼仪被融于护理操作的每个环节,如入院接诊、三查七对、巡视查房、值班交接等。良好的护理礼仪不但能使护理人员在护理实践中充满自信心、自尊心和责任心,而且其优美的仪表、端正的态度、亲切的语言和优雅的举止,可以创造一个友善、亲切、健康向上的人文环境,能使患者在心理上得以平衡和稳定,起到药物所起不到的作用,达到良好的治疗效果,提高护理工作质量。

4. 满足患者心理需求 良好的护理礼仪对满足患者的心理需求具有十分重要的作用。当患者入院时,护理人员用美丽的天使般的微笑,让患者体会到护士的爱心,给患者以生的希望。当患者身患疾病满怀信心来到病房入住时,医护人员一句温暖的话语,一个文雅、健康的姿态,一个自然、亲切的表情,都可以促使患者把心里话讲出来,便于护理人员发现患者存在和潜在的心理问题,使患者在与护士的沟通中得到安慰、理解、帮助和鼓励,有效地排除患者紧张、焦虑等负性情绪,为早日康复而积极地配合各项治疗与护理。

5. 提升医院的社会形象 护士礼仪素质的提高和建设,是塑造医院良好社会形象的重要内容。通过对患者人性化的关怀和护理,护理人员的工作会得到患者和社会的理解与支持,增加患者对医院的满意度,也能提高医院的知名度和美誉度,从而提高医院的社会形象。

6. 有助于护理人员自身的心理健康 良好的护理礼仪服务不但给患者治疗提供积极的支持,而且对护理人员自身的心理保健也有一定的效用。临床护理人员得体的衣着、优雅的仪态、恬淡的表情等不仅能对患者产生良好的影响,同时也可以改善护士自身的精神面貌,增加护士的自信心,保持良好健康的心态,进而维持护士的心理健康。

综上所述,现代护理人员应该具备整洁的仪表、优雅亲切的举止、热情关怀的语言、渊博扎实的医学知识、熟练精湛的护理技术、执著敬业的奉献精神、良好规范的护理礼仪,以达到内在美和外在美的协调统一,赢得社会的认可、患者的信任,从而对患者的康复起到积极的促进作用。

第三节 护理与人际沟通

有专家说:"沟通的素质决定了你生命的素质。"由此可见,沟通在人们的工作和生活中有着非常重要的作用。作为以人文关怀为核心内容的医疗护理服务,其服务品质的衡量标准就是患者及家属的满意度,而满意度的高低则是由患者及家属在和他们的期望值进行对比后得出的。如何去了解和把握患者或家属对医疗护理服务的期望,如何尽可能地使医疗护理服务的实际所得达到患者和家属的期望,除了医院的硬件环境、医护人员的技术、便捷的流程、合理的费用和高效的管理等因素外,护患之间的沟通在一定程度上起着决定性的作用。

一、人际沟通概述

现代意义上的沟通指的是个人、组织、社会之间的信息传递、接收、分享和双向交流的过程。在信息社会,人们每天都在进行信息沟通,也都在接受沟通信息。沟通已经成为人们社会生活中一个重要的组成部分。医学发展呼唤人际交流,和谐医疗要求人际沟通。护理工作环境中复杂的人际关系及当今敏感的医患矛盾,都要求护士必须具有良好的人际沟通艺术和能力。

(一) 沟通的概念

沟通是指发送者遵循一系列共同规则凭借一定渠道(又称媒介或通道),将信息发送给既定对象(接收者),并寻求反馈以达到理解的过程。人际沟通是人与人之间的信息交流和传递过程,包括面对面的和非面对面的(电话、传真、邮件、网络等)的信息交流活动。沟通的结果不但使双方能相互影响,并且双方还能建立起良好关系。

(二) 沟通的基本要素

沟通的基本结构包括沟通背景、信息发出者、信息内容、信息途径、信息接收者与信息反馈 6 个要素。

1. 沟通背景 是指沟通发生的场所或环境,包括物理的场所、环境,如办公室、病房等,以及沟通的时间和每个沟通参与者的个人特征,如情绪、经历、知识水平和文化背景等。

2. 信息发出者 是指发出信息的人,也称作信息的来源。

3. 信息内容 是指信息发出者希望传达的思想、感情、意见和观点等。信息包括语言和非语言的行为所传达的全部内容。

4. 信息途径 是指信息由一个人传递到另一个人所通过的渠道,是信息传递的手段,主要有视觉、听觉和触觉等。如信息发出者面部表情信息是通过视觉途径传递给信息接收者的;语言信息是通过听觉途径传递的;在交流时,护士把手放在患者的肩上、手上或背上是使用触觉渠道把关切和安慰等信息传递给对方。一般说来,在沟通交流中,信息发出者在传递信息时使用的途径越多,接收者越能更好、更多、更快地理解这些信息。

5. 信息接收者 是指信息传递的对象,即接收信息的人。

【链接3】

美国护理专家罗杰斯(Rogers)1986 年的研究表明,单纯听过的内容能记住 5%,见到的能记住 30%,讨论过的内容能记住 50%,亲自做的事情能记住 75%,教给别人做的事情能记住 90%。

6. **信息反馈**　是指信息由接收者返回到信息发出者的过程,即信息接收者对信息发出者的反应。有效的、及时的反馈是极为重要的。"话不投机半句多"、"对牛弹琴"说的是信息反馈出现了问题,"酒逢知己千杯少"、"一见如故"等是信息反馈顺畅的表现。所以,护士在交流时,要针对患者的情况及时做出反应,并把患者的反馈加以归纳、整理,再及时地反馈给对方。

(三) 沟通的过程

沟通是一个动态的互动过程。图1-6为伯洛(Bello)的沟通模式。

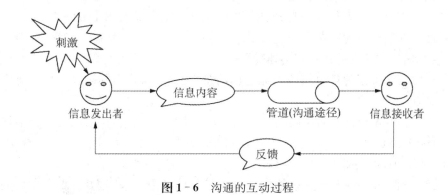

图1-6　沟通的互动过程

有效沟通的要求:有需要传递的信息;沟通的信息不仅要被传递到,而且还要被充分理解;沟通并非要求沟通双方达成一致意见,而是准确地理解信息的含义;沟通是一个双向、互动的信息传递,并且有反馈过程。

(四) 人际沟通的类型

根据不同的划分标准,可以将人际沟通划分为多种形式,每种形式的沟通都与护士的日常工作密切相关。简要介绍如下。

1. **语言沟通与非语言沟通**　根据信息载体的不同,人际沟通可分为语言沟通和非语言沟通。

(1) 语言沟通:语言沟通以语言文字为交流媒介,可分为口头语言沟通和书面语言沟通两种形式。口头语言沟通是指采用口头语言的形式进行沟通,是人们最常用的交流方式,包括听话、说话、交谈、演讲、正式的一对一讨论或小组讨论、非正式的讨论以及传闻或小道消息传播等。口头沟通一般具有亲切、反馈快、弹性大、双向性和不可备查等特点,最常见的口头沟通有交谈和演讲。书面语言沟通是指利用书面文字的形式进行沟通,一般比较正式、准确,其权威性,同时具有备查功能。书面语言沟通包括阅读、写作、护理文书、信件、合同、协议、通知、布告、组织内发行的期刊和公告栏等一切传递和接收书面文字符号的手段,其中最常见的是阅读和写作。

(2) 非语言沟通:非语言沟通是指通过某些非语言媒介而不是通过讲话或文字来传递信息的方式。如一个人的仪表、表情、行为举止、人际距离和环境等。据有关资料显示:在面对面的沟通过程中,那些具有社交意义的信息仅有不到35%来自语言文字,而65%是以非语言方式传达的。

2. **正式沟通与非正式沟通**　按沟通渠道有无组织系统,可将沟通分为正式沟通和非正式沟通。

（1）正式沟通：是指在组织系统内，按照组织规定的程序和原则进行的信息传递与交流过程，如科室护理人员之间的工作往来，护士向护士长汇报工作，科主任传达医院办公会议精神、教师授课，等等。正式沟通的特点在于沟通渠道较固定、信息传递准确，但沟通速度较慢。在正式沟通过程中，沟通双方对于语言性的、非语言性的信息都会高度注意，语言用词上会更准确，并会注意语法的规范化，对于衣着、姿势、目光接触等礼仪也会比较注意。

（2）非正式沟通：是指正式沟通渠道以外的信息交流和意见沟通，如护士私人聚会、小群体闲谈、议论某人某事、传播小道消息等。非正式沟通的特点是沟通形式灵活、信息传递速度快，但并不一定可靠。人们的一些思想、动机、态度、情感、需要和目的在正式沟通中往往不便表达，而在非正式沟通中易于表达出来，行为举止也更接近个人原本状态，沟通者对于语言和非语言信息的使用都比正式沟通随意。

3. 有意沟通与无意沟通　按照沟通的目的是否明确，可将人际沟通分为有意沟通与无意沟通。

（1）有意沟通：是指目的明确的沟通。通常的谈话、心理护理、了解病情、打电话、写信、讲课，甚至闲聊，都是有意沟通。表面上看，闲聊好像没有目的，实际上，闲聊本身就是目的，通过闲聊排解孤独，消磨时光。

（2）无意沟通：是指在与他人接触中无意识发生的沟通。事实上，出现在我们周围的任何一个人，都会与我们有某种信息交流。如护士白天去巡视病房，发现患者睡着了，护士会不自觉地放轻脚步，压低说话声音；在人行道上行走，迎面走来的两人不管认识不认识，都会不自觉地侧身让路。这就是事先并无任何目的，但彼此间却有了相互影响和信息的传递过程。由此可见，无意沟通不仅是经常发生的，而且是广泛存在的。

4. 单向沟通与双向沟通　按沟通的信息传递有无反馈系统，可将沟通分为单向沟通与双向沟通。

（1）单向沟通：是指在沟通过程中，信息由发出者传递至接受者，呈单向流动，不能及时获得反馈，如听报告、演讲等。

（2）双向沟通：是指沟通双方互为信息发出者和信息接受者。双方信息可以及时反馈，有利于联络感情，增强沟通效果。如护士收集患者的病史资料、给患者进行健康指导、护理人员与同事之间谈心等。双向沟通所需时间多，传递速度慢。

5. 横向沟通与纵向沟通　按信息流动的方式，可将沟通分为横向沟通与纵向沟通。

（1）横向沟通：又称平行沟通，是组织或群体中同级成员间的沟通。例如教师与教师之间讨论教育教学方法、同学与同学之间讨论学习方法等。这种沟通有利于促进组织成员之间的关系，增进相互间的友谊。

（2）纵向沟通：又分为上行沟通和下行沟通。上行沟通是指自下而上的沟通，如班干部向教师反映班内同学的生活、学习情况；护士长向护理部汇报工作等。这种沟通方式有利于上级部门了解组织内部运行情况，为正确决策提供依据。下行沟通是指自上而下的沟通，如教务科长向教师传达教学改革的文件、上级领导部门下达各种任务等，是上级将政策、目标、任务等向下传达的沟通方式。

6. 征询型沟通、告知型沟通与说服型沟通　根据沟通的目的，人际沟通分为征询型沟通、告知型沟通和说服型沟通。

（1）征询型沟通：是指以取得期待的信息为目的的沟通。护士通过沟通收集患者相关信息，获得患者的既往健康问题、家族病史，了解患者目前的健康状况和心理状态，获知患者住院的主要原因和对护理的主要需求，就是一种征询型沟通。这些信息的获得可以为护士明确护理诊断和制定护理计划提供可靠的依据。

（2）告知型沟通：是指以告知对方自己的意见为目的的沟通。告知型沟通既可采用言语沟通，也可采用书面沟通的方式。如在进行入院介绍时，护士向患者介绍医院环境、主管医生、病房规章制度等；检查前告知检查程序、注意事项、风险，检查后告知诊断结果、护理计划等。

（3）说服型沟通：是指以改变对方观点为目的的沟通。由于说服型沟通是以改变对方的态度、观点、思想、情感、方法、习惯等为目标，而不仅仅是信息传递，所以难度一般较大。护理人员对患者的说服型沟通通常以指导性交谈的方式出现。如对于不能有效配合的患者，护士要指出病情产生的原因、治疗和护理的手段，说服患者要配合治疗和护理；对于吸烟的患者，说服他戒烟等。

二、影响沟通的因素

人与人的沟通常会受到各种因素的影响和干扰，这些因素对沟通过程的质量、清晰度、准确性有着重大的影响，直接关系到能否使沟通达到完善有效。

（一）个人方面的因素

1. 情绪因素　如果沟通双方的情绪都很好，那么他们的交流过程会愉快、顺利，否则沟通可能达不到预期的目的。护士要学会调整好患者的情绪和控制自己的情绪，确保与患者进行良好的沟通和提供最佳的护理。

2. 身体因素　如果一方疲倦、有疼痛等身体不舒适、言语接收或传递障碍等，会影响信息的传递和接收。

3. 认知因素　由于个人经历、受教育程度和生活环境等不同，每个人的认知范围、深度、广度以及认知涉及的领域、专业都有差异。双方认知不同，看待事物的观点也不同。双方持有不同的观点，交流则不易达到统一。

4. 价值观、社会文化背景　人们的价值观决定着对事物的态度和处事的方式方法。不同的社会阶层，文化水平的高低也会影响沟通的效果。

5. 听、说、看和理解的能力　由于生长发育的影响，小儿理解力差，老人反应慢；由于生理缺陷，如唇裂、口吃所造成的发音不清楚；疾病导致的意识障碍；先天的聋哑人、盲人；其他，如牙齿、口腔疾患、异味等原因，皆可影响沟通和交流。

6. 性别　现代研究表明，男人和女人交流的风格是有差异的。男人的沟通方式比较直接，女人常用暗示的方式旁敲侧击；女性在言语沟通中常具有含蓄、礼貌、依从的特点，而男性在沟通中更具有竞争性，更强调权利和争取独立。

7. 知识水平　知识渊博的人，可以给人以丰富的信息，易于与人交流。如果语言贫乏，寒暄过后，就没有什么可说的了，那么沟通就无法继续。另外，由于所熟悉的领域不同，人们的共同语言也有所差异，沟通的范围也相应变小。所以，护士要根据不同的患者，采用不同层次的言语内容进行沟通。

8. 角色与关系　同学、朋友之间说话很随便，互相打闹、嬉戏毫无顾忌，但同事或上下级之间关系就不一样,需要注意年龄、尊长、个性等问题。护士与患者及与患者家属沟通时,由于在相互关系中的角色原因,更应注意沟通的方式和艺术。

以上个人方面的因素可能会限制一个人在沟通中的感受,从而使信息在交流过程中有可能被扭曲或改变,从而影响信息传递的清晰度和正确性。

(二) 环境方面的因素

1. 物理环境

(1) 噪声:安静的环境会使沟通更有效,所以护士在与患者进行交流前要尽量排除一切噪声源,安排好交谈环境,关上广播、电视,避免分散注意力,为护患双方创造一个安静的环境,以增加交流的效果。

(2) 隐秘性:在护患沟通中,可能会涉及一些隐私,患者不希望被其他人知晓,护士就应考虑到环境的隐秘性是否良好。条件允许时,最好选择无人打搅的房间,或请其他人暂时离开,或是注意说话声音的大小,双方听得见,别人无法听清楚,以解除患者的顾虑。

(3) 距离:当个人的空间与领地受到限制和威胁时,人们会产生防御性反应,从而降低交流的有效性。所以,在社会交往中,人们无意识或有意识地会保持一定的距离。护士在与患者沟通时,要采取合适的距离,既让患者感到亲近,又不对其造成心理压力。

(4) 环境设计:舒适的环境有助于沟通的顺利进行。室内光线过强或暗淡、室温过高或过低等,都会使沟通者注意力不集中、精神涣散。在医院肃穆的环境中进行护患沟通,患者身处冷色调的病室,面对身着白色工作服的护士,会产生受压抑的心理,从而限制和影响护患的沟通。目前,在一些综合型的医院,病房设计成围绕护士站呈放射状分布,护士穿着有色彩的工作服,儿科病房选用暖色调,增加温馨感,这些氛围更有利于护患间的交流。

2. 社会因素

(1) 社会背景:沟通双方的地域、文化、职业、社会地位和信仰等社会背景对沟通效果影响很大。不同民族、不同宗教、不同地域的文化有着许多鲜明的民族性、宗教性、地域性,这些特征左右着每个人的行为方式,制约着人际间的沟通。护理工作者应了解和尊重患者的文化背景、民族习俗、宗教信仰,做到"入乡随俗",以利于有效沟通。

(2) 涉及内容:因为涉及个人或家庭隐私,有时患者也不愿意面对亲属讲病情的发展。所以最理想的方法是在交流前,护士先征求患者的意见,是否要其他人回避一下,以解除患者的顾虑。有时候,患者在与护士交谈时,希望有其他人的存在。例如未成年的儿童,特别是胆小、性格内向的孩子,在与护士交谈时,希望自己的父母在场陪伴,以减轻胆怯心理。

三、护理沟通

护理沟通是指发生在护士与服务对象之间的信息沟通,其目的是通过沟通收集资料,确定健康问题,给予服务对象情绪支持和提供相关信息。

(一) 护理沟通的层次

护理沟通有5个层次,随着相互信任程度的增加,层次逐渐升高。

1. 一般性交谈　一般性交谈是一般的社交应酬开始语,如"你好"、"今天天气真好"、"你吃过饭了吗?"之类的招呼语,在短时间内使用,会有助于打开局面和建立友好关系,但不宜千篇一律地问候,而不进入深一层次的交流。如护士早晨进入病房查房,开始语可以用"×

××,昨晚睡得好吗?""今天精神不错……"等。

2. 陈述事实 陈述事实的交谈是指不参与个人意见,不牵扯人与人之间的关系,只报告客观事实的沟通。护士在与患者进行这一层次沟通时,要鼓励患者叙述病情,尽可能不用语言和非语言行为影响患者对病情的陈述。

3. 交换意见 在此层次进行交流一般双方都已建立了信任,可以互相交换自己的看法,交流各自对问题或治疗的意见,作为帮助者的护士应注意不能流露否定或嘲笑的意思,以免影响患者的信任,不再继续提出自己的看法和意见。

4. 交流感情 感情交流只有在互相信任的基础上,有了安全感,人们自然会愿意说出自己的想法和对各种事件的反应。为了给患者创造一个适合的情感环境,护士应做到坦率、热情和正确地理解患者并帮助他建立信任感和安全感。

5. 沟通高峰 沟通高峰是一种短暂的、完全一致的感觉,很少有人能达到这一层次,维持的时间也不会太长,只有在感情交流层次时,偶尔自发地达到高峰。

在护理人际关系中,可以出现沟通的各种层次,重要的是双方应在感到最舒适的层次时进行沟通,不要强求进入较高层次,护士应经常评估自己的沟通方式,避免由于自己的言行不当而使治疗性沟通关系停留在低层次上。

【链接4】

有研究报道,临床上80%的护理纠纷是由于沟通不良或沟通障碍导致的;30%的护士不知道或不完全知道如何根据不同的情绪采用不同的沟通技巧;83.3%的护士对沟通方式基本不了解;33.3%的护士认为对患者及家属提出的不合理要求应不加理睬;77.78%的患者希望每天与护士交谈1次。从这两组数据中不难看出,目前护士的沟通能力与患者的沟通要求还远远不相适应,相当一部分护理人员缺乏沟通的理念、知识和技巧。

(二) 护理沟通的意义

沟通是心与心的对话,我们能从中得到智慧的启迪、思想的碰撞和情感的交流。护理沟通是护士与服务对象及同事之间的沟通,其在护理工作中的意义主要体现在以下几个方面。

1. 满足沟通的需要,促进和维护健康 心理学家认为,人天生就具有社会性,即人都需要与他人相处。一旦失去与他人接触的机会,大部分人会产生幻觉,丧失运动功能,产生生理和心理的失调。人们可以连续数小时愉快地进行着似乎无任何意义的交谈,也能因为沟通满足了双方互动的需要而感到愉快和满足。通过沟通,人们可以探索和肯定自我,如果被剥夺与他人沟通的机会,我们将失去自我识别感。通过良好的护理沟通,既可以满足患者及家属对医疗和疾病的信息需要,减轻其对疾病的焦虑和恐惧;也能满足护士准确了解患者信息从而顺利完成工作的需要,保持良好的工作情绪;又可以帮助护士与其他医务人员之间有效的协调和合作,保证治疗和护理的顺利进行,促进和保护健康。

2. 建立和谐人际关系的桥梁 沟通是与他人联系的重要纽带。通过沟通,可以加快彼此的了解和认识,增进感情,建立信任感,培养友谊,协调矛盾,缓解冲突,最终建立和谐的人际关系。护理工作中的人际关系的和谐,是要靠良好的沟通才能建立和维持的。通过护患沟通,可以缩短护士与患者之间的心理距离,增加彼此的信任,这是建立良好护患关系的基础和桥梁;通过护士与其他工作人员的沟通,可以加强彼此的联系,增进彼此的感情,建立和谐的同事关系,营造轻松积极的工作氛围,保证医疗和护理工作的安全顺利进行。

3. 有效决策的基础 在日常生活和工作、学习过程中,我们常常需要作出决定,其中部分由自己决定,有些则是与别人商量后决定。准确和适时的信息是作出有效决策的关键。这些信息我们既可以通过观察、阅读、看电视、上网等渠道获得,也可以通过与他人交谈获得。通过沟通获得的信息,可以帮助我们作出决策并保证决策质量。当前,团体决策日益受到重视,以往孤军奋战的方式已逐渐被淘汰,代之以团体讨论、头脑风暴、电子团体等,运用沟通互动过程增进思考方式的多元化,增加决策方案的选择性。通过良好的护理沟通,可以整合患者、医生、护士及其他方面的疾病信息,在患者和医生、护士的共同参与和协商下,为患者制订最安全、最有效的治疗方案和护理计划,保证决策的最优化。

4. 取得理解与支持的法宝 理解,给人以安慰;支持,给人以力量。获得理解和支持最直接的方式就是沟通。通过沟通,可以帮助别人理解你的思想和观点,影响他人的态度和行为,争取到他人的支持和帮助。美国总统罗斯福20世纪30年代进行的一次"炉边谈话",成功地取得了人们的支持,顺利缓和了危机。只有通过沟通,告知他人你的思想才有机会得到理解和支持。通过良好的护理沟通,可以促进护士与患者、护士与医生及其他医务工作者之间相互理解、相互信任和相互支持,避免因沟通不畅而导致医疗纠纷和差错事故的发生,为实现大家共同的目标而携手共进。

(三) 护理沟通的艺术

临床上与患者沟通,实际上是一个快速的信息传出与接收的过程。沟通技巧应该自然融入沟通过程之中,而非刻板僵化地使用。在动态及多变的沟通过程中,护士的着眼点应该是跟着大目标、大方向走(此方向是根据对患者的评估而来的),而技巧是在过程中交替运用的,就如善于跳舞的人一样,可以自如地控制身体,以达到美的效果,而不必刻意去分解每一个小动作。但要能熟练地运用沟通,还需从基本功学起。下面介绍一些常用的沟通艺术。

1. 同理心 伊根(Egan)认为同理心是指能进入一个人的内心世界,从他的知觉来看事物,并将自己体会到的与之沟通。也就是我们常说的"设身处地,将心比心"。这种设身处地地为对方着想,并让他感受到你对他的了解是正确的,他会因有人了解他、关心他而感到很温暖、很知足,进而愿意更多地深入交谈。

2. 观察 观察是指用眼、用心去观察患者的非语言信息。这些非言语信息是非常广泛的。细心去观察,并将结果反馈给患者,传递护士对他们的关怀,让患者觉得有人在意他。如告诉患者"你常皱着眉,今天看到你的笑容好开心"。

3. 倾听 作为一名护士,首先要学会有效的倾听。但是要真正做到有效的倾听并不容易,我们都常常会急于提供自己的意见。有效的倾听是有同感心的倾听,顾及对方言谈和措词的意义,而且不随意中断对方的谈话,能全神贯注,有目光接触,适时地点头。这样,无形中传递你对患者的尊重,也鼓励了患者继续用言语表达,通过倾听护士更能了解患者的内心世界。

4. 开放话题 与患者交谈,应多采用开放性话题,而非简单的是非题,让患者自己表达,而不受限于护士本身的知觉,使沟通能继续进行下去,如应问:"你对这件事的看法如何?",

而不该问:"你认为这件事是对的还是错的?"这样能让患者愿意继续交谈。

5. 澄清或重述　澄清是指当患者表达不明确时,或护士对某些问题有猜测时,请求患者给予更清楚的解释,如护士问"我不太完全明白你的意思,你能再讲一遍吗?"重述是对患者所表达的主要意思给予重述,暗示护士在认真倾听和表示重视。

6. 反映　是指对患者的感受、问题、谈话内容给予反映。通过反映,能抓出患者所要表达的涵义,也传递了护士对患者深刻的理解、尊重和感兴趣,比单纯重述患者的谈话要高一层次;也可借此回馈法让患者了解自己所说的话或所表达的感受。

7. 集中主题　将话题集中在一个较有意义的主题上,尤其是当患者的话题跳来跳去时。通过集中主题,引导患者讨论其中心问题,并使沟通能按预定目标进行。

8. 使用沉默　沉默在沟通中,用得好有利于沟通,用得不好则会被患者解释成拒绝、敌意,令患者产生困惑而产生距离感。故在使用沉默时,原则上是看患者的感受而定。护士通过观察患者一切非言语行为表现来判断使用沉默或结束沉默。沉默有其优点:让患者乐于谈;给患者有时间去思考,放慢沟通的步调;让患者觉得有人愿意陪伴他、接纳他,并传递护士对患者的支持、理解和接受。

9. 接受　是表示护士已接收到患者所发出的信息,并不一定表示护士赞同患者所说或所发表的意见。护士的表达接受方式有"是的","嗯","我能了解你所说的"等。

10. 给予肯定　护士将自己对患者的观察结果告诉患者,如:"我注意到今天你的头发梳得整齐多了。"这种沟通技巧对患者而言是一种正性的鼓励,间接告诉了患者他所做的努力护士都观察到了,且可以鼓励患者持之以恒。强化其正向的表现。另外能让患者感到护士对他的关怀与重视。

11. 综合回顾　是指将沟通的重点提出来加以了解,同时借此机会给予澄清,以取得共识。如"刚才我们讨论了……"

(四) 护理人际沟通的发展趋向

随着社会的进步、科技的发展和信息时代的到来,人际沟通在各行各业都显得尤为重要。护理人际沟通也与时俱进,显现出一些时代特征,展现出一些发展趋势。

1. 国际化　随着我国改革开放的不断深入,国际交往日趋增多,护士将有越来越多的机会面对不同种族、不同肤色和不同文化背景的境外患者,这就要求护理工作者不断提高涉外交流能力,主动适应护理工作的国际化趋势。

2. 法制化　市场经济是法制化经济。我国依法治国方针的实施,使人民群众的法制观念不断增强,利用法律手段维护自身权益的意识和能力日益提高。2008 年 5 月 12 日起施行的《护士管理条例》,对规范护理工作起到了促进作用。护理工作者要顺应时代的发展,学习相关法律法规,增强法律意识,依法行事,自觉维护患者权益和自身利益。

3. 网络化　计算机信息技术的发展催生了电子化、网络化时代的到来,人们可以足不出户通过网络与他人交流,这种交流不仅局限于语言,还可以图文并茂,不受时空限制。同时互联网拥有巨大的信息资源,可供护理人员学习。因此,护理人员要充分利用计算机网络技术,与患者和亲属进行交流沟通,提供咨询和指导。

4. 个性化　随着素质教育的深入开展,各级各类学校为社会培养了大批具有较强动手能力、创造能力的高素质的个性化的人才。个性化的教育将造成未来社会成员独立思考能力增强,个体差异增大,个体间的知识结构、兴趣爱好、情感变化都会产生明显不同。因此,护理工作人员面对服务对象的知识面越来越广,个性化特点越来越明显,要采取更加灵活的沟通方式和手段,提供更加个性化的服务。

第四节 护理美、礼仪与人际沟通的关系

一、美是礼仪的最高追求,礼仪是美的外在表现

美学与礼仪是相辅相成的,美是礼仪的最高追求,礼仪是美的外在表现。礼仪美是心灵与外表协调统一的美,这种形式与内容的绝对统一是密不可分的,也是我们修养的最高标准。

礼仪是行为美的重要组成部分。在这个激烈竞争的社会中,礼仪体现了个人的修养、行业的风范和社会的习俗。社会的各个服务行业,为了增加竞争能力,都在改善服务质量,首先把礼仪修养培训作为其行业上岗培训的最基本内容之一,目的在于通过规范的礼仪行为,展示行业形象,突显企业精神,创设美好、和谐的社会环境,这也就是礼仪的最高追求。

护理礼仪是护士职业美的具体体现。随着护理事业的发展,临床护理已经走出了单纯的技术范畴,整体护理是当前我国护理学理论与实践发展的重要特征,它强调以健康为中心、护理程序为方法,有系统地对患者躯体和心理进行护理。整体护理是否有效,很大程度上取决于护士的职业素质,这就要求我们在转变传统护理观念的同时,同样要注重护士的职业美学和礼仪教育。护士具有良好的职业形象、高尚的品德修养和有效的沟通技巧是保证整体护理成功和深入开展的必要条件。整体护理中人性化的护理理念突出了人们心灵深处对美与关怀的期望,提出了人性中最基本、最真实的对美的需求。同时也给我们新时期的护理工作提出了一个新的课题,人文关怀、护理美学应更多地融入我们的日常护理工作之中。护理人员是临床一线与患者接触最多的群体,其主要的工作场所是医院门诊和病房,但不同的场合又需要不同的礼仪。不论在何种场合,从美学角度出发,护理礼仪就是护士职业美的具体体现。

二、礼仪是沟通的主要方式

礼仪是人与人沟通的纽带,是在人际交往过程中经常应用的一种沟通技巧。

礼仪和沟通密不可分。自从有了人类,礼仪与沟通从来没有分开过,"礼仪第一,沟通至上",礼仪中有沟通,沟通中有礼仪。就字面意思来看,礼仪的"礼"是礼貌,必须要"仪"才能让他人知道你的礼貌,就是表达。表达就要沟通,就要通过沟通的三要素来实现,就是通过文字、语言与肢体动作来实现。另外,沟通是为了一定的目的进行信息、思想与情感的相互交流,最后达成建设性共识的过程。要保证交流融洽顺利,必须要有礼貌、讲礼节。"有礼走遍天下,无礼寸步难行",没有礼貌,任何人都不给你进一步沟通的机会。礼仪是无声的语言,是传递信息的方式,是沟通的技巧。

有了礼仪和沟通的结合,沟通会更加顺利。既有礼仪,又会沟通的人,可以给他人留下一个良好的沟通印象。也就是用好的仪容、仪表、仪态、涵养来告诉与自己沟通的人,你是一个知书达理的人,是一个很有教养的人,是一个彬彬有礼的人,是一个值得尊敬的人。这样,沟通对象就会愿意与你沟通,进而有机会展示你自己的个人魅力,增加你的影响力。"礼多人不怪"也就是说,长存恭敬之心,往往更加容易妥善地处理好我们的人际关系。

良好的沟通是建立和谐、美好关系的基础。医务工作者需要学会很好地与患者进行沟通，恰当地运用沟通技巧，交换护患双方的信息，对于促进患者康复、提高护理质量不无裨益。沟通不仅是技巧，更是艺术。护理人员在与患者交流的过程中，要把这种艺术诠释精致，这与自己的专业知识和文化素养有着十分密切的关系。只有充分掌握护理专业知识、熟练护理操作技能、不断学习及提高礼仪修养和沟通能力，才能协调好护理工作中的各种关系，改变人们对医务工作者的误解，为建立和谐的医患关系贡献自己的力量。

三、沟通是和谐美的基础

美在和谐。早在古希腊时期，著名哲学家赫拉克利特就说过："和谐是美的最高境界。"可见，和谐是一个古老而又依然熠熠生辉的美学命题。构建和谐社会更是一种至高无上的美的体现。

构建和谐社会离不开和谐的医患关系。和谐医患关系的源泉是医患双方相互尊重、彼此信任、良好沟通。而今，医患关系却遭遇危机：医务人员怕患者找茬，患者就医更怕医务人员不负责任。要改变这种境况，必须加强医患沟通。因为医患沟通是建立和谐医患关系的基础。

良好的医患沟通不仅能让患者更好地配合医疗活动，还能使医生更全面地了解病患者的整个病史，做出准确的疾病诊断和及时性的治疗，从而使患者得到更满意的服务，达到患者健康需求的目的。所以说良好的医患沟通，不仅有助于医务人员调整自己或患者的心态，也有助于医患双方相互正确理解对方，协调彼此关系，保证医疗活动的顺利进行。同时，沟通也是实现医学目标的需要，是医学人文精神的需要，是医学持续发展的需要，是提高医疗服务质量、防范医疗纠纷的保证和基础。一位临床护士这样说："沟通其实很简单，一点微笑的面容、一丝关注的神情、几句平等的对话、几点从患者出发的考虑，一切都会让你的工作变得很自然、顺畅"。所以只有当你掌握了沟通技巧，你才能是一名合格的护士，才能是一位让患者满意的护士，才能是一位有成就感的护士，才能构建和谐的医患关系。

第五节　学习《护理礼仪与人际沟通》的意义和方法

一、学习《护理礼仪与人际沟通》的意义

《护理礼仪与人际沟通》既是护理专业学生必修的综合人文素质教育课程，又是对专业学科有一定指导作用的基础课程，学习的重要意义主要有以下几方面。

1. 增进审美意识，提升创造美的能力　追求美好的生活，创造完美的世界，这是人们追求人生价值的主要目标。增进护士的审美意识，提高护士的审美修养是护士思想道德修养中不可或缺的部分，是护士完美自身，造就理想人格，提高鉴赏美、创造美的水平和能力的一项重要内容，对培养融知识、技能和人文素养为一体的优秀护士具有重要的意义。例如，现在医院的管理者，根据人性的特点和人文关怀的理念，将医院的外环境修建成园林化，医院的病房装修成家庭化模式，医院的服务达到宾馆化，医院的色彩多样化。经过医院管理者的开拓进取和创造，现代化的医院通过人性化管理的手段，提供了全方位的以人为本的治疗和护理，治疗与护理服务中的审美意识也带给了患者审美享受。

2. 增强个人修养,建立完美人格　一个人的修养水平,反映了一个人的人格魅力。良好的修养、规范的礼仪和沟通对于塑造完美的人格和诚实的美德有强大的辅助作用,如英国哲学家约翰·洛克(John Locke,1632年8月29日~1704年10月28日)在其《关于教育的思想》中提出:"礼仪的目的与作用使得本来顽硬变柔顺,使人们的气质变温和,使他尊重别人,和别人合得来。没有良好的礼仪,一切成就会被看成骄傲、自负、无用和愚蠢"。此说充分论述了礼仪在人格完善过程中的作用。

3. 塑造良好的职业形象　护理人员的个人形象、礼仪和沟通能力,不仅反映个人精神面貌,更重要的是代表护士整体的形象和医院的形象。护士每天接触和护理各种各样的患者,规范的护理礼仪会产生积极的内在效应,能使患者在心理上得以平衡和稳定,给患者留下了良好的印象,同时对患者的身心健康将起到非医药所能及的效果。

4. 创造和谐的医疗环境　护士用规范的礼仪与患者及家属进行良好的沟通,既能收集患者的病情资料,为诊断、治疗、护理提供依据,又有利于增进患者对医生、护士及医疗护理工作的理解、信任和支持,帮助医务工作者与患者建立良好的人际关系,提高患者对护理工作乃至对整个医院及医疗机构的满意度,进而创造和谐的医疗环境。

二、学习《护理礼仪与人际沟通》的方法

修养良好、礼仪规范和较好沟通能力,不是与生俱来的,也不是短期就能够实现的,而是靠后天的不懈努力和精心培养逐渐形成的。因此,护理人员良好的修养、礼仪和沟通是需要长期的知识积累、情操陶冶和不断学习实践才能实现的。

1. 充分发挥个人的主观能动性　个体的主观能动性是形成自身良好修养、礼仪风范和沟通能力的基本前提。只有护士自身充分认识到其重要意义,并愿意投身到学习之中,并主动参与实践,在实践中充分发挥自我监督的作用,及时发现自身的缺点和不足,将学习知识、运用礼仪和良好沟通真正变为个人的自觉行动和习惯做法。

2. 采用多种途径学习　应广泛利用课堂听课、翻阅图书资料、接触广播电视和互联网络等多种途径全面获取有关的知识;积极参与各种社团活动,如礼仪大赛、沟通能力比赛、辩论大赛等;积极主动与老师和同学沟通,从社会交往中进行实践,加深对所学知识的理解,在实践中检验礼仪和沟通的作用;利用课余时间,参与志愿者活动和其他社会活动,积极寻找展示自己规范礼仪和良好沟通能力的机会。

3. 注重理论联系实践　礼仪和沟通本身是实践性极强的应用学科,因此在学习中要注重实践,要将知识运用于日常生活和护理活动中,不断从实践中学习和强化知识。在实践过程中,要对一些规范、要求反复进行运用和重复体验,并不断进行总结,才能真正掌握其内在的精髓。同时,在实践过程中,向一些做得较好的护理人员学习,向她们了解其实践经验和心得体会,从而使得自己益智开窍。

4. 努力提高自身修养　《护理礼仪与人际沟通》课程本身是旨于提升护士学生的整体修养和综合素质为目的而开设的,在学习过程中,要努力提高自己的内在素质,不断提高自身的道德修养,严格遵守护理职业道德规范,自觉维护"白衣天使"的崇高形象。同时,护理人员还要注重个性的自我完善,培养健康的性格和灵活应变的交往能力与自控能力,保持健康积极的心态,培养良好的心理素质,努力学习科学文化知识,提高自身的文化修养。只有这样,才能真正体现出护理人员高尚的职业形象。

总之,护理人员学习相应的美学、礼仪和人际沟通知识,是当今时代的呼唤,也是专业发展的需要。只有遵循良好的礼仪规范和职业道德,才能更好地体现白衣天使的风采,才能为护理服务对象提供更优质的服务。

【实践活动】

参观教学医院

[目标] 了解医院的环境和结构,能列出医院环境的美好事物和捕捉医院医务人员的礼仪风范。

[时间] 40分钟。

[实施]

1. 教师和医院带教老师介绍医院情况和布局。
2. 学生分为5人一组,分别参观医院的门诊、急诊和各病区。
3. 每组选派一人汇报参观后的发现和心得体会,教师提问并启发,帮助学生发现更多的信息。
4. 课后书写参观报告。

【案例学习1】

案例资料:张女士是一位商务工作者,由于业务成绩出色,随公司团队到中东地区某国考察。抵达目的地后,受到东道主的热情接待,并举行宴会招待。席间,为表示敬意,主人向每位客人一一递上一杯当地特产饮料。轮到张女士接饮料时,一向习惯于"左撇子"的张女士不假思索,便伸出左手去接,主人见情景脸色骤变,不但没有将饮料递到张女士的手中,而且非常生气地将饮料重重地放在餐桌上,并不再理睬张女士,这是为什么呢?

分析:作为从事多年商务工作的张女士,理应对中东地区的忌讳习俗有一个基本的了解,但她却忽略了这一点。中东地区是伊斯兰教教徒最为集中的地区,不少国家还把该教定为国教。按伊斯兰教教规习俗,左手是拿不干净东西的,故在人际交往中,忌用左手递接物品。当东道主用右手递送饮料时,张女士应用右手接取,但她仍然按国内养成的习惯用左手去接,这是犯了中东地区不用左手的忌讳,而且是对主人的极大侮辱,难怪东道主满脸怒容,不再理睬她了。

【案例学习2】

案例资料:李先生因为胃炎、高血压而住院。护士小王早上去为他发药。

小王说:"李先生,早上好!昨天晚上睡得好吗?今天感觉怎么样?您现在应该服药了,我给您倒水。这是胃动力药,因为您感觉上腹部胀痛,胃动力药可以增加胃的蠕动功能,减轻胃胀,所以要在用餐前30分钟服用。"

李先生服完药后问:"你是不是落了一种药呀?医生昨天给我说要服两种的。"

小王微笑着说:"哦,你记得很清楚啊,是还有一种药,是专门治疗高血压的降压药,不过是每8小时服用一次,到时间我会送来的。一定记着半小时后进餐,饭菜要清淡一些,这样容易消化,您好好休息。"

分析:护患之间始终存在着信息不对称,要学会站在患者的角度去考虑问题,在沟通中你要让患者感觉到:你是在用心服务,而不仅仅是为了完成工作任务。小王护士在整个发药的过程中都显示出了她对患者病情的了解和理解,而且语言亲和委婉,带有对患者的鼓励和支持,让患者能感觉到她是在用心照顾而不是在单纯地完成工作。

——案例摘自于"医学教育网"http://www.med66.com/html/2007/6/

【赏析】

护士节寄语

当我把青春的身影投入病房,当我把年轻的日记载入走廊,我就明白了我的名字叫奉献,叫天使,我的天职是辛劳,是奔忙。打针、发药、铺床、输液,时刻追踪病情变化,我在苦累中感受呵护生命的快乐;交班、接班、白天、黑夜,迎来朝霞送走夕阳,我在辛劳中体会自身价值的分量!从血染的伤口边,我走过了美丽的青春年华;在白色的氛围中,我用真诚丈量无数个夜晚的漫长。每天,我用劳累把挽救生命的乐章默默谱写,为岁月传递欢笑吉祥;每天,我用微笑把人间的真情悄悄传递,让生命的鲜花绚丽芬芳!

是谁把护士喻为白衣天使?当提灯女神南丁格尔把仁慈、博爱、奉献洒向人间,人们就对护士由衷赞扬。怀揣着对护理职业的向往,我戴着护士这顶殊誉的白帽,在护理工作中,我将我的情愫、我的青春、我的所爱献给了病房。春去秋来,我把天使的生活用执著和无悔来编织和画描。

吸痰、导尿、灌肠、输氧,脏累又辛苦;送药、注射、护理、巡视,琐碎又繁忙;急危抢救,像一阵旋风,与死神抗争,哪容得一丝喘息;床旁护理,像一阵春雨,劝慰照料,滋润着病人的心房。呼叫器下穿梭的身影,是我独特的风采,病床前匆忙的脚步,是我无悔的骄傲。多少个日升月落,我把责任与爱心默默奉献,多少个黄昏黑夜,我把关怀和馨香悄悄绽放。

也许是倾爱着飘飘的白衣,美慕那轻盈的步履;也许是理解了疾病的痛楚,深悟了生命的意义,我选择了护士这神圣的职业。从此,我偕奉献走入病房的春天,牵守候伴产妇迎来希望。当初戴上燕帽时许下的诺言,将伴随我走过了一程程风风雨雨。我将永远恪守南丁格尔的誓言,守候护理事业这份美丽!

"爱在左,同情在右,走在生命的两旁,随时撒种,随时开花,将这一长途,点缀得香花弥漫,使穿杖拂叶的行人,踏着荆棘,不觉得痛苦,有泪可落,不觉悲凉。"让我们再用真诚用微笑做伴,用我们的爱心为病人撑起一片希望的蓝天,为生命点燃太阳!为护士这个神圣的职业,画上一道最绚丽的色彩,演绎一首最壮丽的篇章!

——摘自"百度文库"http://wenku.baidu.com/view/5af712a7284ac850ad024233.html

【拓展学习】

常见护患矛盾原因及对策

护士每天和病人打交道,免不了会发生一些矛盾。若矛盾不能及时化解,不但会影响正常的护理工作秩序,也会影响病人的康复。

1. 因服务态度引发护患矛盾 随着整体护理的开展和行业医德医风的加强,因服务态度不好引发的护患纠纷已明显减少。但仍有部分护士工作中使用服务忌语,不注意说话的方式和语气,回答问题简单,引致病人误解而引发矛盾。在临床护理工作中,护士要态度和蔼,说话语气和缓,说话方式因人而异;要学会察颜观色,对病人不清楚的问题尽量用通俗的语言耐心解释;对病人的姓名、年龄、性别、诊断、用药都要做到心中有数,能准确回答病人提出的每一个问题。当自己确实不明白时,应向病人讲明,待了解清楚后再告知病人;对病人提出的合理要求,如调换床位、更换输液部位等尽可能满足;护士要站在病人的角度,为病人着想,处处理解、关心病人。

2. 因费用问题引发矛盾 这类问题目前相对较多。当医生或护士向病人催款时易引发矛盾。病人入院后,医生和护士要向病人详细说明医疗的大致费用,让病人心中有数;转账时,护士要严格按照收费标准执行,不乱收费;当病人对费用产生疑问时,护士要耐心解释,必要时询问有关科室,直到病人或家属清楚为止。

3. 因晨间护理而引发矛盾 晨间护理是护士每天要做的最辛苦的工作之一,也容易引发矛盾,危重病人、大手术后病人、夜间睡眠不好的病人都是引发矛盾的对象。进行晨间护理时,护士将病人床单位整理舒适平整,同时应关切询问病人的睡眠、饮食及病情恢复情况,如需要也可另选时间为病人进行晨间护理,使病人感到护士的体贴、关心。

4. 因实习生单独操作而引发矛盾 有些护士工作不负责任,让实习生单独为病人进行操作,因操作失败使病人不满意而引发矛盾。对此问题,带教老师要跟随实习生进行每一项操作,这样不但可以锻炼实习生胆量,提高操作成功率,也会增加病人对实习生的信任。一旦操作失败,老师要向病人道歉,并亲自完成操作。

5. 因护理人员少而引发矛盾 临床上普遍存在护理人员数量不足的问题,当科室比较忙,同时几个病人需要更换液体或做其他处置,而护士不能按时赶到所引发矛盾。针对这种情况,护士长要统筹安排科室工作,适时增减值班人员的数量。

6. 因输液滴数和瓶数不准确而引发矛盾 我院要求护士把病人输液的总量、药名、剂量都书写在输液卡片上,每次更换液体时签名。但仍有护士更换液体后不签名或当天医嘱更改后未告知病人,也没有把输液卡片上的治疗改正过来,或填写输液卡片不认真,致点滴速度不准确而引发矛盾。因此护士在操作前、中、后都要认真做好"三查七对",每次更换液体都要详细记录在输液卡片上并同时签名,且随时查看病人输液部位是否渗液、有无肿胀,点滴是否通畅,询问病人有无不适等。

7. 因伤口敷料更换不及时而引发矛盾 因医生工作繁忙或其他原因未及时为病人更换伤口敷料,病人认为是护士未向医生反映而对护士不满意。遇到这种情况,护士应认真倾听病人的意见,及时更换伤口敷料,并婉转向医生反馈病人的意见,避免类似情况的再次发生。

8. 因对诊断治疗不满意而引发矛盾 当某些疾病诊断不清楚、刀口愈合不良、晚期癌症治疗效果不满意时,病人或家属往往存在不满情绪,当护士话语不当或操作失败就成为病人或家属发泄不满情绪的对象。遇到这种情况,护士要及时向护士长反映,提醒所有的护士注意,更加严格做好每一项护理工作。当病人指责护理工作时,不必做过多解释以避免引起不必要的冲突。

9. 因其他问题引发矛盾 病房、走廊、厕所的照明灯不亮,下水道不通,贵重物品丢失、病房环境嘈杂都可能引发矛盾。护士长要做好各项管理工作,使护士拥有较好的工作环境,工作起来能得心应手。

——摘自"医学教育网"

【思考与练习】

一、单选题

1. 关于美的起源,以下叙述错误的是(　　　)
   A. 在人类社会出现以前,自然界的事物不具有任何美学意义
   B. 大自然与人类发生审美关系是在实用与认识的过程中产生的
   C. 自然界某种事物的美学意义一经获得即永恒不变
   D. 美是一种社会现象,是在人类的社会实践中逐渐形成和发展起来的

2. 美最显著的特征是(　　　)
   A. 美的形象性
   B. 美的社会功利性
   C. 美的实用性
   D. 美的感染性

3. 关于审美教育下列说法正确的是(　　　)
   A. 理性的说教能达到美育的目的
   B. 美育可采用逻辑推理和抽象概念的方法进行
   C. 美育是陶情冶性,塑造人的心灵的潜移默化的过程
   D. 美育的自由性是由美与美感的特点所决定的

4. 面对危重患者,护士沉着、冷静、判断正确、处理及时,表现了护理技术活动的(　　　)
   A. 形式美　　　　B. 科学美　　　　C. 道德美　　　　D. 内容美

5. 我国的传统礼仪在什么时期得到了快速发展以至成熟(　　　)
   A. 夏商周　　　　B. 春秋　　　　C. 战国　　　　D. 南北朝

6. 孔子云:"修正、修己、修己以安人",这是指礼仪基本原则中的(　　　)
   A. 遵守的原则　　　B. 平等的原则　　　C. 自律的原则　　　D. 真诚的原则

7. "十里不同风,百里不同俗",其内涵为礼仪基本原则的是(　　　)
   A. 遵守的原则　　　B. 自律的原则　　　C. 从俗的原则　　　D. 真诚的原则

8. 处于青春期的青少年经常会认为与其父母之间没有共同语言,以下最有可能的原因是(　　　)
   A. 有些家长不够关心孩子
   B. 由于地位障碍导致的沟通障碍
   C. 孩子与家长所处的文化背景不同
   D. 这些孩子个性有缺陷

9. 下列沟通中,属于双向沟通的是(　　　)
   A. 看报纸　　　　B. 听广播　　　　C. 打电话　　　　D. 看电视

10. 美国心理学家摩根对纽约州退休老人做调查,发现凡是在人际关系方面保持较多往来并较为协调的老人,比那些很少与人交往的老人有更多的幸福感,而后一种老人更多地体验到的是悲伤感和孤独感,这体现出了人际沟通的哪种功能?(　　　)
    A. 帮助有效决策
    B. 协调人际关系
    C. 获取理解和支持
    D. 满足心灵需求,保护健康

二、简答题

1. 简述提升护士审美修养的方法。

2. 护理礼仪在护理工作中有什么作用?

3. 影响有效沟通的因素有哪些?

4. 简述护理美学、礼仪和人际沟通的关系。

三、分析题

1. 你怎么理解人们赞美"护士是没有翅膀的天使"?

2. 请举例论述莎士比亚的"礼貌像气垫,里面什么都没有,但能奇妙地减少颠簸"。

3. 请谈谈你对当前国内医患关系的看法。

四、能力训练

召开专题班会,每个同学在讲台前面向全班同学进行自我介绍。

选择题答案:1. C　2. D　3. C　4. B　5. A　6. C　7. C　8. C　9. C　10. D

(唐庆蓉)

第二章 护理人际关系中的沟通和礼仪

【学习目标】

1. 知识目标

(1) 了解护理人员与医院其他工作人员建立良好人际关系的策略；

(2) 理解护理人员在各种人际沟通中的角色功能,掌握正确的工作礼仪；

(3) 掌握角色的概念、患者角色和护理人员角色的内涵；

(4) 掌握人际认知理论；

(5) 掌握建立良好护患关系、医护关系的策略。

2. 能力目标

(1) 学会运用人际认知理论来增强人际沟通的效果；

(2) 学会恰当地处理各种护理人际关系。

【情景与思考】

李先生,62岁,退休教师。3个月前因脑梗死住院治疗,经过积极的救治,目前患者病情稳定,但是右侧肢体瘫痪,需要继续接受康复治疗和护理。由于患者住院时间较长,已经形成对医护人员的依赖。每当护士告诉患者要多做肢体活动才能尽快恢复时,患者就以各种理由辩解,并将责任推给护士,且要求护士每天按时为其做功能锻炼。

思考:在现代医疗护理服务中,如果你作为一名临床护士,遇见李先生这样的情况,如何进行沟通才能构建和谐的护患关系? 如何才能让患者更好地配合医疗、护理工作,提高护理服务质量?

在现代的临床护理工作中存在着很多的人际关系,护士与患者、护士与患者家属、护士与医生、护士与其他医院工作人员的关系等。建立良好的人际关系,不仅能为患者营造良好的休养环境,也能让护理人员有和谐的工作氛围,在提高临床护理服务质量的同时,也提高了患者满意度。因此,建立良好的人际关系是现代每一个护理人员都要面对的重要课题。

第一节　护理人际沟通的相关理论

沟通是为了特定的目的,在彼此活动过程中通过某种途径和方式,有意识或无意识地将一定的信息从发送者传递给接收者并获取理解和反馈的过程。在现代的信息社会中,人们无时无刻不在传递着信息,同时也在接收着信息,沟通已经成为人们生活中必不可少的一部分。在护理工作中,护理人员必须正确理解护士、患者的角色,掌握人际认知理论和技能,才能建立良好和谐的护理人际关系。

一、角色理论

护理实践是护理人员与患者之间人际沟通的过程,在这一过程中,双方相互理解,相互支持,才能取得预期的效果,才能保证治疗和护理过程顺利进行,促进患者尽快康复。而良好护患关系的建立应在充分理解护理人员和患者角色的基础上进行。

角色,是一个社会学概念,是指处于一定社会地位的个体或群体,在实现与其地位相联系的权利和义务时,所表现出来的符合社会期望的模式化行为。角色体现了一个人在特定社会体系中特定的社会地位、应享有的权利,以及应履行的义务。

(一) 患者角色

患者角色又称患者身份,是指与医疗卫生系统发生关系的那些患有疾病,并伴有求医行为和治疗行为的社会人群。患者对其角色正确理解,能促进患者与医护人员的沟通,是保障其康复的基础,但往往患者生病后,可能由于生理或心理的变化而对其角色的认知发生偏差,对其顺利康复造成很大的影响。

1. 患者常见的心理问题　患者一旦得知自己患病,心理活动会出现一些变化,概括起来,患者常见的心理变化有以下几个方面。

(1) 抑郁:疾病对于任何人来讲都是一件不愉快的事情,多少都伴随着现实丧失或预期丧失,大多数患者会出现轻重程度不同的抑郁情绪。轻度抑郁患者可能出现闷闷不乐、忧愁压抑的表现,较为严重的抑郁患者会失去对治疗护理、对生活和对未来的信心,自暴自弃、放弃治疗,有的患者会有消极行为甚至轻生念头。

(2) 焦虑:焦虑是患者较为常见的一种情绪问题,可能是由于躯体健康受到威胁或者对治疗效果的不确定引起的。患者会出现心烦意乱,因为一点小事就吵吵闹闹,情绪变得容易激惹,严重者会出现伤害自己、攻击他人的过激语言或行为。焦虑情绪也会对治疗护理产生不良影响。医护人员应通过有效的沟通,减少或消除患者焦虑情绪,促进其康复。

(3) 怀疑:患者往往在没有客观依据的情况下,由于受到自我消极暗示的影响而无法对事物做出正确的判断。患者在患病后变得非常敏感,听到医护人员低声细语就会怀疑自己的病情严重或无法救治,有的患者会对别人的好言相劝半信半疑,疑虑重重。护理人员应在与患者的交往中予以识别,并通过严谨的态度、专业的解释、友善的关心等去打消患者的怀疑,帮助其树立治愈疾病的信心。

(4) 孤独感:患者生病住院后,离开原来熟悉的环境,接触到的是一个新环境,对周围感到陌生,很容易产生孤独感。护理人员应考虑到患者的实际情况,在患者刚入院时,带领患者尽快熟悉环境,给患者介绍医护人员及其他患者,在治疗护理之余为患者安排一些活动,减少患者的孤独感。

(5) 被动依赖:当进入患者角色后,大多数患者会产生一种被动依赖的心理状态。可能因为生病后,得到了家庭成员、亲朋好友的关心照顾,成为被关注的中心,从而变得情感脆弱、意志减退。护理人员应该帮助患者认识到医院,医生护士是值得信赖的,同时疾病的康复也需患者作出积极的努力;帮助患者建立坚强的意志,提高战胜疾病的主观能动性,这样才能尽快康复。

(6) 否认:临床上有些患者会怀疑或否认自己患病,尤其是在得知自己患有绝症或不治之症的情况下更常见。有研究表明,一定程度的否认可以缓解患者的心理应激,起到自我保护作用,但在很多情况下,否认会延误治疗,错过治疗的最佳时期。护理人员应了解患者否认的原因,选择适当时机,通过沟通让患者接受事实,正视疾病,以免耽搁治疗。

(7) 侥幸:患者大多存有侥幸心理。疾病初期往往迟迟不愿进入患者角色,希望医生的诊断是错误的,这对疼痛不敏感的患者尤为明显。有些已经明确诊断的患者,也存在侥幸心理,期待奇迹出现。护理人员应针对患者的心理,仔细解释,耐心说服,引导患者科学的认识,克服侥幸心理。

2. **患者角色适应不良的表现** 个体受到疾病的痛苦折磨,有接受治疗和恢复健康的需求,在接受治疗和康复的过程中,与家庭、社会、医护人员之间产生互动。但在现实生活中,并非每个患者都能很好理解自己的角色,往往表现为角色行为缺如、角色行为冲突、角色行为减退、角色行为强化以及角色行为异常等。

(1) 角色行为缺如:是指即患者未能进入患者角色。尽管医生已做出明确的诊断,但患者本人否认自己有病,根本没有意识到或不愿承认自己是患者,角色行为缺如对治疗、护理和康复非常不利。出现这种情况,除了患者对自己所患疾病缺乏认识外,还可能与患者患病后自我价值感降低,担心影响工作、学习、就业以及婚姻等原因有关。

(2) 角色行为冲突:是指患者角色与其他角色发生冲突。在现实生活中,人们承担着多种社会角色,在家庭中可以是父母和儿女,在工作单位可以是上司或下属等。角色行为冲突表现为患者患病时,不能从其他角色转变为患者角色,明知自己生病却不能安心住院接受治疗,继续操劳家务,辛苦工作。

(3) 角色行为减退:是指患者虽然进入患者角色,但由于其他角色(如父母、子女、配偶以及领导等)的影响,患者往往忽视自己的患者角色,而偏重于其他角色,带病坚持工作,以致对治疗和休息造成影响,加重病情,甚至危及生命。

(4) 角色行为强化:是指患者过分强调自己的"患者角色",小病当大病,大病当重病,重病当病危,痊愈后不愿出院,或不愿工作在家休养。角色行为强化可能与患者患病后自信心减弱,因而对家庭、工作单位以及社会的依赖性加强等有关。

(5) 角色行为异常:是指患者遭受病痛折磨感到悲观、失望、焦虑、恐惧、愤怒、抑郁等,严重者可出现行为异常,如对医护人员的攻击性行为,以及自伤自杀等。

(二) 患者权利和义务

1. **患者的权利** 患者的权利一般被界定为:患者在患病期间具有的权利和必须保证的利益,尊重和维护患者的权利是医务人员的责任和义务。《护士条例》、《中华人民共和国执业医师法》和《医疗事故处理条例》等法规条例明确规定了患者在临床就诊过程中,享有以下

权利:

(1) 根据自主原则,患者应享有的权利有3项:知情同意权、决定权、选择和监督权。

1) 知情同意权:是指患者有权了解自己疾病的所有信息,包括疾病的诊断、检查、治疗的全部信息,包括特定的手术治疗、医疗上的重大风险、人体科学实验的详细情况等。因此,护理人员在护理患者时,要将其疾病的性质、病情、严重程度、护理方案及其有效率、成功率、并发症、所承担的风险以及不可预测的后果等信息,配合医生如实地告知患者。在告知过程中,应充分考虑患者的病情及心理承受能力,做到既维护患者的知情同意权又不伤害患者。

2) 决定权:患者有权根据医疗条件、自己的经济状况等选择医院、医疗及护理方案。患者有权利拒绝接受治疗,但考虑到患者可能由于缺乏医学知识或出于某种原因拒绝接受治疗的情况,护理人员应耐心劝说、陈述利害关系、讲明可能发生的严重后果,尽可能使患者接受治疗和护理。

3) 选择和监督权:患者在全面了解相关的信息后,有权对医疗机构、医生、治疗方案和治疗药物等做出选择;同时患者也有权对接受到的医疗机构及医护人员的服务进行监督。患者监督权的行使也是对护理服务质量的重要反馈,医疗机构及医护人员可以以此为依据提高医疗护理的质量,尽可能使患者满意。

(2) 根据不伤害原则患者应享有的权利有3项:隐私尊严权、获得赔偿权和请求回避权。

1) 隐私尊严权:所谓隐私是指自然人不愿被窃取或披露的私人信息。隐私权就是自然人享有私人信息的权利。患者有权要求医护人员对其在检查、治疗和护理过程中涉及的个人隐私和生理缺陷等问题进行保密。因此,医护人员在进行查房、病案讨论、论文书写等情况需要用到患者的个案资料时,要把能透露患者个人资料的信息全部略去,要注意保护患者的个人隐私。医疗机构应对患者的病历资料、记录文书等妥善保管,禁止无关人员查阅。

2) 获得赔偿权:因医务人员违反规章制度、诊疗护理操作常规等构成失职行为或技术过失,直接造成患者死亡、残废或组织器官损伤导致功能障碍等严重不良后果,认定为医疗事故的,患者及其家属有权要求医疗机构予以赔偿。

3) 请求回避权:患者有权要求可能对公正、公平医疗事故鉴定造成影响的组成人员回避。

(3) 根据公平原则患者应享有的权利有3项:平等医疗权、免责权和完整医疗权。

1) 平等医疗权:是指患者不论性别、国籍、民族、信仰、社会地位和病情轻重,均有权享有清洁安静的治疗环境,以及礼貌周到、耐心细致、合理连续和安全有效的治疗和护理。

2) 免责权:是指患者有免除一定社会责任和义务的权利,即患者根据疾病的性质、病情的严重程度,有权要求免除或部分免除正常的社会角色所应承担的责任。

3) 完整医疗权:患者享有住院时(检查、诊断、治疗和护理)及出院后(门诊随访、社区保健、康复)的完整医疗权。

【链接1】

《患者权利细则》:20世纪60年代兴起了一场关于使健康系统更贴近患者的运动,起因于公众要求提高健康照顾者质量与希望健康照顾机构及提供者对照顾结果更负责任。

为了响应这场运动,美国议员协会在 1973 年出版了《患者权利细则(1992 年再版)》,目的仍然是提高患者权利。以下是其中的重要部分:①获得体贴和尊重照顾的权利;②隐私权,包括所有照顾记录的秘密;③关于照顾的决策权,包括拒绝照顾和治疗的权利;④对所有医疗记录浏览和要求解释的权利;⑤拒绝参与研究课题的权利;⑥对照顾发表意见的权利,包括生存愿望和更好照顾的决策;⑦获得医院内解决质疑或不满方法的权利。

2. 患者的义务　患者在享有医疗护理服务的同时,也应履行以下几项义务:

(1) 积极配合医疗护理的义务:患者在享有医疗护理服务的同时,应及时寻求医护帮助,并积极配合医护人员完成诊疗和护理工作。

(2) 自觉遵守医院规章制度的义务:患者在接受住院治疗的过程中,应主动遵守医院的各项规章制度,按时如数交纳医疗费用,尊重医疗护理人员。

(3) 自觉维护医院秩序:患者有义务和医护人员、医院的工作员以及其他的患者之间建立良好的治疗关系,努力维护医院和谐的秩序,保证患者有一个良好的适合修养的环境。

(4) 保持和恢复健康的义务:患者不仅有权享有医疗护理服务,而且保持和恢复健康也是患者应履行的义务。

(5) 提供医疗资料的义务:医护人员只有在收集到完整、全面、真实可靠的患者资料的基础上,才能做出符合实际的并对患者有利的诊断和治疗计划。《侵权责任法》第六十条规定,患者或者其近亲不配合医疗机构进行符合诊疗规范的诊疗,医疗机构不承担赔偿责任。

(6) 尊重医护人员及他人,维护和谐的医患、护患关系:《侵权责任法》中规定,医疗机构及医务人员的合法权益受法律保护。干扰医疗秩序,妨害医务人员工作和生活的,应当依法承担法律责任。

(三)护理人员角色

在护理学科发展的历史过程中,护理人员曾以母亲、修女、侍女和医生的助手等角色出现。自从南丁格尔 1860 年创立了世界上第一所护士学校,护理作为一门专业正式形成,护理人才的培养目标开始明确,护士角色逐渐清晰、鲜明,护士职业也因此得到了认可。南丁格尔对现代护理学及护理教育结构发展的卓越贡献,使得这一时期塑造的护士角色特征归纳为:具有高尚品格和一定的心理学知识,能够满足患者需要,并属于专门学科的人才,是人类健康的使者。随着医学与护理学的发展,护理人员的角色还在不断发展和完善。现代护士的角色功能主要有以下几个方面。

1. 照顾者　在临床护理工作中,护理人员的首要职责是照顾患者,为患者提供直接全面的优质护理服务,满足患者在呼吸、饮食、排泄、休息、活动、个人卫生以及心理、社会方面的需要,促进患者尽快康复。

2. 管理者　为了保证护理工作顺利开展,不同岗位的护理人员有不同的管理职责。一般护理人员需对日常护理工作进行合理的计划、组织、协调与控制,以合理利用各种卫生资源,提高工作效率,为患者提供优质的服务;同时,护理管理人员还需与医院的其他管理人员共同完成医院的管理,促进患者早日康复。

3. 教育者 护理人员在许多场合行使教育者的职能。在医院,主要是对患者及其家属进行卫生知识宣教,讲解有关疾病的诊断、治疗、护理和预防的相关知识,同时还承担带教护生的任务;在社区,护理人员应向居民宣传预防疾病、保持健康的知识和方法;在护理学校,应向护理专业学生传授专业知识和临床技能。

4. 患者权益的保护者 护理人员有责任帮助患者理解来自各种途径的有关健康信息,引导患者作出正确的决定,保护患者的权益不受侵犯和损害。

5. 协调者和合作者 护理人员应协调患者与家属、患者与医生,以及其他工作人员之间的关系,促进家属对患者的支持和理解,促进患者与医生及工作人员的紧密合作,更好地促进医疗、护理工作的顺利展开。

6. 示范者 护理人员应具有良好的生活方式和卫生习惯,如定期进行体育锻炼、不吸烟等,在预防疾病、促进健康及卫生保健等方面起示范作用。

7. 咨询者 护理人员应为护理对象提供有关健康的信息,给予诊断、治疗、预防、保健等方面的专业指导,并回答患者有关健康问题的咨询。

8. 研究者 科研是护理专业发展不可缺少的活动,每一个护理人员同时又是护理科研工作者,在做好患者护理工作的同时,要积极开展护理研究工作,并将研究结果推广应用,指导和改进临床护理工作,提高护理质量,使护理服务的整体水平从理论和实践上不断提高。

9. 改革者和创业者 护理人员应适应社会发展的需要,不断进行护理服务的改革,扩大护理工作范围和职责,为护理对象提供更好、更全面的优质护理服务,推动护理事业的发展。

(四) 护理人员权利和义务

《护士条例》明确规定了护士在执业过程中合法权益应受到保护,同时也应履行相应的职责和义务。

1. 护理人员的权利 护理人员享有两个利益(物质和精神利益)、两个安全(职业安全和人身安全)、学习培训的权利以及获得履行职责相关的权利。

(1) 获得物质报酬的权利:按照国家有关规定获取工资报酬、享受福利待遇、参加社会保险的权利。任何单位或个人不得克扣护理人员工资,降低或者取消护理人员福利待遇等。

(2) 安全执业的权利:护理人员在执业活动中,有权获得与其从事的护理工作相适应的卫生防护、医疗保健服务的权利。按照相关的法律法规,从事直接接触有毒有害物质、有感染传染病危险工作的护理人员,可按规定接受职业健康监护的权利,若患有职业病,可依照相关法律、行政法规的规定获得赔偿的权利。

(3) 获得表彰和奖励的权利:护理人员在执业活动中,有权获得所在单位及上级单位的表彰,并获得物质和精神奖励的权利。

(4) 人格尊严和人身安全不受侵犯的权利:护理人员在执业活动中,享有人格尊严和人身安全不受侵犯的权利。

(5) 学习、培训的权利:护理人员有按照国家有关规定获得与本人业务能力和学术水平相应的专业技术职务、职称的权利;有参加专业培训、从事学术研究和交流、参加行业协会和专业学术团体的权利。

(6) 获得履行职责相关的权利:护理人员有获得疾病诊疗、护理相关信息的权利和其他履行护理职责相关的权利,可以对医疗卫生机构和卫生主管部门的工作提出意见和建议。

2. 护理人员的义务 护理人员应履行依法护理、紧急救护、查对执行医嘱、保护隐私及公共卫生救护的义务。

(1) 依法护理:护理人员的执业活动应当遵守法律、法规、规章和诊疗技术规范的规定。

(2) 紧急救护:在执业活动中,发现患者病情危急,应立即通知医师;在紧急情况下为抢救垂危患者生命,应当先行实施必要的紧急救护。

(3) 查对执行医嘱:护理人员在执行医嘱的过程中,如发现医嘱违反法律、法规、规章和诊疗技术规范规定的,应当及时向开具医嘱的医师提出;必要时,应当向该医师所在科室的负责人或者医疗卫生机构负责医疗服务管理的人员报告。

(4) 保护隐私:护理人员应尊重、关心爱护患者,保护患者的隐私。

(5) 公共卫生救护:护理人员有义务参加公共卫生和疾病预防控制工作。发生自然灾害、公共卫生事件等严重威胁公众生命健康的突发事件,护理人员应当服从县级以上人民政府卫生主管部门或所在医疗机构的安排,积极参加医疗救护。

【链接 2】

《护士道德规范》:美国护士协会(ANA)制定了《护理专业护士道德规范诠释声明》(1976,1985,2001),描述了护理实践的道德期望,规范内容如下:①在所有职业关系中,护士要尊重和理解每个人的尊严、价值和独特性,考虑其社会或经济状况,个人态度或健康问题的性质;②护士有责任为患者、家庭、团体或社区提供护理服务;③护士促使、倡导并力争保护患者的健康、安全和权利;④护士要对个体护理实践负责并做出解释,选择同护士义务相一致的适当的委托行为,来提供最佳的健康照顾;⑤护士参与通过个体与整体的行为,维护和提高健康照顾环境及工作状态,有助于提供高质量的健康照顾和同专业价值达成一致;⑥护士通过对实践、教育、管理和发展知识参与专业发展;⑦护士同其他健康专业和公众协作,促使社区、国家和国际努力来满足健康的需求;⑧护士同其他人一样应承担责任,包括健康保持、安全、功能、个体及专业发展的责任;⑨护理专业以协会及其会员为代表,负责制定护理理念,专业实践指南及公众政策等。

二、人际认知理论

认知,是指人通过感觉、知觉、记忆、思维、想象等对客观世界的认识和了解。人际认知则是指个体推测与判断他人的心理状态、动机或意向的过程。个人与个人之间通过人际认知来达成思想、情感、态度、意见的交流,实现人与人之间的互动。在人际交往中,人际认知占有重要地位。人际认知是了解自己和他人的基础,在很大程度上影响着人们的交往和人际关系的建立。人际认知包括对自己、对他人的仪表深情、心理状态、人格特征等的认知。

【链接 3】

认知自我才能更好与他人交往。认知自我是交际认知的基础,其基本思想是"人贵有自知之明"。认知自我的基本途径是从社会交往中认识自己,在社会交往的互动中,学习他人长处,弥补自己的不足,"择其善而从之,其不善而改之"。美国心理学家威廉·詹姆斯把认知自我分成 3 个要素:①物质自我:即自我的身体、生理、仪表等;②社会自我:即自己在社会生活中的名誉、地位、人际关系和处境等;③精神自我:即对自己的智慧、道德标准、心理素质、个性的认识等。此外,有学者认为自我还可分为现实的自我和理想的自我。一般来说,两者大致相同时,自我表现良好,容易与周围人建立良好的人际关系。

(一) 人际认知的概述

1. 人际认知概念 人际认知是指交往主体对自己、对他人(交往对象)和自我与他人关系的认知。

2. 人际认知内容 从结构上来讲,人际认知主要包括以下 3 个方面的内容:对自我的认知、对他人的认知和对人与人之间关系的认知。

(1) 对自我的认知:所谓对自我的认知,是指一个人对自己的洞察和理解。正确认知自我是取得人际交往成功的基础。人具有主观能动性,人既可以成为客体的自我,同时又是主体的自我,客体自我是自我的对象化,是人表现出来的自身行为和心理情感等;主体自我能够支配和调整自身的行为和心理情感。自我认知包括自我观察和自我评价。自我观察是指对自己的感知、思维和意向等方面的觉察;自我评价是指对自己的想法、期望、行为及人格特征的判断与评估,这是自我调节的重要条件。如果一个人不能正确地认识自我,只看到自己的不足,觉得处处不如别人,就会产生自卑、丧失信心,做事畏缩不前;相反,如果一个人过高地估计自己,就会骄傲自大、盲目乐观,导致工作的失误。因此,恰当地认识自我,实事求是地评价自己,是自我调节和人格完善的重要前提,正确认知自我才能在社会交往中不卑不亢,恰当自如地协调人际关系。

(2) 对他人的认知:所谓对他人的认知是指对交往对象的认知。在人际交往中,人们为了能达到预期目的,建立良好和谐的人际关系,必须对他人有所了解和认识。对他人的认知包括对他人外部特征、心理状态的认知,以及对他人人格的认知 3 个方面。

1) 对他人外部特征的认知:外部特征主要包括容貌、肤色、体型、衣着等。这是认知主体可以通过感官直接观察到的,是最容易认知的部分。根据对对方的外部特征的观察,可以形成对对方的初步印象。如看到面容姣好、衣着整洁的人,人们一般会产生好感;看到面目猥琐的人,会产生厌恶心理;看到身材肥胖的人会联想到宽厚、反应较慢的特质;看到身材消瘦的人会联想到精明、干练的特质等。这种仅凭外部特征对他人进行的认知准确性不是很高,一般会随着了解的深入而有所改变。

2) 对他人心理状态的认知:主要包括对他人情绪、情感的认知。情绪、情感是人对客观事物是否满足主观需要的一种体验,它本身是内在的难以直接观察到的,但是情绪、情感可以通过表情、言谈、举止和服饰等表现出来。人们可以通过对上述因素的观察和分析,来推测对方的情绪、情感状态,从而调整自己的言行,使双方的相处更为融洽。

3) 对他人人格的认知:主要包括对他人能力、兴趣爱好、气质类型、性格特点、价值观等因素的认知。上述的人格因素一旦形成,比较稳定,而且人格是一个人内心中最深层、最本质的东西,因此可以通过对这些因素的认知来深刻地认识和了解对方。

(3) 对人与人之间关系的认知:对人与人之间关系的认知是一个互动过程,在人际交往中,每个人都可能通过自己的动机和价值系统去认知他人,通过对他人的观察来调整自己的态度和行为。一个人要得心应手地处理好复杂的人际关系,不仅要对自我、对他人有正确的认知,同时也要正确地认知团体内部人与人之间的关系,这样才能更好地进行人际交往,建立良好的人际关系。

3. 人际认知特征 一般认为人际认知主要有以下 3 个特征。

(1) 知觉信息的选择性:在人际交往过程中,每个人都可以通过自己的容貌、神态、言语、动作行为等向他人传递有关个人的信息,同时也通过上述因素来认知他人。在认知过程中,人们往往会被他人的某些特质所吸引,从而形成对他人的初步印象。知觉信息的选择性不仅受到自身的价值观、人格特征等因素的影响,同时也受到社会环境、伦理道德等因素的影响。

(2) 认知行为的互动性:人际认知是在人际交往过程中认知者和被认知者之间互动的过程。每个个体在向他人传递信息的同时也在接受他人的信息。

(3) 印象形成的片面性:在人际交往过程中,人们往往会受到环境、主观感受、生理状态、情绪、文化背景的影响,对信息具有一定的选择性,也可能把对方身上的某些特质放大,从而对对方的认知产生偏差,影响人际交往的顺利进行。但随着交往时间增加,了解深入后,这种偏差可以得到纠正或改善。

(二) 人际认知效应

社会心理学研究表明,人际认知的内容和效果受到很多因素的制约,人际认知心理的复杂性导致了人际认知效应的多样性。心理学上把人际认知方面具有一定规律性的相互作用称为人际认知效应,了解和掌握这些规律,可以帮助我们在人际交往中更科学、更深刻地相互认知,避免认知偏差,对于建立良好的人际关系有着极其重要的作用。人际认知效应主要有以下内容。

1. 首因效应 也称第一印象,是指人在与他人首次接触时,最先接收到的信息会受到较多的注意,从而形成最初的印象,并形成一种记忆图示,对后来的其他新的信息造成影响,即通常我们说的"先入为主"。首因效应对总体印象形成的作用在于,最先进入认知者大脑的信息对形成认知印象会产生最大影响。例如,在临床护理工作中,患者往往对护士第一操作失败记忆深刻,并形成一种稳固的印象,认为该护士技术水平很差,在后续的操作中,即便是没有出现意外,患者也很难改变这种由于首因效应而产生的影响。首因效应对人或事物的整个印象的确立起关键作用。首因效应也在提醒人们,在人际交往时要非常重视接触最初的几分钟甚至几秒钟给对方造成的印象。

2. 近因效应 在人际交往中,人们往往会比较重视最近或最后获得的信息对总体印象产生的影响,从而相对忽略陈旧信息的影响。近因效应主要产生于熟人之间,影响着人际交往的进一步发展,明显影响对一个人总体印象的评价。

3. 刻板效应 也称社会固定印象,是指某个社会文化环境对某一社会群体所形成的固定而概括的看法。常见的社会的刻板印象如:我们认为商人精明、知识分子文质彬彬、领导干部严肃、女性温柔等。一般社会刻板印象往往不以直接经验为根据,也不根据可靠的事实材料为基础,而是以习惯的思维为基础形成固定的看法,这种刻板效应往往会导致对他人的认知发生偏差。

4. 晕轮效应 也称月晕效应或光环效应,是指在人际交往过程中对一个人的某种人格特征形成印象后,以此来推测这个人其他方面的特征,从而导致低估或高估对方。晕轮效应可以分为正晕轮和负晕轮。正晕轮是指将对方的好印象向其他方面扩大、推广,从而高估对方;负晕轮则是指将对方的不良印象向其他方面扩大、泛化,从而低估对方。

5. 先礼效应　是指在人际交往中,向对方提出批评意见或某种要求时,先用礼貌的语言,以便对方容易接受,从而达到自己的目的。先礼是一种让对方建立人际认知的过程,因为先礼体现善意和诚恳,对方也可以感受到友善的意愿,便于对方接受。

6. 免疫效应　是指当一个人已经接受并相信某种观点时,便会对相反的观点产生抵抗力,即具有一定的"免疫力"。

(三) 人际认知效应的应用策略

人的思想、情绪都是在不断的变化中,在人际沟通的过程中,了解和掌握人际认知的相关理论,并很好地加以运用,将有助于避免出现人际认知偏差,有利于建立良好的人际关系。

1. 避免以貌取人　在人际沟通过程中,首因效应或第一印象固然重要,但不一定完全准确,因此不要以貌取人,而是应在长期的沟通过程中,不断深入观察,及时修正由于首因效应或第一印象而产生的偏差;对于我们护理人员来讲,应时刻注意仪表、语言、举止动作等,尽可能给对方留下良好的第一印象。

2. 注重人的一贯表现　为了能准确客观地评价一个人,必须重视观察此人的长期表现。因为在特定情况下,人往往由于某些原因或环境的影响做出与平时完全不同的表现,如果片面地根据一次的表现就妄下断言,往往会导致我们认知的偏差;对于护理人员来讲,应在人际沟通中,尽可能保持人格的稳定,遇到突发事件时能冷静做出判断和处理。

3. 注意了解人的个性差异　尽管人在不断的成长过程中,人格逐渐趋于稳定,但是人和人之间却由于遗传、后天教育及周围环境的影响而表现出不同的个性特征,在人际沟通中,如果能很好地了解对方的个性特点,就很容易建立良好的人际关系;对于护理人员来讲,应尽可能在学习和工作中,不断地塑造和完善自身的人格特征,表现出更好的敬业精神,为患者提供优质的护理服务。

4. 注意在动态和发展中全面观察、认识人　在人际沟通过程中,评价一个个体,要尽可能做到同时考虑他过去的表现和当前的表现;同时注意其一贯的表现和近期的变化;同时看到其优点和缺点,全面观察,完整的评价,避免认知偏差;对于护理人员来讲,应该在过去已经取得成绩的基础上,不断地学习,不断地进步,虚心向周围的同事请教,取长补短,注重自身形象,给人以美好的感受。

【链接4】

心理学技巧在护患沟通中的应用:①学会倾听是建立良好护患沟通的开端;②学会充分创造和利用有利的沟通环境;③善于利用目光语言;④善于利用触摸艺术;⑤通过"握手、拍肩、抚背、搀扶"等缩短心理距离;⑥善于寻找并强调双方的共同点;⑦沟通中常用"我们"一词,加强双方的同伴意识;⑧批评或指出患者问题时,要学会首先真诚地赞美患者;⑨要学会记住并轻松说出患者及其亲人的名字;⑩要善于指出患者在穿戴方面的细微变化。

摘自李秋萍编著《护患沟通技巧》,人民军医出版社。

第二节　护理人际关系中的沟通礼仪

人际沟通是建立良好人际关系的起点,是改善和发展人际关系的重要手段。在竞争日益激烈的今天,建立良好的人际关系和具备良好的沟通能力是优秀护理人才在竞争中立于不败之地的关键。

一、护理人际关系概述

人际关系是指在一定的社会条件下,人们通过相互认知、情感互动和交往行为所形成和发展起来的人与人之间的相互关系。

(一)护理人际关系的概念

护理人际关系是以护理人员这个特殊的社会群体为核心,围绕临床护理、疾病预防及卫生保健展开的人际沟通过程中所建立的人际关系,主要包括护理人员与患者和患者家属以及护理人员与医院的医生、护士及其他工作人员之间的关系。

(二)护理人际关系的基本规范

1. 同情体贴,热情负责　在人际沟通中,人与人之间是平等的关系。在医疗护理领域,护理人员更应尊重患者及家属,本着社会主义人道精神,同情体贴患者,关爱患者,用相关的规章制度和道德规范来严格要求自己,始终做到对患者热情负责。

2. 尊重人格,平等待人　在临床工作中,护理人员应尊重患者,不得因患者的身份、地位、病情、容貌及经济状况的不同而区别对待,而都应一视同仁,平等对待。

3. 诚实谦让,文明礼貌　诚实是一种美德,尤其是在人际沟通中,诚实谦让的态度会增强彼此间的信任和团结。护理人员应宽宏大度,能虚心接受别人的意见和建议,团结同事,很好地发挥团队效应。对待同事及患者要真诚,言语文明,举止端庄。

4. 竭诚服务,不谋私利　在临床工作中,护理人员应时刻以患者利益为中心,一切从患者的利益出发,尽可能满足患者的合理需求。在个人利益与患者利益发生冲突时,应把患者利益放在第一位,必要时牺牲自己的利益,全心全意为患者服务。

5. 实事求是,不弄虚作假　护理学是一门很严谨的科学,护理人员是否做到实事求是,不仅关系着护患关系能否和谐建立,而且直接影响患者的生活质量和治疗效果。因此,护理人员应认真地对待每一项检查和操作,任何情况下都不弄虚作假,一旦发生失误或差错,不得隐瞒,及时上报,并协助相关人员做好处理,勇于从错误中总结经验教训,树立严谨科学的工作作风。

6. 恪守信誉,保守秘密　在护患沟通中,护理人员应尊重患者个人隐私权,为其保守秘密,这样才能更好地得到患者的信任,有利于维护护患关系的和谐,保障临床治疗和护理的顺利进行。

(三)建立良好护理人际关系的意义

1. 有利于营造良好的工作氛围　护患之间相互理解、相互信任,建立良好的人际关系,不仅能为患者营造适合修养的环境,提高患者的依从性,而且为护理人员提供了和谐的工作氛围,激发护理人员对工作和生活的激情,进而可以更有效地帮助患者解除或减轻焦虑、紧张、恐惧等消极心理,增强其康复的信心。

2. 有利于提高护理工作效率　人际关系对护理人员的情绪有很重要的影响,良好和谐的护理人际关系会产生积极向上的促进作用,护理人员之间相互理解、相互支持、相互帮助、相互学习,形成一个团队,发挥整体效能,更好地为患者提供护理服务。

3. 有利于提高医疗护理质量　良好的护理人际关系能促进护理人员与患者及家属之间的交流和沟通,患者能够提供准确可靠的资料,护理人员能更详细地收集有关疾病的资料,明确诊断疾病,做好护理工作,减少不必要的纠纷,提高医疗护理质量。

4. 有助于提高护理人员的自我认识　人际沟通过程是双方的互动过程,是双方之间的思想、意见和情感的交流过程,护理人员在与患者及家属真诚的沟通中,虚心地接受反馈意见,不断地更新知识结构、提高业务技能、完善人格特征。

5. 有利于提高患者的满意度　真诚的沟通会更清楚地了解患者真正的需求,通过医护人员的努力,满足其需求,促进患者与护理人员、医生及其他工作人员之间的理解、信任、支持及合作,保证患者在治疗护理中心情愉快,提高患者的满意度。

6. 有利于适应医学模式的转变　随着现代的医学模式转变为生物—心理—社会医学模式,医护人员也应与时俱进,在治疗和护理过程中,更应注重心理社会因素对患者健康和疾病的影响。尤其是护理人员,在接触患者的过程中,除了关注患者的身体变化以外,还应细致观察,认真体会,真诚交流,熟悉和掌握患者的心理活动变化,了解和理解患者真正的需求,积极沟通和疏导,做好患者的全面护理。

(四) 护理人际关系的原则

护理人际关系是一种特殊的人际关系,对临床护理过程能否顺利进行有极其重要的作用。建立良好的护理人际关系应遵循以下几项原则。

1. 平等原则　平等是人际交往的最基本原则。护理人员与患者、家属、其他医护人员之间应遵循平等原则,相互尊重。

2. 适度原则　护理人员在人际沟通中,应注意场景、对方的人格特征、身体状况、文化习俗的影响,做到适度的尊重、适度的告知、适度的忍耐、适度的谨慎、适度的幽默等方面。

3. 诚信原则　以诚相待是人际交往的基础,尤其是在护理人际关系中,对待疾病等问题应真诚交流,对待患者应以诚相待。

4. 互利原则　在护理人际关系中,双方是互利的,患者从中获取积极的照护,恢复健康;护理人员为患者付出爱心、知识和照护的同时,也获取了患者的信任、尊重以及工作上的报酬等。

5. 理解原则　在护理人际关系中,双方要相互理解,医护人员之间相互理解相互支持,发挥团队效应;护患之间相互理解,以促进患者康复为中心而建立良好的人际关系。

6. 合作原则　合作原则在整个医疗护理过程中非常重要。良好的合作能促进护理人际关系的和谐,给医护人员营造良好的工作环境,同时也为患者营造良好的治疗环境。

二、护理工作中的人际关系和沟通

在护理工作中,护理人员要与患者、患者家属、医生和医务工作人员等建立良好的关系,以保证护理工作的顺利进行。在临床护理工作中,掌握一定的护理礼仪和沟通技巧,这是现代每一位护理人员的必修课程。

(一) 护理人员与患者的人际关系和沟通礼仪

护患关系是指护患双方在提供与接受临床护理服务过程中所建立的特殊的人际关系，是护理实践中最主要的一种专业性人际关系。和谐的护患关系是护士良好人际关系的核心，其会直接影响患者的生活质量以及护理人员工作氛围。

1. 护患关系的性质与特点　护患关系包括技术性关系和非技术性关系两个方面，随着现代医学模式和护理模式的转变，非技术性关系越来越受到重视。技术性关系是指护患双方在一系列护理技术活动中所建立起来的人际的关系，这种关系会随着临床护理过程的结束而终结；非技术性关系是指护患双方在心理、社会、经济、文化、教育等因素的影响下所形成的道德、利益、法律和价值等多种内容的关系，其中道德关系是最重要的内容。由于双方所处的地位、从业领域、所受的教育等各方面存在很大差异，因此在人际沟通中，护患双方应按照一定的道德规范约束自己，维护护患关系的和谐。尤其是护理人员，更应严格遵守医疗护理的道德规范，维护患者的利益。

护患关系的特点主要有以下几个方面：

(1) 护患关系的复杂性：护患关系并不单纯是护理人员与患者之间的人际关系，而是指医护系统与患者系统之间的关系。医护系统包含医生、护理人员、相关的工作人员等，这个系统拥有医疗护理技术，并且能用所掌握的技术为患者服务，是提供帮助者，又称为帮助系统；患者系统包含患者本人、家属、朋友和同事等，是接受帮助的系统。因此在建立护患关系的时候应协调好系统内部的多种因素。

(2) 护患关系的专业性：护患关系是一种特殊的人际关系，是以护理活动为核心建立起来的技术性、专业性的人际关系，当患者康复出院，这种关系也会宣告终结。

(3) 护患关系的互动性：患者有寻求并接受医疗护理帮助的权利，同时患者也应积极配合医生护理人员，提供疾病相关的资料，在双方的共同努力下，使患者尽快恢复健康。

(4) 护患关系的不对等性：护患关系的不对等性主要由于护患关系是在患者寻求医疗护理帮助的特殊情况下形成的，患者在关系中处于主体地位，患者的利益至高无上；护理人员是这一关系的主导，也是责任的主要承担者，应正确引导患者积极配合医疗护理工作，共同完成诊疗护理工作，帮助患者战胜疾病。

2. 护患关系的类型　随着护理学科的发展，护患关系也在不断地发生变化，目前认为护患关系的类型主要有主动—被动型、指导—合作型和共同参与型3种。

(1) 主动—被动型：是一种传统的护患关系模式，这种护患关系的特点是"护士给患者做什么"，其原型是"父母—婴儿"。受传统医学模式的影响，在这种模式中，护理人员处于主导地位，单纯强调对患者实施生物学治疗，而忽略了心理社会因素在治疗和护理中的作用；患者完全处于从属被动地位，难以表达自己真正的意愿，只是被动地接受护理人员的决定。这种护患关系模式过分强调了护理人员的权威性，忽略了患者的主观能动作用，由于得不到患者的积极配合，往往护理效果不够理想，甚至发生护患纠纷、医疗护理差错等严重的后果。目前在临床实践中，当患者不能表达自己主观意愿或意见时可采用主动—被动型，它主要适用于意识丧失患者（如全麻、昏迷）、婴幼儿、危重、休克、智力严重低下、某些精神病患者，因他们没有独立表达意愿的能力，不可能与护士进行信息交流。

(2) 指导—合作型：指导—合作型是近年来在护理实践中发展起来的一种护患关系，这种护患关系的特点是"护士告诉患者应做什么",取得其配合,发挥双方的积极性。这种模型把患者当成一个整体加以护理,在注重生物学因素的同时,强调心理社会因素的护理,其原型是"父母—儿童"。在护理活动中,双方都处于主动地位,护理人员根据患者的病情作出护理诊断,制定护理措施,并以"指导者"身份出现;而患者尊重护理人员的决定,积极配合,同时给出自己的意见。这种模式比主动—被动型的护患关系模式前进了一大步,但患者大多仍处于消极配合状态,护患关系仍然是不能完全对等的。指导—合作型适用于一般患者,尤其是急性病患者。目前临床上的护患关系多属于这种模式。

(3)共同参与型:这种模型是以护患之间平等合作为基础的双向、平等、新型的护患关系,是一种理想的护患关系。这种护患关系模式的特点是"积极协助患者自护",其原型是"成人—成人"。在这一模式中,患者不仅仅是合作者,而是共同参与护理计划的制定和实施的参与者。这种模式能发挥患者主观能动性,提高患者自我护理能力,更能促进护患关系的和谐建立。共同参与型适用于慢性病患者,尤其是有一定文化知识,有很好的认知能力的患者。

以上3种模式在临床护理活动中都是客观存在的,没有好坏之分,护理人员应根据患者的病情及人格特征来选择恰当的护患关系模式,同时还要考虑到,患者的病情是一个动态变化的过程,因此护患关系也要随之发生变化。

3.护患关系的发展过程　护患关系以患者入院接触到护理人员为开始,患者康复出院,护患关系宣告终结。护患关系是不断发展变化的,是一个动态的过程。一般认为护患关系的发展过程有开始期、工作期和结束期3个阶段。

(1)开始期:开始期是护患关系建立的关键时期。护理人员与患者第一次接触即标志着护患关系的开始。此阶段的特点是,护理人员与患者之间相互熟悉,彼此建立良好的信任感。护理人员在这一期主要进行患者疾病资料的收集整理、制定护理计划、完成护理文书的书写等。由于此阶段是护患关系建立的关键时期,护理人员应注意自己的言行举止和礼仪礼节,在与患者和家属接触过程中,给对方留下良好的第一印象,为今后的临床护理工作打下良好的基础。

(2)工作期:工作期是护患关系建立的主要时期。这一阶段护理人员根据护理计划完成各项护理任务,解决护理问题,为患者提供全面的临床护理服务。由于工作期时间较长,护理人员应始终保持对患者的关注,始终以真诚的态度为患者服务,始终尊重患者,尽量满足患者的合理需求。

(3)结束期:经过积极的临床治疗和护理,患者病情好转或完全康复,护患关系也将宣告结束。结束期,双方对护理目标进行评价,预计出院后可能面临的新问题及解决方法,书写相关的护理文书,给予患者出院后指导,教会患者自我护理,同时了解患者对护理服务的满意程度,以便在以后的临床护理中不断地改进,提高护理质量。

4.促进护患关系的策略

(1)消除角色模糊:在社会中,每个角色都有其特定功能,都体现着与期望和规范相适应的行为。角色模糊是指某些患者不能认识到自己的疾病角色,所表现出来的行为不符合患者角色,严重地影响护患关系的建立,同时对患者的疾病诊断、治疗护理以及康复也是很不利的。为消除角色模糊,护理人员应在护理过程中,了解患者的人格特征、受教育背景、家庭环境、宗教信仰等问题,用专业知识为患者解答疑惑,讲解有关疾病的知识,用专业态度去安慰、照顾和体谅患者。

（2）消除责任冲突：责任冲突是指由于护患双方不清楚自己的角色功能，不能很好地履行角色相关的责任和义务而造成的护患冲突。在整体护理模式下，患者不完全是消极被动的求助者，患者应积极参与到临床护理实践中，在制定护理计划时，患者应主动提供有关疾病的信息，在实施护理措施时，患者应配合护理人员共同完成，在护理评价时，患者应给予积极的意见和建议，促进护理过程的完善。例如肢体功能障碍的患者如果认为功能锻炼完全是护理人员的责任和义务的话，很容易形成护患责任冲突，不仅影响护患关系的建立，更严重地影响着患者肢体功能的恢复。当遇到此种情况时，护理人员应首先作出正确判断，然后耐心地解释，让患者能清晰地认识到患者的角色功能，能在护理人员的指导下完善患者的职责，共同努力，恢复健康。

（3）主动维护患者的合法权益：每一个角色都有其特定的责任和义务，同时也享有一定的权益。患者有权向医疗机构及医护人员寻求帮助，有权获得诊断、治疗及护理的权利，但如果患者过分强调其权利，很可能会过分地依赖护理人员，而自己完全处于被动位置。护理人员应在临床护理实践中，始终以患者利益为核心，主动维护患者的合法权益，及时将疾病诊断、治疗及可能的预后告知患者，在做出重大决定之前应争取患者及家属的意见，尊重患者的决定，尽量避免因此产生纠纷，影响护患关系。

（4）加强护患沟通，避免理解分歧：由于患者缺乏医疗护理的专业知识，因而对于疾病相关问题可能会和护理人员产生理解上的分歧，影响护患关系。护理人员应充分理解患者，用通俗易懂的语言，耐心地对患者进行解释，传递准确的信息，并及时获得患者的反馈，以确定患者是否正确接收到信息。在人际沟通的过程中，尽可能给患者营造良好的氛围，让患者感受到双方之间的交流是平等的，给予患者表达意见和疑问的机会，并给予满意的解答。

5. 护患沟通中的基本礼仪规范　护患沟通是建立良好护患关系的前提，也是为患者提供整体护理的要求。在沟通中，护理人员应注意以下几点：

（1）礼貌用语：护理人员注意对患者称呼，既要让患者感受到亲切，又要恰当有分寸；护士在做自我介绍时，语言力求简洁、友好，充满亲切关怀；在给患者进行护理时，语言要通俗易懂，解释要耐心，用安慰性语言转移其注意力，用鼓励性语言增强其自信心，交代注意事项时应对患者表示感谢；患者康复出院时，应热情相送，语言充满祝福之意。

（2）积极倾听：这是一项非常重要的沟通技巧，也是护理人员必须具备的基本素质。这就要求护理人员用心观察、用心理解、用倾听的方式鼓励患者倾诉，同时给予患者积极的反馈，以确认自己的理解是否正确。

（3）多用开放式提问：在与患者沟通时应多用开放式提问，如"您感觉怎么样?""您认为如何?"。开放式语言可以让患者主动表达，帮助患者认清自己的想法，同时有助于护理人员收集到更详尽的资料，增强患者的自我价值感和平等感。

（4）避免说教：生硬的说教语言会令人反感，不利于建立良好的人际关系。如"糖尿病患者是不能吃甜食的，所以你必须控制自己的饮食，否则血糖就不能控制了"，这样的语言势必会引起患者反感，所以护理人员在与患者沟通时，应注意避免带有这种说教的口吻。

（5）真诚：真诚是沟通的根本，也是良好护患沟通的核心。护理人员在临床护理中，尽量不向患者做不合实际的承诺或保证，如"别担心，手术一定没有问题的"。真诚地符合实际的承诺会让患者对护理人员产生良好的信任感，有利于建立良好的护患关系。

（6）避免理解分歧：与患者沟通时，应避免使用专业术语，而是采用通俗易懂的语言来给患者解释，对患者的疑问应耐心地回答，应积极地获得患者的反馈，以确认患者是否正确理解和接受信息。

【链接5】

护患沟通中的开场技巧：如何自然地开始交谈对于建立良好护患关系是极其重要的，以下的交谈开场方式会对你有一定的帮助。①问候式：如"您今天感觉怎么样？"、"您昨晚睡得好吗？"；②关心式：如"这两天天气转凉了，您要多加点衣服，别感冒了"、"您这样坐着，感觉舒服吗？"、"您想起床活动吗？我来扶您出去走走好吗？"；③夸赞式：如"您今天气色不错哦"、"您看上去比前几天好多了"；④言他式：如"您的化验结果要明天才能出来"、"这束花真漂亮，是您爱人刚送来的吧？"。这些话语能让患者感受到关心和呵护，让患者很容易放松心情，减少双方之间的陌生感，尽快拉近护士与患者之间的距离。

（二）护理人员与患者家属的人际关系和沟通礼仪

在护理工作中，与患者建立良好关系的同时，与患者家属的沟通也不容忽视。护理人员与患者家属的良好沟通不仅能获得更多与疾病有关的资料，做出正确的护理诊断；同时能获得家属的认可和支持，促进患者治疗护理的依从性，尽快康复。

1. 患者家属的角色特征　在患者生病后，患者家属可能充当着患者原有家庭角色功能的替代者、患者疾病痛苦的共同承担者、患者的心理支持者、患者生活的照顾者和护理计划制定与实施的参与者。

（1）患者原有家庭角色功能的替代者：患者生病后，原有的家庭角色功能将由其家属替代或分担，如果患者家庭成员能很好地理解角色功能，主动承担患者的角色，安慰患者，鼓励患者安心住院，给予患者精神上的原有家庭角色功能的替代和支持，对患者的康复有重要作用。

（2）患者病痛的共同承担者：患者与家属构成一个有机的整体，因此疾病在给患者本人带来伤痛的同时，也会在家属的身上引起一系列的痛苦反应。护理人员在临床工作中，应给予家属同样的理解和支持，能耐心地安慰、稳定患者家属的情绪，对患者的治疗护理也有重要的作用。

（3）患者的心理支持者：由于疾病的折磨，患者很可能出现焦虑、恐惧、担心、害怕、抑郁等消极情绪，护理人员应正确地引导患者家属去识别和正确对待这些情况，积极发挥家属的安慰和支持作用。家属的理解和支持在某些方面是其他人员无法替代的。

（4）患者生活的照顾者：疾病会导致患者生活自理能力受到不同程度的影响，护理人员应指导患者家属帮助患者完成日常生活料理，这样不仅可使患者生活质量有所提高，同时减少患者因自理能力下降而产生的自卑感，更有利于康复。

（5）患者护理计划制订和实施的参与者：患者家属对患者本人的情况比较熟悉，应积极参与到护理计划的制订和实施中来，尤其是针对病情危重或自理能力严重缺失的患者，家属更应积极配合医护人员,提供可靠的病情资料,便于护理人员做出正确的护理诊断。

2. 建立护理人员与患者家属良好关系的策略 患者家属是患者强大的支柱,不仅可以提供生活照护,更为患者提供强大的心理支持,处理好护理人员与患者家属之间的关系尤为重要。

(1) 消除角色理解欠缺:患者生病后,家属可能处于恐惧悲伤的情绪中,在不知所措的情况下,完全依赖于医护人员,要求医护人员随叫随到,有求必应,如果处理不好这种对角色理解的欠缺,很容易发生冲突。护理人员应充分理解患者家属的急切心情,给予家属耐心的解释,引导家属正确认识其角色功能,为患者提供更好的支持和护理。

(2) 消除角色责任模糊:家属应和医护人员一起,共同制定护理计划,共同进行护理措施的实施,为患者提供生活的照顾和心理上的支持。但如果患者家属或护理人员不能认识到本人角色的责任或者不愿意承担本该承担的职责和义务时,过分地要求对方承担全部责任,就很容易造成角色冲突,对患者的康复十分不利。双方在处理这种情况时,应首先明确自身的角色责任,主动积极地承担,共同为患者的康复努力。

(3) 消除角色期望冲突:护理人员在人们心目中的形象一直是"白衣天使",患者和家属难免会对"白衣天使"有着过高的期望,希望能有求必应,有问必答,能为患者和家属解决一切问题,这种过高的期望一旦得不到满足,很可能造成双方之间的冲突。护理人员有责任引导患者及家属正确地认知护理人员角色,让患者和家属真正地了解护理人员应该履行的职责和义务,从而加强其对护理人员的理解,促进双方的有效沟通。

(4) 减轻经济压力:虽然医疗体制不断改革,减轻了一部分患者的治疗费用,但仍有部分患者存在经济压力的问题,处理不好,患者不能安心住院接受治疗和护理,也可能严重影响护患之间的交流。护理人员在选择治疗和护理方案的时候,应了解患者的经济状况,尽量选择疗效好、费用适当的药物和治疗方法,减轻患者和家属的经济压力。

(5) 避免因违反医院规章制度而发生的冲突:医院有明确的规章制度和探视制度等,护理人员应本着遵守相关制度,保障患者休息的原则,向家属告知制度的要求,必要时可对家属进行干预,但应注意语言、语气等,避免发生冲突。

(三) 护理人员与医生的人际关系和沟通礼仪

医护关系是护士与医生在为患者提供治疗和护理服务时所形成的一种互动关系,是护理人际关系中一个重要的组成部分。医生和护士有着共同的目标,就是为患者的健康服务。

1. 医护关系模式 目前认为医护关系模式主要有主导—从属型与并列—互补型两种。

(1) 主导—从属型:受传统医学模式的影响,医疗活动以疾病为中心,护士在整个医疗护理过程中处于从属的地位,被动地执行医嘱,医护之间形成了支配和被支配的关系,形成主导—从属型模式。

(2) 并列—互补型:医学、护理学模式不断变化,护理学科也在不断发展和完善,目前护理工作的模式已经由以疾病为中心转向以患者为中心的整体护理,护士的角色也开始由单一的照顾者向多功能的角色转变。护理过程对患者的康复起到了极其重要的作用,护士也由被动的服从向主动的护理转变,医生和护士的工作相辅相成,缺一不可,双方形成了并列—互补型关系,共同促进患者康复。

2. 医护良好关系建立的策略 建立良好的医护关系的策略主要有以下几点。

(1) 纠正角色心理差位:在医疗护理工作中,医生和护士各司其职,地位没有高低之分,处于同等地位,双方都应清楚地认识到这一点,认识到目前的医护关系模式是并列—互补型,双方应在工作中互相帮助,利用各自的专业知识和技能帮助患者尽快恢复健康。

(2)避免角色压力过重:在医疗护理工作中,医生和护士都有其独立的角色功能,在各自的工作范围内承担责任。护理人员的工作十分琐碎繁杂,与患者及家属的接触最为频繁,稍有不慎就可能引起患者及家属的不满,如果护理人员人数过少,与医生的配备相差悬殊,就会造成护理人员的角色压力过重。对此医疗机构应尽可能平衡医护人员比例,对护理人员进行业务技能和心理素质的培训,在提高护理人员工作效率的同时,塑造其良好的心理素质。

(3)避免角色理解欠缺:医疗和护理虽然都在为患者的健康服务,但却属于两个不同的学科体系,彼此之间对对方的专业缺乏了解是造成角色理解欠缺的主要原因。由院方主导开展一些学术交流、病案讨论等,增进彼此间的沟通,加强对专业知识的理解,建立合作理念,共同为患者服务。

(4)避免角色权利争议:医护双方角色功能不同,也就决定了双方分别有其相应的自主权。当医护双方对某一患者的病情评估出现意见的不一致时,双方应始终以患者利益为核心,进行心平气和、平等的交流,以取得一致的意见。

(四)护士与护士之间的人际关系和沟通礼仪

在临床护理工作中,护士不可避免地要与护士长、年长的护士、护理员、实习护生等进行交往,由于护士的年龄、学历水平、工作经历、职责分工及个性特征等不同,很可能与其他护士之间发生矛盾冲突,为了避免这种情况的出现,护士应了解人际交往时可能出现的矛盾及其处理方法。

1. 护士与护士之间的交往心理及矛盾

(1)护士与护士长之间的交往心理及可能出现的矛盾:护士和护士长彼此处于不同的岗位,也承担着不同的职责,也有着各自不同的需求。护士长希望护士能有较强的业务素质和工作能力,能服从领导的管理和安排,能积极主动地完成护理工作任务,能协调工作、生活和学习等相关的事情,全身心地投入临床护理工作;而护士希望护士长业务过硬,能在体谅的同时给予指导和帮助,护士长能严格要求自己,以身作则,一视同仁。在实际工作中,如果双方都以自己的利益为中心,不去体谅对方,就很可能引发矛盾和冲突,如护士不服从护士长的安排,不考虑整个科室的大局情况而要求护士长对自己格外照顾,也不愿为整个科室做贡献,时刻想着自己的"小我"利益;护士长在安排工作的时候不能一视同仁,有所偏袒,或者只关心工作任务是否能按时完成而不去考虑护士的需求等,上述原因都可能造成护士与护士长之间的矛盾与冲突。

(2)新老护士之间的交往心理及可能出现的矛盾:年长的护士在临床已经积累了丰富的临床经验,有很好的敬业精神,责任心强,在临床工作中会对年轻护士提出严格要求,希望他们能尽快熟悉临床环境,尽快掌握临床护理专业知识和技能;少数年轻护士没有敬业精神,工作敷衍了事,拈轻怕重,嫌弃年长护士观念落后,做事古板,爱管闲事,与年长护士攀比,觉得他们的工资高,不服气,新老护士之间可能因为一点点小事而发生矛盾冲突。

(3)年轻护士之间的交往心理及可能出现的矛盾:年轻护士之间也可能发生矛盾,因为大家处于相同的年龄段,年纪较轻,好胜心强,可能因为他人成绩突出受到表扬而心生嫉妒,再加上现在很多年轻护士都是独生子女,缺乏宽容与忍让的品格,在工作中,斤斤计较,很难与他人合作。在临床工作中,合作性差,彼此之间不愿相互帮忙,没有团队合作精神,影响整个临床护理工作的开展,并可能由此而引发医疗差错甚至医疗事故,严重影响护理质量。

(4)护士与护理员之间的交往心理及可能出现的矛盾:目前国内大多数医院都聘请护理员,他们大多没有受过专业的培训,缺乏护理的专业知识和技能,在与护士交往过程中,常常由于自卑感而处于被动地位,有些护理员责任心不够强,不服从护士的安排,不能按时认真地完成护士交代的工作,甚至心生怨气、怨恨护士。大多数护士能够尊重护理员,能很好地合作,共同完成临床护理工作。但少数护士可能因为本身受过专业培训而又有优越感,认为护理员低人一等,于是把脏活累活和自己不愿去做的事情都安排给护理员去做,由于双方之间缺乏理解和沟通,常常会引起矛盾和冲突,严重地影响了临床护理质量。

(5)护士与实习护生之间的交往心理及可能出现的矛盾:护士与临床实习护生之间既是师徒关系,又是同行关系。带教老师希望学生学习主动,勤奋好学,能尽快掌握临床护理操作;实习护生希望带教护士业务熟练、知识丰富,带教耐心。带教护士与实习护生之间一般能很好相处,但有时双方之间也可能出现一些矛盾。带教护士往往喜欢勤快、反应灵敏、虚心好学的实习生,而对于一些接受能力差、学习态度不好、懒散的实习生不够耐心,甚至批评指责;有些实习生尤其是学历层次较高的实习生,自认为能力很强、骄傲自大、不懂装懂,不尊重带教老师,不服从带教老师安排,不能按时完成学习任务。

2. 护士与护士之间的人际沟通策略 临床护理工作非常注重团队的协作性,不同级别、不同年龄、不同学历层次的护士之间应建立良好的人际关系,团结协作,密切配合,形成一个有机的整体,在保证临床护理工作顺利进行的同时,也不断提高临床护理质量。为此,护士与护士之间应掌握以下的人际沟通策略。

(1)相互理解、相互尊重:不同岗位的护士之间应相互理解、相互尊重,年长的护士应以身作则、严于律己、平等待人,尽可能考虑到其他护士的需求,在尽可能满足其需求的基础上,给予指导和帮助;年轻的护士应尊重年长的护士,积极配合年长护士,共同完成临床护理工作,虚心向年长护士学习,服从安排,并尽快掌握临床护理的知识和技能。

(2)相互支持、密切配合:临床护理工作繁重琐碎,中间环节多而具有连贯性,临床护理工作的完成要依赖每一位护理人员的工作。各级护士应严格要求自己,在各自的岗位上各司其职,在工作中遇到困难,应主动寻求帮助或主动帮助他人,多替其他护士着想,对于情况特殊或危重病患者认真做好病情交代,让接班护士能充分了解患者情况,年长护士应主动承担较重较难的工作任务,年轻护士应虚心学习和请教。在临床护理工作中,各级护士的密切配合是保证临床护理工作顺利进行的基础和保障,同时也是对患者利益的维护。

(五)护理人员与医院其他工作人员之间的人际关系和沟通礼仪

现代医院是一个以患者健康为中心的服务群体,护理人员除了要处理好护患关系、与患者家属的关系以及医护关系以外,还应与医院的其他工作人员建立良好的人际关系。如护士与医技人员之间以及护士与后勤人员之间的人际沟通。为了促进医院的和谐环境,为患者提供良好的休养环境,护士要与医院其他工作人员之间建立良好的人际关系,应做到以下几点。

1. 互相尊重,相互理解 在地位上,护士与其他工作人员之间是平等的,虽有专业不同,但实际工作并无高低贵贱之分,在为患者提供服务的过程中,应做到相互理解、彼此尊重,始终把患者的利益放在第一位,始终站在患者的立场上去考虑,保持和谐的人际关系。

2. 坦诚相待,彼此信任 真诚是人际交往中的一项基本原则。这一原则在医疗护理领域显得尤为重要,因为生命是至高无上的。双方在工作中,应坦诚相待,彼此信任,形成一个整体,充分发挥团队精神,为患者提供全面的护理服务。

3. 共同协商,密切合作　护士与其他工作人员之间应相互支持,相互配合,遇到问题,共同协商,不把自己的想法和意愿强加于对方,充分考虑对方的困难,给予理解支持,通过密切合作,共同完成护理服务。

【实践活动】

建立和谐的护理人际关系

一、角色扮演与讨论

[目标]　加强学生对护士、患者、医生角色的理解,激发学习兴趣。

[时间]　40分钟。

[实施]

1. 教师介绍案例资料。

2. 学生分组,每个班级学生分成4～6组,每组学生进行分工,按照给出的病例资料共同设计角色扮演的内容,然后每组选出2～3名同学进行课堂上的角色扮演。

3. 教师给予点评。

[案例资料]

案例资料一:患者,李某,62岁,退休教师。3月前因脑梗死住院治疗,经过积极的治疗和护理,目前患者病情稳定,但是右侧肢体瘫痪,需要继续接受康复治疗和护理。由于患者住院时间较长,已经形成对医护人员的依赖。每当护士告诉患者要多做肢体活动才能尽快恢复时,患者就以各种理由辩解,并将责任推给护士,要求护士每天按时为其做功能锻炼。

案例资料二:患者,王某,男,65岁。因颅脑外伤入院,接受颅内血肿清除术。术后5天,患者仍昏迷不醒。家人一直陪伴床前,晚上10时,患者的液体即将输完,患者家属来到护士值班室找护士换液体,护士立即停止书写护理记录,回答患者家属:“马上来。”由于患者的液体需要现配现用,所以当家属离开后,护士随即到治疗室配置液体,而没有马上到病房。家属回到病房后,发现护士并未马上来更换液体,于是又一次来到护士值班室,很不耐烦地跟护士吵了起来:“怎么回事啊,我们等了半天了还不给换液体,患者到现在都没有苏醒,我们都急死了,你们倒好,干什么都慢吞吞的。”

案例资料三:心血管内科病房。最近心血管病房患者突增,尤其是危重患者很多,医生和护士都很忙碌。由于10床患者是新入院的心肌梗死患者,病情有变化,护士了解到医生已经更新了医嘱,需要马上执行,护士怕耽误患者的治疗而出现意外,遂马上到医生办公室找患者的病历,但是找遍了整间办公室也没找到。护士回到护士站也未找到后,再次回到医生办公室,刚好看到一位实习医生正在看10床的病历,于是很生气地和实习医生说:“快把病历给我,患者急需处理。”实习医生却说:“等一会儿吧,这个病历非常典型,我要学习一下。”

二、病例分析与讨论

[目标]　提高学生的临床思维,加强团队意识。

[时间]　40分钟。

[实施]

1. 教师介绍案例资料。

2. 学生分组,每个班级学生分成4～6组,每组按照给出的病例资料进行分析,然后每组选出1名同学进行汇报。

3. 教师给予点评。

[案例资料]

患者,张某,女,43岁。因头痛伴恶心呕吐入院。诊断:神经胶质瘤。入院后,给予降颅压治疗。在一次静脉输液时,患者询问护士其所用的药物是什么,并反映输液后头痛厉害。护士由于工作繁忙,没有很好地解释,只是简单的一句:"头疼,你就不能忍一忍吗?"。随后护士对患者进行输液操作,第一次操作失败,护士没有任何解释,就准备进行第二次穿刺,这时,患者大骂护士,与护士发生矛盾,头痛剧烈。家属来探视时,患者将情况说给家属听,家属知道后也非常生气,表示要求护士当面道歉,并要求相关领导对该护士予以处罚。

分析:1. 案例中的护士的做法符合护士角色要求吗?理由是什么?

2. 假如你是该护士,你准备如何处理上述情况呢?

【案例学习】

案例资料:患者王××,男,76岁,离休干部。因与家人争吵过度激愤而突然昏迷,迅速送至某医院急诊。经医生检查仅有不规则的微弱心跳,瞳孔对光反应、角膜反射均已迟钝或消失,血压200/150 mmHg,大小便失禁,面色通红,口角歪斜,诊断为脑出血、脑卒中昏迷。经三天两夜抢救,患者仍昏迷不醒,且自主呼吸困难、各种反射几乎消失。

面对患者,是否继续抢救?医护人员和家属有不同看法和意见:医生A说:"只要病人有一口气就要尽职尽责,履行人道主义的义务。"医生B说:"病情这么重,又是高龄,抢救仅是对家属的安慰。"医生C说:"即使抢救过来,生活也不能自理,对家属和社会都是一个沉重的负担。"但是,患者长女说:"老人苦了大半辈子,好不容易才有几天的好日子,若能抢救成功再过上几年好日子,做儿女的也是安慰。"表示不惜一切代价地抢救,尽到孝心,并对医护人员抢救工作是否尽职尽责提出一些疑义。

分析:

1. 医护人员履行了治病救人的职责,毫不懈怠地为这位高龄患者抢救了三天两夜,已尽到了责任。至于病情未见好转反而加重,这表明在现有医疗条件下,病情难以逆转。

2. 1968年哈佛大学医学院特设委员会提出了脑死亡标准,即病人自主呼吸停止,无感受性和反应性,诱导反射消失,脑电波平坦,进入不可逆转的深度昏迷状态,并在24小时内反复测试结果无变化者,就可宣布死亡。这位患者基本符合上述标准。因此,医护人员如实告诉患者家属不能再改善其生命质量,取得家属知情同意,仅采取支持疗法或撤消救护措施而放弃对患者的抢救,是符合生命伦理学观点,因而也是道德的。但在谈话中应注意方式,切忌简单、生硬。

3. 如果医护人员向患者家属讲明真实病情、表明态度后,而家属执意坚持继续抢救,医护人员仍应以认真负责的态度对待,因为人们的传统习俗和心理状态不是一朝一夕能改变的,需要长期努力。

【赏析】

刘护士，女，2001年毕业于卫校，随后一直从事临床护理工作，现任某医院神经内科护师。

在护理和护理管理工作中，刘护士爱岗敬业，本着艰苦奋斗和无私奉献的精神，致力于本职工作，以身作则，总是以高标准要求自己，注重转变护理理念，增强主动服务意识，倡导护理措施人性化，成绩突出。

如今她在护士的工作岗位上已默默耕耘了12个年头了，虽然只是众多医护人员中平凡的一位，但她深爱着自己的职业，用真诚、爱心书写着平凡而又光彩的人生，用自己的行动赢得病友的信赖。从患者的笑容里，她读懂了奉献的乐趣，在付出劳动的同时奉献爱心使她体会到人生的价值和内涵。一直以来，她都认为自己是一个认真负责、勤快又能干的护士，每天的工作她都尽职尽责，每一件事情都尽量做到又快又好。去年初，神经内科病房成为了优质护理服务的第二批试点病房，为了全程连续地照顾患者，科室开展了责任制护理，改革了排班模式，简化了护理文书，以"您在我心中、我在您身边"为口号，同事们群策群力、齐心协力为了"三个满意"的目标而奋斗。刘护士以饱满的工作热情积极投身优质护理服务工作中，在她的建议下重新布置了病房环境，使患者感觉更温馨。护患之间也涌现出一个个真实感人的故事，感谢信也雪片样地飞来。随着优质护理服务的全面开展，护理工作进入了新的里程，护患关系也将翻开新的一页。

作为一名主班护士，她每天都以最美丽的微笑、最亲切的语言、最体贴的护理、最饱满的工作热情来面对患者。每天早上7点半她来到病房，首先向每一位患者问好，"大家早上好！""昨天晚上您睡得好吗？""今天您感觉好一些了吗？"每天下班前，她会再次来到病房看看患者，问问他们有什么需要，问问他们今天的感觉如何。一句句简单的问候拉近了护士与患者之间的距离。一句句真诚的话语，使患者体会到了医患之间的平等和亲切，护患之间也架起了一座座心灵的桥梁。

用她的话说："护理工作是需要爱心、需要奉献、需要理解的。如果护理人员能够真正地把患者放在心上，设身处地地为他们着想，或者说把每一个患者都当成朋友或亲人，真真切切地关心他们、照顾他们，全心投入、真诚相待，我们的医患关系不是会更加和谐吗！"

护士的工作是忙碌的，但是优质护理服务让患者体察到了护士的付出，感受到了护士的努力。看到她在病房里忙碌穿梭，有个家属都问了好几遍说："你今天累坏了吧？"她说："不累呀。"她知道，患者是真的关心她累不累，正因为这种关心，她才不会觉得累，体力上虽然是有点累，但她精神上是愉悦的，因为她觉得我做的这一切，都是值得的。当患者一个个痛苦的来，又一个个健康的走，虽然每天留下的是疲惫，换来的却是我们身心的满足，虽然辛苦，但再苦再累也不会改变我们服务的志向，看着这几年来医院的荣誉，她的内心无比激动，她为她是神经内科的一员而骄傲，是一名友谊医院的护士而自豪。

有人说，护士是没有翅膀的天使，因为我们用爱心和微笑去抚平患者所受的痛苦；有人说，护士虽然不一定有很美丽的容颜，但是一定有一颗温柔善良的心。她从来都不认为自己是天使，因为这些都是她该做的工作，患者的满意就是护理人员的追求，是她们义不容辞的责任！她是一名平凡而又普通的护士，她会用我的爱心来对待每一位患者，让他们感受到不是亲人却胜似亲人的温暖。

用心去服务,用爱去服务,把我们的感情融入我们平凡的工作中,把我们满腔的热情奉献给我们热爱的护理事业,把我们的爱心送到每一位患者的心中,这是刘护士的心声,也是广大护理人员共同的心声,愿优质护理服务工作越来越贴近临床、贴近社会、贴近患者。

——摘自于"医学教育网"

【拓展学习】

沟通过程技巧

一、开始会谈

1. 构建最初的和谐氛围

(1) 问候患者并获得患者的名字。

(2) 介绍自己,陈述访谈的作用、性质,必要时取得患者同意。

(3) 表现出尊重和兴趣,关注患者是否感觉舒适。

2. 确定就诊的原因

(1) 通过合适的开场提问,确定患者的问题或者患者希望表述的问题(如:"是什么问题让您来医院就诊啊?"或"您今天想讨论什么?"或"您今天希望得到什么问题的答案呀?")。

(2) 认真倾听患者开场的陈述,不要打断患者或指挥患者的反应。

(3) 确认并筛查出更深层次的问题所在(如"头痛和乏力是吗?还有别的不舒服吗?")。

(4) 商议谈话的议程,要同时考虑患者和医师的需求。

二、采集信息

1. 探讨患者的问题

(1) 鼓励患者讲故事,用患者自己的语言告诉医师问题从一开始出现到现在的全过程(阐明就诊的原因)。

(2) 采用开放式和封闭式的技术,恰当地将提问从开放式转向封闭式。

(3) 注意倾听,让患者说完不要打断,并在回答患者问题之前给患者留出时间来想一想,或者在停顿之后继续交谈。

(4) 通过语言或非语言方式辅助促进患者应答,如采用鼓励、沉默、重复、变换措辞及解释等方法。

(5) 提取语言或非语言线索(语言、身体语言、面部表情),适时予以验证及认可。

(6) 澄清患者陈述不清晰或者需要补充说明的地方(如"您能解释一下您说的头晕是怎么回事吗?")。

(7) 定期总结以确认我们理解了患者所说的内容,邀请患者纠正我们的解释,或者提供更进一步的信息。

(8) 使用简明的、容易理解的问题或评论,避免使用"行话"或太多的术语解释。

(9) 确定事件的时间和顺序。

2. 理解患者观点的其他技巧

(1) 主动确定并适当探究患者的问题:①患者的想法(如出于信仰);②患者对每个问题的担忧(如担心);③患者的期望(如患者的目标,患者对每个问题期望什么帮助);④影响——每个问题如何影响患者的生活。

(2) 鼓励患者表达出自己的感受。

三、提供接诊咨询的结构

1. 使组织结构明朗清晰

(1) 在每一条询问的特定主线的末尾进行总结以确认对患者问题的理解情况,然后再转到下一个环节。

(2) 运用提示语、过渡性的陈述,从一个环节推进到另一个环节,包括为下一个环节做基本铺垫。

2. 注意流程

(1) 按逻辑顺序组织访谈的结构。

(2) 注意时间安排并使访谈紧扣任务。

四、建立关系

1. 运用恰当的非语言行为

(1) 表现出合适的非语言行为:目光接触、面部表情;姿态、移动;声音暗示,如语速、音量、语调。

(2) 如果阅读、记笔记或使用计算机,则要注意方式,不要影响对话或影响和谐氛围。

(3) 显示出恰当的信心。

2. 构建和谐氛围

(1) 接受患者看法和感受的合理,而不去审判。

(2) 运用移情(设身处地)来沟通,理解并体谅患者的感受或困惑,明确公开地表示认可患者的观点和感受。

(3) 提供支持:表达关心、理解以及帮助的愿望,赏识患者克服病痛所做的努力及适当的自我保健,提供伙伴关系。

(4) 体贴敏感地处理令人尴尬、烦扰的话题和躯体的疼痛,包括与体格检查有关的问题。

3. 使患者参与

(1) 与患者分享看法,鼓励患者参与。

(2) 解释那些看起来非结论的问题或体格检查部分的基本原理。

(3) 在体格检查期间,解释过程、征得同意。

五、解释和计划

1. 提供正确的信息量和信息类型

目标:给予患者全面的、合适的信息;评估患者的信息需求;既不要太少也不要太多。

(1) 形成模块并予验证:要给予患者能吸收的成模块的信息;验证患者是否理解,针对患者的反应来指导确定如何继续进行交谈。

(2) 评估患者的出发点:在给予患者信息时询问患者预先的知识,了解患者希望了解的信息的范围。

(3) 询问患者还有哪些信息能对其有帮助,如病因、预后。

(4) 在恰当的时间给予解释:避免过早给予建议、信息或保证。

2. 帮助准确地回忆和理解

目标:使信息更容易被患者记住并理解。

（1）计划病情解释：将解释分成不连续的部分，建立逻辑顺序。

（2）运用清晰的分类或提示语（如"我想和你讨论三个重要的问题。首先……"，"现在我们可以转到××吗?"）

（3）使用重复和总结以加强信息。

（4）运用简明、易理解的语言，避免使用"行话"。

（5）运用形象的方法传达信息：图表、模型、书面信息和说明。

（6）验证患者对所给信息或制定的计划的理解情况，如必要时请患者用自己的话重述、澄清。

3．取得共同理解：结合患者的看法。

目标：提供与患者看法相关的病情解释和诊疗计划，找出患者对所给信息的想法和感受，鼓励互动而不是单向的传递。

（1）将对病情的解释与患者的看法联系起来，即与先前引出的患者的想法、担忧和期望联系起来。

（2）提供机会并鼓励患者的参与贡献：提出问题、请求患者澄清或表达疑问，恰当地做出回应。

（3）提取语言和非语言的线索并做出回应，如患者需要提供信息或提出问题、信息过量、患者的忧伤。

（4）根据患者所给的信息、使用的词汇引出患者的信仰、反应和感受，必要时予以认可和表述。

4．计划：共同参与决策制定。

目标：使患者了解决策制定的过程，在其希望的水平上参与决策；增强其对所制定计划的遵从承诺。

（1）在适当的时候分享我们的想法，比如意见、思考的过程和进退两难的困境。

（2）让患者参与：提供建议和做出选择；鼓励患者说出自己的想法和建议。

（3）探讨治疗的选择。

（4）确定在做出决定时患者希望参与的水平。

（5）商议双方都接受的诊疗计划：表明自己对可选诊疗方案的权衡和优先选择；确定优选方案。

（6）与患者验证：是否接受计划；是否担忧都已解决。

六、结束会谈

1．将来的计划

（1）与患者约定下一步和医生联系的计划。

（2）安全措施，解释可能出现的意外结果，如果治疗计划不起效该怎么办，何时以及如何寻求帮助。

2．保证合适的结束点

（1）简要地对会谈进行总结并明确治疗的计划。

（2）对患者是否已经同意并愿意遵从医嘱，是否还需要做什么改动、有无疑问或其他问题做最后的验证。

七、病情解释和诊疗计划的选择（包括内容和过程技巧）

1．如何讨论意见和问题的重要性

（1）如有可能，提供正在进行讨论的专家意见和姓名。

（2）揭示这些意见的基本原理。

（3）解释基本的原因、严重程度、预期的转归、短期和长期的结果。

（4）探知患者的信仰、反应和担忧。

2．如何讨论进一步检查和步骤

（1）提供有关步骤的清晰信息，如患者可能会经历什么，怎样被告知结果。

（2）将步骤和治疗计划关联起来：价值、目的。

（3）鼓励患者提问和讨论潜在的焦虑或负面结果。

3．如果商议双方的行动计划，应注意：

（1）讨论可选方案，比如不采取任何措施、进一步检查、药物治疗或手术、非药物治疗（理疗、助行器、流质、咨询等）、预防措施。

（2）提供所能采取的行动措施或治疗信息，所涉及步骤的名称、如何起效、优点和益处，可能的副作用。

（3）获得患者对需要行动的看法，所认识到的益处、障碍、动机。

（4）接受患者的观点；必要时推荐其他的观点。

（5）引出患者对计划和治疗的反应和担忧，包括接受度。

（6）将患者的生活方式、信仰、文化背景和能力纳入考虑之中。

（7）鼓励患者参与计划的实施，负担起责任并自力更生。

（8）询问患者的支持系统，讨论其他可行的支持。

——摘自于李秋萍编著《护患沟通技巧》，人民军医出版社，2010年12月

【思考与练习】

一、选择题

（一）单项选择题

1. 下列项目中不属于建立良好护理人际关系策略的是（　　　）

　　A．主动交往　　　　　　　　　　　　B．帮助他人

　　C．交往者自身素质　　　　　　　　　D．肯定对方自我价值

2. 关于角色说法错误的是（　　　）

　　A．角色指个人或群体表现出来的符合社会期望的模式化行为

　　B．角色之间可以相互依存，也可以独立存在

　　C．一个人在不同时间、地点可以扮演多种不同的角色

　　D．角色行为仅是由个体完成的

3. "无商不奸"这句成语反映的认知效应属于（　　　）

　　A．首因效应　　　　B．近因效应　　　　C．刻板印象　　　　D．免疫效应

4. 不属于影响护士与患者亲属关系因素的是（　　　）

　　A．角色理解欠缺　　　B．经济压力过重　　　C．权益差异　　　　D．角色责任模糊

5. 医护关系模式类型正确的是（　　　）

　　A．主动—被动型　　　B．指导—合作型　　　C．共同参与型　　　D．并列—互补型

6. 护患关系发展过程不包括( )

    A. 初始期   B. 工作期   C. 否认期   D. 结束期

7. 医护关系的影响因素不包括( )

    A. 经济压力过重   B. 角色压力过重   C. 角色理解欠缺   D. 角色心理差位

8. 关于护患关系的特征,错误的是哪一项( )

    A. 护患关系是一种专业性的、帮助性人际关系

    B. 护患关系只限于护士与患者之间的关系

    C. 护士与患者之间的交往是一种职业行为

    D. 护患关系是以保证患者的健康为目的的

9. 下列有关护患关系的内容中,构成了护患关系基础的选项是( )

    A. 道德关系   B. 技术性关系   C. 利益关系   D. 法律关系

10. 护患关系障碍时的主要责任人是( )

    A. 医护人员   B. 护士   C. 患者   D. 患者的家属

11. 以下哪一项是护士的权利( )

    A. 参加专业培训,从事学术研究   B. 参加公共急性卫生事件

    C. 正确查对医嘱   D. 保护患者隐私

12. 患者要求打印药品价格清单,是患者拥有( )

    A. 知情权   B. 选择权   C. 控制权   D. 隐私权

13. 患者角色特指( )

    A. 患有疾病正忍受痛苦的人

    B. 享有卫生保健服务的人

    C. 社会对一个人患病时的权利和义务与行为所做的规范

    D. 主动寻求医学知识与技术帮助的人

14. 理想的医护关系应是一种( )

    A. 主动—被动模式   B. 指导—合作模式

    C. 并列—互补模式   D. 共同参与模式

15. 护患关系的主动—被动模式适用于( )

    A. 昏迷患者、婴幼儿患者   B. 患长期慢性疾病但能自理的患者

    C. 肾移植手术后1周的患者   D. 急性、清醒而又能活动的患者

16. 患者,李某,因急性阑尾炎住院治疗,该患者外科手术后恢复期的护患关系模式是( )

    A. 共同参与型   B. 指导—合作型   C. 主动—被动型   D. 平等—互助型

(二)多项选择题

1. 沟通的要素包括( )

    A. 沟通背景   B. 信息发出者   C. 信息   D. 途径

2. 心理学家把人际认知方面具有一定规律性的相互作用称为人际认知效应,下列属于人际认知效应的是( )

    A. 第一印象   B. 刻板印象   C. 先礼效应   D. 晕轮效应

3. 人际认知效应的应用策略有( )

    A. 以貌取人   B. 注重人的一贯表现

C．了解人的个性差异　　　　　　D．在动态和发展中认识人、观察人

4. 护理工作中的人际关系包括(　　)的关系

A．护士与患者及家属　　　　　　B．护士与医生

C．护士与护士　　　　　　　　　D．护士与其他医护人员

5. 护患关系的基本内容包括(　　)

A．技术性关系　　　B．非技术性关系　　　C．法律关系　　　D．利益关系

6. 护患关系的发展过程包括(　　)

A．认识期　　　　　B．工作期　　　　　C．进展期　　　　　D．结束期

二、名词解释

1. 人际沟通　　**2.** 人际认知　　**3.** 护理人际关系　　**4.** 护患关系　　**5.** 角色

三、简答题

1. 人际认知的理论包括哪些?

2. 护士的权利和义务包括哪些内容?

3. 患者的权利和义务包括哪些内容?

4. 简述护患关系的类型。

5. 如何建立良好的护患关系?

6. 简述医护关系的类型。

7. 如何建立良好医护关系的策略?

选择题答案：

单项选择题：**1.** C　**2.** D　**3.** C　**4.** C　**5.** D　**6.** C　**7.** A　**8.** B　**9.** A　**10.** B　**11.** A

12. A　**13.** C　**14.** C　**15.** A　**16.** B

多项选择题：**1.** ABCD　**2.** ABCD　**3.** BCD　**4.** ABCD　**5.** AB　**6.** ABCD

(韩明飞)

第三章 日常交往礼仪与沟通

【学习目标】

1. 知识目标

(1) 识记日常交往礼仪的内容;

(2) 掌握日常交往礼仪的各种规范;

(3) 理解网络礼仪须知。

2. 能力目标

(1) 能按日常交往礼仪要求规范自己的行为;

(2) 能运用日常交往礼仪来解决护理工作中的实际问题;

(3) 能在全班同学面前做自我介绍。

【情景与思考】

乘 火 车

某商贸公司经理王凡为了与利强公司洽谈一笔重要业务,即将前往利强公司所在的 A 城。王凡准备乘火车去 A 城,顺便给他在 A 城的朋友带些土特产。上了火车,王凡找到自己座位后便急忙将行李和两袋子土特产平行摆了一排,然后又将放洗漱用品的袋子挂在了衣帽钩上。列车启动了,王凡想喝水,可暖瓶中水不多,王凡便不断地喊叫列车员。喝过水后,王凡又拿出些水果来吃。吃了水果,他顺手将果皮扔到窗外。火车继续前行,王凡感到有些疲乏,于是脱了鞋,把脚放在席位上,鞋与袜子立时散发出一股难闻的气味。周围的乘客厌恶地皱着眉头,捂着鼻。坐在他对面的中年男士目睹了这一切。到了 A 城,王凡几经周折终于找到了利强公司。进了经理室,王凡发现端坐在老板席上的竟是火车上坐在他对面的那位男士。这时,中年男士也认出了他。接下来任王凡把话说得天花乱坠,中年男士也不同意与他合作。

思考:这位公司经理为什么没有谈成这笔业务,他在公共礼仪和沟通上有哪些方面是值得反思的?

社会是人们日常交往和沟通的产物,没有人们日常交往和沟通就不成为其社会。人要生存发展,就不能置身于日常交往之外。遵守日常交往礼仪是人们顺利进行社会交往、促进事业成功的重要条件;同时,在护理工作中良好地运用日常交往礼仪,也能得到更多服务对象的支持和满意。日常交往礼仪方法具有相对的稳定性、一定范围的通用性、明显的效益性和准强制性。为了更好地建立人际关系,我们应当掌握一些基本的交往礼仪知识,以促进良好的沟通。

第一节　公共礼仪与沟通

一、行路礼仪

行路是人们每天都要进行的活动,看似平常普通,却能体现一个人的修养。在公共场所(室外街道、室内大厅和过道、楼梯)行路,应自觉遵守公共场所的行路规则。

(一) 基本规范

1. 遵守法规,各行其道　横穿马路,要等到绿灯亮起时再过,要走地下通道、过街天桥或斑马线;如果路口没有信号灯,应看清过往车辆;不要跨越马路上的栏杆,那样既违反交通法规,又会严重威胁到生命安全。

2. 多人并行,讲究位置　两人或两人以上在路上并行,位置有一定讲究。一般来说,两人并行时,尊贵、安全的位置是在人行道的内侧,因此应把尊贵、安全的位置留给长者、尊者、女士;三人并行时,尊贵的位置则在中间;当多人同行时,不应同排并行,最好前后两两并行,这样就不至于影响他人行路方便。

3. 路遇朋友,热情有度　路遇朋友、熟人,可站到路边交谈,或边走边谈,不要站在人行道中间。在路上遇见异性朋友,应举止有度,对经人介绍新识的或认识不久的异性,点头示礼即可。

4. 问路有礼,乐于助人　出门行路免不了要问路。问路要有礼貌,忌用"喂"、"嗨"等不雅称呼,别人指路后应致谢;若遇到他人问路,要热心相助,自己不知道,应如实相告,并向对方致歉。

5. 相互礼让,与人方便　在人行道行走,应主动给老弱、妇幼、病残者让路。如果不小心踩了别人的脚或撞到别人的身体应及时赔礼致歉;若是别人踩了你的脚,应能容忍别人,不要大声斥责;如果走在路上,手上提着东西,为了不妨碍他人行路,一般东西提在右手。若与人同行,提物人应走在人行道内侧。男士与女士同行时,应主动为女士提物。

(二) 举止优雅

1. 在道路上行进　在道路上行进应自觉走人行道,不可走自行车道和盲人道;靠右侧通行,避免逆行;集体行走于街上,不可多人并排走;当需要短暂谈话时,靠路的右侧,避免影响他人通行;女士优先,男性应自觉走在邻近道路的一侧,即"把墙让给女士",体现对女性的尊重。

2. 出入房间　在正式场合出入房间应注意顺序,通常应该请尊长、女士、宾客率先进出房间,并主动为其开门;无论进出房间都应以手轻敲、轻推、轻拉、轻关房门,不可用身体的其他部位开、关门;进出房门时均应面向屋内之人,不可背向对方。

3. 通过走廊 通过室内或露天走廊,穿梭于房间之间时,应该单排行进,保持安静,并且靠右通行。

4. 上下楼梯 上下楼梯需要注意:单排行走,不要多人并排行进;靠右通行,左侧留给有急事的人快速通过;带路者在前,被引导者在后;不能停留在楼梯口交谈;礼让尊长和女性;保持行进间距离,注意安全。

5. 进出电梯 进出电梯时应注意安全,不可扒门、抢门或强行挤入;电梯超载时应主动退让;按照排队的顺序依次进出;与熟人同乘电梯,若有人管理的电梯应主动后进后出,无人管理的电梯应先进后出,并控制电梯;电梯出现故障时,应耐心等候,不可冒险行动。

6. 排队 排队是多人同时办事时分清先来后到的最好方法,所以无论办公事还是私事,均应主动排队,讲究先来后到,礼让尊长,不可插队,也不可让他人插队;排队时与前后左右的人应保持一定距离,尊重隐私。

二、行车礼仪

人们在来去匆匆、争分夺秒的现代生活中,往往需要驾驶或乘坐各种车辆,以求方便。驾驶或乘坐车辆,具有节省体力、方便舒适、快速省时、较为安全等多种优点。因而在可能的情况下,是可以优先考虑的出行方式。下面主要介绍一下有关驾驶汽车或乘坐轿车、公共汽车、火车等机动车辆的礼仪规范。

(一) 驾驶汽车

在现代社会生活中,越来越多的人钟情于汽车,驾驶汽车已经成为提高生活质量与工作效率的辅助手段。

1. 驾驶汽车前 必须进行系统的驾驶知识学习、技术培训,并通过正规考试,获取正式的驾驶资格。

2. 驾驶汽车时 要严格遵守《中华人民共和国道路交通管理条例》规定,保证自己和他人的安全,维护交通的畅通无阻;精心的维护车辆,对自己所驾驶的车辆要进行定期保养、检查与维护,而且要牢记"行车走马三分险"、"安全是金"的原则,时时刻刻都要记住安全第一;要做到礼让他人,行车之礼,让人第一,在任何情况下,汽车的驾驶者均应以自己的实际行动对其他人和其他车辆礼让三分,保证大家的安全。

(二) 乘坐轿车

乘坐轿车时的礼仪主要涉及座次、举止、上下车的顺序3个方面。

1. 座次 轿车上座次的尊卑,主要取决于4个因素。

(1) 轿车的驾驶者:主人驾车时,前排座为上,后排座为下,以右为尊;由专职司机驾驶轿车时,通常讲究右尊左卑,后排为上,前排为下,如双排五人座轿车,车上的座次的尊卑自高而低应依次为:后排右座、后排左座、后排中座和副驾驶座。在公务活动中,轿车上的前排副驾驶座通常被称为"随员座",按惯例,此座位由秘书、译员、警卫或助手就座,而不宜请客人在此就座。

(2) 轿车类型:轿车上座次的尊卑按驾驶者排列的方法主要适用于双排和三排轿车,对其他类型的轿车不适用。如吉普车大多是四座,其座次的尊卑依次是:副驾驶座,后排右座,后排左座;多排多座轿车座次的尊卑均以前排为上,后排为下;以右为尊,以左为卑。

（3）轿车上座次的安全系数:客观来讲,在轿车上,后排座比前排座安全,最不安全的座位应是副驾驶座,最安全的是后排左座(驾驶员之后)。

（4）轿车上嘉宾的本人意愿:尊重嘉宾自己的意愿安排座次,即"主随客便"。

2. 举止　与他人同乘一辆车,应将轿车视为一处公共场所,约束自己的行为举止,防止东倒西歪,不要在车上吸烟,或是连吃带喝,随手乱扔。

3. 上下车顺序　上下车的先后顺序基本要求是:乘坐轿车不要争抢座位,上下轿车时,要井然有序,相互礼让;倘若条件允许,须请尊长、女士、来宾先上车,后下车。

【链接1】

女士上轿车的姿势

第一步,右手轻扶住车门,身体微微侧转与车门平行。

第二步,右脚轻抬先进入车内,右手轻扶车门稳定身体。

第三步,臀部往车内坐下,左手同时扶住车门边框支撑身体,并缓慢将左脚收入车内,注意膝盖并拢。

第四步,借双手支撑身体,移动身体至最舒服的位置坐稳妥,优雅地坐进车内。

（三）乘坐公共汽车

乘坐公共汽车,应当注意以下几方面的问题。首先,上下车要依次排队,自觉地以先来后到为顺序,排队候车,排队上车。上车时,要礼让他人,对行动不便的老人、孕妇、患者、残疾人以及妇女、孩子,要加以帮助。下车时,要提前准备,方便你我。自己随身携带的物品应放到适当的位置,以免给他人带来不便。在车上不要吃东西,不要带有碍安全的物品上车,按照规定买票或使用智能卡。其次在座位选择上,乘坐长途汽车要对号入座;乘坐公共汽车,要遵循先来后到的就座顺序,切勿与他人争抢座位,更不要对他人恶语相加,甚至大打出手。对需要帮助者要主动让座,留出特殊座位,为老、弱、病、残、孕等使用。最后在乘车的过程中要注意自己的言行举止,不勾肩搭背,不碰撞他人,不设置路障,不影响驾驶安全。

（四）乘坐火车

乘坐火车要持票上车、排队上车、携物定量,必要时,应办理托运手续。上车后要对号入座,若发现有老人、孩子、患者、孕妇及残疾人无座时,应发扬风格,主动让座。在休息的过程中,着装要文明,姿势要优雅,带小孩的要管好自己的孩子。用餐的过程中,尽量不要在车上吃气味刺鼻的食物,吃剩的东西不要随地乱扔,多为他人着想。在与他人交往时,要主动问候,交谈的过程要适度。下车时,要提前做好准备,礼貌与他人道别,依次排队下车。

三、乘机礼仪

现代社会生活中,飞机已经成为非常普遍的交通工具之一,人们需要经常乘飞机出差、开会、旅行。一般来说,乘飞机要注意的礼仪包括三个方面:一是登机前的候机礼仪;二是登上飞机后的机舱礼仪;三是到达目的地下飞机出机场的礼仪。

（一）登机前的礼仪

1. **提前一段时间去机场**　一般来说,国内航班要求提前一小时到达机场,国际航班需要提前两小时到达机场。

2. **行李要尽可能轻便**

（1）随身携带的行李,一般不要超重、超大,持头等舱票的旅客,每人可随身携带两件物品,持公务舱或经济舱票的旅客,每人只能随身携带一件物品。每件物品总量不得超过 5 kg,其大小则应限制在长 55 cm、宽 40 cm、高 20 cm 之内,否则不准带入机舱。

（2）每位旅客可免费托运一定数量的行李,若将随身携带的行李重量包括在内,其免费额为:头等舱 40 kg,公务舱 30 kg,经济舱 20 kg。超额的行李应付费托运。

（3）交付托运的行李,每件不得超过 50 kg。其大小应限制在长 100 cm、宽 60 cm、高 40 cm以内。行李包装完好,捆扎牢固,锁闭严实,并能承受一定压力。

（4）按照国家规定的禁运物品、限制运输品、危险品以及具有异味或容易污损飞机的其他物品,不准托运或随身携带。重要的文件资料、外交信袋、证券、货币、汇票、贵重物品、易碎易腐蚀物品,以及其他需要专人照管的物品,也不宜交付托运。枪支、弹药、刀具、利器等,不准随身携带乘机。不准随身携带登机的物品还有动物、磁性物质、放射性物质等。

3. **乘坐飞机前要领取登机卡**　持有效的证件,到办理柜台或自助办理机处办理登机牌。换完登机牌后,注意查看登机牌上的具体登机时间和登机口。如果航班有所延误,需要听从工作人员的指挥,不能乱嚷乱叫,造成秩序的混乱。

4. **通过安全检查**　乘客应配合安检人员的工作,将有效证件(身份证、护照等)、机票,以及随身携带的物品交由安检人员查验。

5. **候机厅内礼仪**　提前到登机口等候登机。在前往登机口的途中,可乘坐扶梯,但要单排靠右站立,将左侧留给需要急行的人。在候机大厅内,一个人只能坐一个位子,不要用行李占位。候机厅内设有专门的吸烟区,需要吸烟必须前往吸烟区,其他区域都严禁吸烟。

6. **向空乘人员致意**　上下飞机时,均有空乘人员站立在机舱门口迎送乘客。她们会向每一位通过舱门的乘客热情问候,此时,作为乘客应有礼貌地点头致意或问好。

（二）乘机时的礼仪

登机后,旅客需要根据飞机上座位的标号按秩序对号入座。飞机座位分为两个主要等级,也就是头等舱和经济舱。

1. **飞机起飞前**　空乘人员通常会给乘客演示使用氧气面具和救生器具的方法,认真观看,以防意外。当飞机起飞和降落时,按安全带指示灯的指示系好安全带。飞机上禁止吸烟,禁止使用移动电话、AM/PM 收音机、便携式电脑、游戏机等电子设备。在飞行的过程中,严禁使用手机等电子设备,以免干扰飞机的飞行系统,影响飞行安全。

2. **飞机起飞后**　乘客可以看书看报。邻座旅客之间可以进行交谈,但不要隔着座位说话,也不要前后座说话,声音不要过大。飞机上的座椅可以小幅度调整靠背的角度,但应考虑前后座的人。用餐时要将座椅复原,注意就餐礼仪。带小孩的避免小孩在机上嬉戏喧闹。遇到飞机误点或改降、迫降时不要紧张,更不要向乘务员发火。在飞机上使用卫生间要注意按次序等候,注意保持清洁。

（三）停机后的事项

停机后,要等飞机完全停稳后,乘客再打开行李箱,带好随身物品,按秩序下飞机。飞机未停稳前,不可起立走动或拿取行李,以免摔落伤人。

国际航班上下飞机要办理出、入境手续,通过海关后便可凭行李卡认领托运行李。许多国际机场都有传送带设备,也有手推车以方便搬运行李。还有机场行李搬运员可协助乘客。下飞机后,如一时找不到自己的行李,可通过机场行李管理人员查寻,并填写申报单交航空公司。如果行李确实丢失,航空公司会照章赔偿。

第二节　见面礼仪与沟通

一、行礼礼仪

行礼是交往双方会面时为表达彼此敬意、关怀和问候的一种礼节。会面时的行礼礼仪最常用的有两种,即致意和握手。

（一）致意

致意是日常交往中常见的一种见面礼,也是通常所说的打招呼。人们在日常的社会交往中,往往通过打招呼,传递彼此之间的问候之意。不管是新友还是旧友,见面时相互致意,既是对对方的尊重和友善,又是彼此愿意继续交往的表示。

1. 致意的方式　比较常用的致意方式有以下几种。

（1）举手致意:伸出右臂,掌心向对方,轻轻摆一摆手,向对方表示问候。举手致意一般不发出声音,也不需要反复地摇个不停,或者大幅度挥舞手臂。

（2）脱帽致意:微微欠身脱下帽子,然后将帽子置于大约与肩平的位置,向对方致以问候之意。如果是老熟人迎面而过,也可不必脱帽,只轻轻掀动一下帽子致以问候之意。

（3）点头致意:稍稍向下低一下头表示向对方打招呼。注意点头致意时不可以摇头晃脑,也不能持续点头不止。

（4）微笑致意:注视对方,轻轻一笑,传达出真诚的问候。微笑致意几乎是使用范围最广的一种致意的方式,在任何场合,只要给他人一个甜美的微笑,就可以轻松表达问候。

（5）欠身致意:全身或者身体的上半部分微微地向前鞠一躬。欠身致意时不可弓着背,扭着腰,否则欠身原有的恭敬致意将因之而荡然无存。

2. 致意的基本礼节　致意有其相应的礼节要求,唯有温文尔雅的致意方能体现对他人的尊重和友善。一般情况下,致意的基本规则是男士应当向女士先致意,年轻者应当先向年长者致意,下级应当先向上级致意。这是对女士、对年长者以及对上级的尊敬。受西方文化的影响,在社交场合,女士会受到特别的优待,因此,不论年龄大小,通常女士是不轻易先向男士致意的,只有遇到上级、长辈、老师及特别钦佩的人,女士才会率先向男士致意。

3. 致意时应该注意的问题

（1）了解不同的致意方式适用于不同的场合:举手致意一般用于向远距离的熟人打招呼;在不适于交谈的场合,如:会议、会谈的进行之中,人声嘈杂的街道上等,点点头或欠欠身打个招呼即可；与老熟人在同一场合多次见面，或者是与仅有一面之缘的朋友相逢，可以用点头致意的方式打声招呼；而遇见身份显赫的人，欠身致意最能表达出尊敬之意。对于女士来说，因为女士有优先的原则，所以在社交场合，女士致意的方式也比较简单，无论在何种场合，女士只要点点头或朝对方微微一笑，表示跟对方打过招呼即可，一般不会出错。

（2）致意要注意把握恰当的时间：不该致意的时候上前致意，对对方会有所妨碍；而在该致意的时候不去致意，又会被对方误以为不知礼节。一般情况下，会面之时即致意，但如果在社交场合碰见身份较高的熟人正在应酬，就应该等其应酬告一段落之后，再上前打招呼致意。

（3）致意一般是靠身体语言来传递对他人的问候之意。因此，不要站在距离较远的地方，或对方的侧面及背面向对方致意，而是一定要站在对方的正面向他致意。致意的态度应该诚心诚意，认认真真。

（二）握手

握手是人们最常见的一种礼节，最早流行于欧美，现已遍及世界各地。在人际交往中，握手不仅是一种会面的礼节，同时还承载着丰富的交际信息。握手的力量、姿势与时间的长短往往能够表达出对对方的不同礼遇与态度，显露自己的个性，给人留下不同的印象；也可以通过握手了解对方的个性，从而赢得交际的主动。握手的动作虽然很简单，但却蕴含着复杂的礼仪细节，是显示一个人有无礼仪修养的重要标志。比如，与成功者握手，表示祝贺；与失败者握手，表示理解；与同盟者握手，表示期待；与对立者握手，表示和解；与悲伤者握手，表示慰问；与欢送者握手，表示告别，等等。能在各种场合轻松得体地与各种人握手，是人际交往的基本功。

1. **握手的时机** 握手通常在下面几个时间点比较好：被介绍相识时；故友重逢时；对别人表示祝贺时；当对方给予安慰和问候时。除此之外，还有一些公务应酬场合必须握手，比如在公司、家庭迎接时。

以下情况不宜握手：对方手里拿着较重的东西；对方正忙着别的事不方便握手，如打电话、用餐、主持会议或与他人交谈等；自己或对方手部患有疾病和创伤之时；对方与自己距离较远。

2. **握手的正确姿势** 不同的握手姿势传递着不同的语意，错误的姿势非但不能传递友好的信息，反而会影响相互间的友谊。在社交场合，握手的正确姿势（图 3-1）应是面含笑意，注视对方的双眼，头微低，上体微微前倾 15°，右手手掌与地面垂直，拇指与其他四指分开成 65°，四肢并拢，掌心微凹，手掌和手指全面接触对方的手，稍稍用力一握，双方彼此最佳的距离为 1 m 左右，握手的时间一般在 3 秒左右为宜。

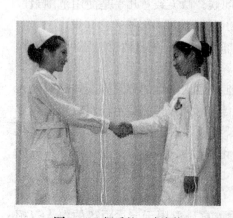

图 3-1 握手的正确姿势

有时候，下级对上级，晚辈对长辈，为了表示热情、诚挚的感情，也可以双手紧握对方的手并上下轻轻摇动，好似给对方戴了一只温暖的手套，这样握手比一只手相握更显得真挚而热情。这种握手方式在西方被称为"政治家的握手"。政治家们为了笼络人心，表现自己的亲和力,一般会用这种方式与人相握。

3. 握手的次序 在正式场合,握手时伸手的先后次序主要取决于职位、身份。在社交、休闲场合,则主要取决于年纪、性别、婚否。伸手的次序是尊者居前,即在上下级之间,上级伸手后,下级才能伸手相握;在长辈与晚辈之间,长辈伸手后,晚辈才能伸手相握;在男士和女士之间,女士伸手后,男士才能伸手相握;在主客之间,主人伸手后,客人才能伸手相握。双方见面时,作为下级、晚辈、男士及客人应该先问候,等对方伸手后再与之相握。当一个人同时要与许多人握手的时候,应该先与身份地位较高或非常值得尊敬的人相握,然后再与其他人相握;假如大家的身份地位彼此相同或相近,一般以从右到左或从左到右的顺序握下去即可。

4. 握手的注意事项

(1) 手应该是清洁的,并应脱掉手套,如果女士身着礼服佩戴手套时,可以不脱手套;

(2) 握手的力度要得当,过重过轻都不适宜;

(3) 握手时应望着对方的眼睛,面带微笑,而不可以一边握手,一边东张西望,目光注视对方的时间,不宜太长也不应过短,时间最好为4~6秒,这是最有礼貌的社交注视时间,握手的热忱、友好、尊重都可以通过眼睛这扇窗户传递给对方;

(4) 除非是老年体弱或者有残疾的人,均要站着而不能坐着握手。

二、称谓礼仪

称谓,也叫称呼。一般是指人们在日常交往应酬中彼此之间所采用的称谓,用于表明彼此之间的关系。因各国各民族语言不通、民俗习惯不同、社会制度不同,因此在称呼上差别也较大。在人际交往中,选择正确、适当的称呼,既反映着自身的教养和对对方尊敬的程度,还体现着双方关系发展所达到的程度和社会风尚,因此不能随便乱用。

(一) 称呼在日常交际中的作用

1. 表示尊重 得体的称呼能很好地传达出对别人的尊重和友善。

2. 明确人际距离 在不同的情况下,使用不同的称呼,意味着交往双方人际距离的不同。在人际交往中须根据交往对象、交往情景和交往的目的的不同,采用不同的称呼。适当的人际距离不仅是一种礼貌,同时也有助于社交中自我安全的保障。

(二) 称呼时的一般性规则

1. 遵守常规 所谓遵守常规就是称呼要符合民族、文化、传统和风俗习惯,比如中国人对老人很尊重,对父母是不能直接称呼其名的,而在欧美国家,崇尚人的平等与个性,所以孩子叫爸妈的名字就很正常。

2. 讲究场合 在不同的场合应使用不同的称呼,比如在正式的场合就不适应称呼昵称。

3. 入乡随俗 所谓"十里不同俗,百里不同风",习俗不一样,称呼往往也不一样。

4. 尊重个人的习惯 每个人都有自己的习惯,称呼他人应尊重对方的习惯。

遵守常规、区分场合、入乡随俗、尊重被称呼者的个人习惯,这4点都是建立在尊重的基础上的。恰当得体的称呼有助于顺利开启社交之门。

(三) 常用的称呼方式

在一般的社交场合,使用的常规性称呼有5种:

1. **行政职务称呼** 即官衔,如,李校长、王主任、张经理。一般在较为正式的官方活动中使用。

2. **专业技术职称性称呼** 如王总工程师、李会计师、张教授等。

3. **行业的称呼** 如警察先生、解放军同志、护士小姐、医生等。

4. **学位称呼** 只有博士学位才能作为称呼来用,如王某某博士等。

5. **泛尊称** 就是对社会各界人士在一般的较为广泛的社交中都可以使用的称呼。比如,称未婚的女孩子为小姐,称已婚的女士为夫人、太太,称呼男同志为先生。泛尊称适用的范围比较广,除了性别的差异外,可以说是一种以不变应万变的称呼。

除了以上5种常规的称呼外,在人们日常的交际中有时还有其他一些称呼也比较常用。比如亲属之间有各种各样的爱称或昵称,如老爸、老妈。在关系较为密切的人们之间,使用类似亲属之间的称呼,比如称年长的女性为阿姨,男性为叔叔等。

(四) 称呼中的注意事项

1. **注意顺序** 先上级后下级,先长辈后晚辈,先女士后男士,先疏后亲的礼遇顺序进行。

2. **禁用替代性称呼** 就是用其他的语言符号来替代常规性称呼。如医院里以患者的病床号来替代姓名,某些服务性行业用编号来称呼人等。

3. **禁用容易引起误会的称呼** 因为习俗不同、关系不同、文化背景不同,有些称呼是容易引起误会的。比如在我们大陆,很常用的一个称呼是称对方为"同志",意为有共同的革命理想和意愿的人。但同志这个称呼在海外的一些地方,甚至包括我国的港澳地区,有一个特殊的含义,即表示同性关系。对于这类称呼在使用时要慎重。

4. **禁用不恰当的简称** 简称有时是必要的,但如果不适当就容易带来麻烦。比如王局长称王局,李处长称李处,张总经理称张总,但称马校长为马校就不合适了。

三、介绍礼仪

所谓介绍,就是说明情况,使交往对象之间彼此了解。介绍是社交场合人与人之间相互认识的一种手段,在人际交往中处于一个非常重要的环节,它是人际沟通的桥梁。不管是介绍别人,还是自我介绍,正确的介绍可以使素不相识的人们相互了解,相互认识。落落大方的介绍既能赢得交往对象的好感,结识新的朋友,建立新的友谊,又能显示介绍者良好的交际风度和交往品质。

从社交的礼仪来看,介绍分为三大基本类型:一是介绍自己,即自我介绍;二是他人介绍,即替别人做介绍;三是名片介绍。

(一) 自我介绍

自我介绍是指在必要的社交场合,将自己介绍给其他人,以使对方认识自己。

1. **自我介绍的形式**

(1) 应酬式:适用于一般性的社交场合。往往只介绍姓名一项即可。如"您好! 我叫李毅。"

(2) 工作式:主要用于工作中。介绍内容包括本人姓名、工作单位、职务或从事的具体工作3项。这3项内容又称为工作式自我介绍"三要素"。如"您好,我叫江红,我是××医院内科护士";"您好,我叫李慧,我是您的责任护士,您有什么需要可以随时找我。"

（3）交流式：适用于需要进一步沟通时。介绍的内容包括姓名、工作、籍贯、学历、兴趣、与交往对象的某些熟人关系等。如"您好，我叫李雅，现在××医院工作，我是××医科大学1990届的毕业生，我想咱们是校友，对吗？"

（4）礼仪式：适用于讲座、报告、演出、庆典仪式等一些正规而隆重的场合。它是一种意在表示对交往对象友好、敬意的自我介绍。介绍的内容除了姓名、单位、职务外，还应增加一些适宜的谦语、敬语，如："各位来宾，大家好！我叫王杰，是高职学院的院长，我代表本学院全体师生员工热烈欢迎大家光临我院的挂牌仪式，谢谢各位的支持。"

（5）问答式：适用于应试、应聘和公务交往场合。如问："请介绍一下你的基本情况"。答："各位好，我叫李红，是××学校护理专业应届毕业生，现年21岁，湖南沅江人，中共党员，担任班上的学习委员，在校学习成绩较好，曾获得一等奖学金，多次被评为校级优秀学生。"

2. 自我介绍的注意事项

（1）讲究态度：态度一定要亲切、友善、自然、随和；应镇定自信、落落大方、彬彬有礼，表示自己渴望认识对方的真诚情感。语气要自然，语速要正常，语音要清晰。

（2）注意时间：自我介绍要简洁，尽可能地节省时间，一般以半分钟左右为佳，不宜超过1分钟。为了节省时间，做自我介绍时，还可以利用名片、介绍信加以辅助。

（3）注意内容：自我介绍的内容要真实准确，不可自吹自擂，夸大其词。

（4）讲究方法：进行自我介绍时，应先向对方点头致意，得到回应后再向对方介绍自己。如果有介绍人在场，自我介绍则被视为不礼貌的。

（二）他人介绍

他人介绍是指自己充当介绍人，为彼此不认识的双方做引见的一种介绍方式，又叫第三方介绍。介绍他人，通常是双向的，即对被介绍的双方都各自做介绍，有时也可进行单向的他人介绍，即只将被介绍者中某一方介绍给另一方。

1. 介绍的顺序　在为他人做介绍时，应遵守"尊者有优先了解情况"的规则，介绍时的顺序大致有以下几种。

（1）介绍上级与下级认识时，先介绍下级，后介绍上级。

（2）介绍长辈与晚辈认识时，应先介绍晚辈，后介绍长辈；或先介绍年幼者，后介绍年长者。

（3）介绍女士与男士认识时，应先介绍男士，后介绍女士。

（4）介绍已婚者与未婚者认识时，应先介绍未婚者，后介绍已婚者。

（5）介绍同事、朋友与家人认识时，应先介绍家人，后介绍同事、朋友。

（6）介绍来宾与主人认识时，应先介绍主人，后介绍来宾。

（7）介绍先到者与后来者认识时，应先介绍后来者，后介绍先到者。

2. 介绍的方式　根据实际需要的不同，为他人做介绍时的内容、方式也会有所不同。

（1）标准式：适用于正式场合。内容以双方的姓名、单位、职务等为主。如："我来给两位介绍一下，这位是××医院护理部李主任，这位是××学校张校长。"

（2）简介式：适用于一般的社交场合。只介绍双方姓名一项，甚至只提到双方姓氏而已。如："我来为大家介绍一下，这位是王总经理，这位是徐董事长……"。

（3）强调式：适用于各种社交场合。其内容除被介绍者的姓名外，往往还可以强调一下其中某位被介绍者与介绍者之间的特殊关系，以便引起另一位被介绍者的重视。如："这位是××学校的张老师,这位是李阳,是我的侄女,在您的班上学习,请您对她严格要求,多多关照。"

(4) 引见式:适用于普通场合。介绍者所要做的是将被介绍的双方引导在一起即可。如:"好,两位认识一下,大家都是同行,下面请你们相互自我介绍吧。"

(5) 推荐式:适用于比较正规的场合。多是介绍者有备而来,有意要将甲举荐给乙,因此在内容方面,通常会对甲的优点加以重点的介绍。如"李总经理,这位是王凡先生,王先生是一位管理方面的专业人士,对企业管理很有研究并在业内享有较高的声誉。李总,我想您一定很有兴趣和他聊聊吧"。

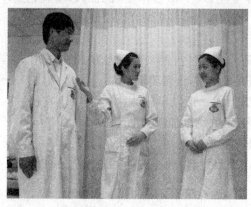

图 3-2 介绍者的正确姿势

(6) 礼仪式:适用于正式场合,是一种最为正规的为他人介绍的方式。其内容略同于标准式,但语气、表达、称呼上都更为礼貌、谦恭。如:"××局长,您好! 请允许我把××医院的××院长介绍给您,××院长,这位就是××卫生局的××局长"。

3. 介绍者的正确姿势 介绍者应站立于被介绍者的中间旁侧,身体上部略倾向被介绍者,伸出靠近被介绍者一侧的手臂,胳膊向外微伸,形成弧形平举,摊开手掌,手心向上,四指自然并拢,拇指张开,朝向被介绍的一方,并面带微笑,两眼平视介绍者(图 3-2)。

4. 介绍他人的注意事项

(1) 介绍者做介绍之前,要先征求被介绍者双方的意见。

(2) 被介绍者在介绍者询问自己是否有意认识某人时,一般应欣然接受,如果实在不愿意,应向介绍者委婉说明缘由,取得谅解。

(3) 当介绍者走上前来为被介绍者进行介绍时,被介绍者双方均应起身站立,面带微笑,大大方方地目视介绍者或对方,也可以互递名片,交换联络方式。如果被介绍者双方相隔较远,中间又有障碍物,可以举起右手致意,点头微笑致意。

(4) 介绍者介绍完毕,被介绍者双方应依照合乎礼仪的顺序进行握手,并且彼此使用"您好!"、"很高兴认识您!"等语句问候对方。

(三) 名片介绍

现代的名片是一种经过设计,能表示自己身份、便于交往和执行任务的卡片,是当代社会人际交往中一种最经济适用的介绍性媒介。

1. 递交名片的礼仪 递交名片时,应郑重其事,最好是起身站立,走上前去,用双手或右手持名片,将名片正面对朝向对方,上身呈现 15°鞠躬状递给对方。如果对方是少数民族或外宾,则最好将名片上印有对方认识文字的一面呈予对方。与他人交换名片时,应讲究先后次序,或由近到远,或由尊到卑。双方交换名片时,位卑者应首先把名片递给位尊者。将名片递给对方时,口上最好有语言伴随,可以说:"请多多关照","以后保持联系",等等。交换名片时注意不可用左手递交名片,不可将名片取得高于胸部,也不可以用手指夹着名片给人。

2. 接受名片的礼仪 当他人表示要递名片给自己或交换名片时,应立即停止手中所做的一切事情,起身站立,面含微笑,目视对方,双手或右手接过名片。同时,应口头道谢,或重复对方说过的谦词、敬语,不可一言不发。接过名片后要从头至尾认真看一遍,若有疑问,则可当场向对方请教,此举意在表示重视对方。若接过他人名片后看也不看,或弃之桌上,或马上装进口袋,或拿在手里折叠,都是失礼的行为。

3. 索要名片的礼仪　需要向对方索取名片时,可采用下列方法:主动递上自己的名片,并说"我们可以交换一下名片吗?",询问对方"今后如何向您请教?",此法适用于向尊者索要名片;或者说:"以后怎样与您联系?"此法适用于向平辈或晚辈索要名片。如果没有必要,最好不要强索他人的名片。当他人索取本人名片,而自己又不想给对方时,应以委婉的方式拒绝,可以说:"对不起,我忘了带名片",或者说"抱歉,我的名片用完了"等。

四、位次礼仪

位次礼仪的基本原则主要有:遵守惯例,如大型体育比赛的开幕式按照英文字母顺序排列国家或地区代表队的上场顺序;内外有别,应为客人上座,以示尊敬;中外有别,我国政务以左为尊,但国际(商务)交往中以右为尊。

(一) 会客座次

1. 相对式　宾主双方面对面而坐。多适用于公务性会客,它通常分为以下两种情况:

(1) 双方就座后一方面对正门,另一方则背对正门。此时讲究"面门而上",即面对正门之座为上座,应请客人就座;背对正门之座为下座,宜由主人就座(图3-3)。

(2) 双方就座于室内两侧,并且面对面而坐,此时讲究进门后"以左为上",即进门后左侧之座为上座,应请客人就座;右侧之座为下座,宜由主人就座。但在国际商务中则相反(图3-4)。

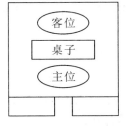 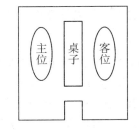

图3-3　相对式座次一　　　　图3-4　相对式座次二

2. 并列式　是宾主双方并排就座,以暗示双方地位相仿,关系密切。具体分为两种情况:

(1) 双方一同面门而坐,此时讲究"以右为上"(图3-5);

(2) 双方一同在室内的右侧或左侧就座,此时讲究"以远为上",即距门较远之座为上座(图3-6)。

3. 居中式　是指当多人并排就座时,讲究"居中为上",即居中的位置为上座(图3-7)。

4. 主席式　适用于在正式场合由主人一方同时会见两方或两方以上的客人。此时,一般应由主人面对正门而坐,其他各方来宾则应在其对面背门而坐。这种安排犹如主人正在主持会议,故称之为主席式。有时,主人亦可坐在长桌或椭圆桌的尽头,而请其各方客人就坐在它的两侧(图3-8、图3-9)。

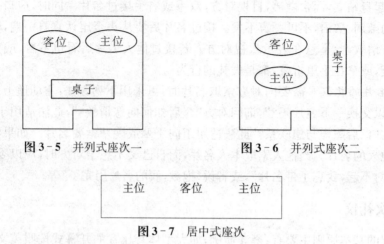

图 3-5　并列式座次一　　　　　图 3-6　并列式座次二

图 3-7　居中式座次

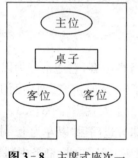
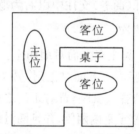

图 3-8　主席式座次一　　　　　图 3-9　主席式座次二

5. **自由式**　会见时有关各方均不分主次,不讲位次,而是一律自由择座。

(二) 会议位次

会议按规模划分,有大型会议和小型会议之分,座次排列有以下规则。

1. **大型会议**　应考虑主席台、主持人和发言人的位次。主席台的位次排列要遵循 3 点要求:前排高于后排;中央高于两侧;右侧高于左侧。主持人之位,可在前排正中,也可居于前排最右侧。发言席一般可设于主席台正前方,或者其右方。

2. **小型会议**　举行小型会议时,位次排列需注意两点:讲究面门而上,面对房间正门的位置一般被视为上座;小型会议通常只考虑主席位,同时也强调自由择座。例如,主席也可以不坐在右侧或者面门而坐,也可以坐在前排中央的位置,强调居中为上。

(三) 宴会位次

一般来讲宴会桌次排列的基本要求是:居中为上、以右为上、以远为上,即离房间正门越远,地位越高。正式宴会座次排列一般习惯把宾主交叉排列。一张桌子上具体位置的排列需要注意以下几个关键点:面门居中者为上,一般坐在面对房间正门位置上的人是主人,称为主陪。主人的右侧位置是主客人位。主左客右,客主双方的其他赴宴者有时候不必交叉安排,可以令主人一方的客人坐在主位的左侧,客人一方的人坐在主人的右侧。

(四) 行进位次

1. **两人并行时**　内侧高于外侧,多人并行时,中央高于两侧,多排行进时,前排高于后排;行进中,职位高者在前,职位低者在后。

　　2. 上下楼梯时　应单行行进,以前方为上。男女同行上、下楼梯时,宜女士居后。上下楼梯时若没有特殊原因,应靠右侧单行行进。

　　3. 接待客人　陪同引导人员要站在客人的左前方1~1.5 m处。行进时,身体侧向客人,用左手引导(图3-10),及时在前面撩起门帘、指引方向、打开房门等;在客人不认识路的情况下,要在前面带路。

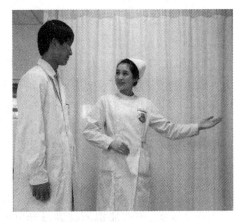

图3-10　引导

　　4. 乘电梯时　接待人员要先进电梯、后出电梯,并用手挡住电梯门,确保客人的安全。

五、迎送礼仪

　　一般来说,接待客人时要考虑周全,讲究礼仪,关怀备至,也就是要尽自己最大的努力接待好客人,以使客人有宾至如归的感觉,从而使宾主双方的关系得到进一步的发展。

　　1. 热情相迎　如果事先知道有客人到访,应提前做好准备,搞好卫生,并准备好水果或茶水等。主人还要注意自己的仪表,服饰不可太过随便,必要时出门迎接。若有客人突然到来,要热情接待,室内环境来不及准备,应向客人致歉,不要忙于打扫,以免弄得满屋灰尘更不好。若自己的仪表不方便接待客人,应说明情况,让客人在屋外稍候,自我简单快速整理仪表,再开门迎接。

　　2. 诚恳待客　进门后,首先要安排好客人随身所带的物品,如大衣、雨具等,尽快安顿客人坐下,然后主动给客人敬茶或递送水果等。注意客人对室内环境的适应情况,如太热可为客人开风扇或空调,太冷可开暖气或关窗等;带小孩者要首先安顿好小孩。与客人交谈态度要诚恳、谦虚,要多谈客人所关注的问题,不要在交谈时频频看表或打哈欠,以免客人以为你在逐客。吃饭时来客,要热情邀请客人一同进餐,若客人吃过饭后,可表示"对不起",并安顿好客人,如让其看报纸或看电视,并换热茶等。客人来时,如自己恰巧有事不能相陪,要先打招呼,致以歉意,并安排家属陪,然后再去干自己的事。

　　3. 以礼相送　客人要告辞时,一般要婉言相留,但客人坚持要走,也不要勉强挽留;应等客人起身后,主人才起身相送。送客时,视来访者的身份和年龄等情况而定,一般朋友或熟客、下级,送客到自家门口就可以了;长辈、第一次来访的客人或上级等,应陪送到楼下或车前,分手告别时,应举手示意"再见"。

第三节　通讯礼仪与沟通

一、电话礼仪

　　随着科学技术的发展和人们生活水平的提高,电话的普及率越来越高,电话已经成为一种最常见的通讯和交往工具,电话礼仪也成为日常交往礼仪中的重要内容。

（一）电话礼仪形象

电话礼仪形象是人们在使用电话时的种种外在表现，是个人形象的重要组成部分，人们常说"如闻其声，如见其人"，说的就是声音在交流中所起的重要作用。通话时的表现是个人内在修养的反映，电话交流同样也可以给对方和其他在场的人留下完整深刻的印象。一般认为，一个人的电话形象如何，主要由他使用电话时的语言、内容、态度、表情、举止等多种因素构成。与日常会话和书信联络相比，接打电话具有即时性、经常性、简洁性、双向性、礼仪性等较为突出的特点。

（二）拨打电话礼仪

1. **拨打电话的时机**　一般的公务电话最好避开临近下班的时间，因为这时打电话，对方往往急于下班，很可能得不到满意的答复。公务电话应尽量打到对方单位，若确有必要往对方家里打时，应注意避开吃饭或睡觉时间，不要在他人休息时间之内打电话。如每日上午7:00之前，晚上10:00之后以及午休的时间；也不要在用餐之时打电话。打公务电话，不要占用他人的私人时间，尤其是节、假日时间。如果对方当时不方便接听电话，要体谅对方，及时收线，等时间合适再联络。

2. **通话的时间与内容**　通话时间以短为佳，宁短勿长。一般限定在3分钟之内，尽量不要超过这一限定，内容应简明扼要，长话短说，直言主题；不要讲空话、说废话，无语找话和短话长说。

3. **通话的态度**　语气热诚、亲切，口音清晰，语速平缓；语言文明、得体；音调适中，说话自然，举止文明。通话之初，应首先向受话方恭恭敬敬地问一声："您好！"，然后做自我介绍，确认对方身份后再礼貌地与对方通话。终止通话时，别忘了向对方道一声"再见"或"晚安"等。若拨错了电话号码，一定要对听者表示歉意，不要一言不发，直接挂断。

4. **通话的举止**　虽然在通话时双方不见面，但也应注意通话的举止。如：不要把话筒夹在脖子下；不要趴着、仰着，坐在桌角上通话；不要高架双腿在桌子上通话。拨号时，不要以笔代手；通话时，不要嗓门过高；终止通话放下话筒时，应注意轻放。

5. **通话时注意事项**　当你正在打电话又碰上客人来访时，原则上应先招待来访的客人。此时，应尽快和通话对方打个招呼，得到对方的许可后，再挂断电话。但是，如果电话讨论的事情很重要而不能马上挂断时，应告知来访的客人稍等，然后继续通话。若通话时对方不小心切断电话，应由自己重拨。在外面与他人联络，打电话时尽可能选择安静的地点，以免影响对方接听电话；若环境不允许，也应在电话中向对方说明。

（三）接听电话礼仪

1. **接听及时**　电话铃响要立即停止自己所做之事，亲自接听电话。一般以铃响3次拿起话筒为最好时机，最好不要让铃声响过5次。

2. **应答礼貌**

（1）接听电话时，应先自报家门，"您好，这里是××医院××科"；询问时应注意在适当的时候，根据对方的反应再委婉询问。

（2）如果对方要找的人不在，要试着询问对方有无重要的事情，或者试着了解对方来电的目的，再看情况决定处理的方式，切忌用生硬的口气说："他不在"、"打错了"、"不知道"等语言。

(3) 通话时要聚精会神地接听电话,重要的内容应简明扼要地记录下来,如时间、地点、联系事宜、需要解决的问题等。

(4) 电话交谈完毕时,应尽量让对方结束对话,若确实需自己来结束,应解释、致歉。通话完毕后,要认真地向对方道一声"再见",然后恭候对方先放下话筒,自己才轻轻地放下话筒,以示尊重。

3. 接听电话的注意事项

(1) 接听电话时不要轻易使用"等一会再打"这种容易引起误会的语句。如在会晤客人或举行会议期间有人打来电话,可向其说明原因,表示歉意,如"对不起,我正在开一个很重要的会议,不方便接听电话,会议结束后,我与你联系。"

(2) 电话找某同事,而其不在,对方要同事私人电话时,不要轻易回答。可让来电者留下电话,再通知同事,让同事自己和对方联系,以免造成不必要的麻烦。如果接听电话的人不在,打电话的人要求你转告的话,应做好电话记录,内容包括:打电话者的姓名、单位,是否需要回电及回电的号码、时间等,记录完毕后,最好向对方复述一遍,以免遗漏或记错。

(3) 与同事聊天时听到电话铃响起,不要立刻拿起听筒,应先向同事道歉后再接听。

(4) 接听电话时要专心,不要与别人交谈、看文件、看电视、听广播、吃东西等。

【链接2】

打电话常用礼貌用语

1. 您好!这里是×××公司×××部(室),请问您找谁?

2. 我就是,请问您是哪一位?……请讲。

3. 请问您有什么事?(有什么能帮您?)

4. 您放心,我会尽力办好这件事。

5. 不用谢,这是我们应该做的。

6. ×××同志不在,我可以替您转告吗?(请您稍后再来电话好吗?)

7. 对不起,这类业务请您向×××部(室)咨询,他们的号码是……。〔×××同志不是这个电话号码,他(她)的电话号码是……〕

8. 您打错号码了,我是×××公司×××部(室),……没关系。

9. 再见!(与以下各项通用)

10. 您好!请问您是×××单位吗?

11. 我是×××公司×××部(室)×××,请问怎样称呼您?

12. 请帮我找×××同志。

13. 对不起,我打错电话了。

14. 对不起,这个问题……请留下您的联系电话,我们会尽快给您答复好吗?

二、书信礼仪

我国历史文化悠久,是有名的礼仪之邦,人们的社会交往和思想感情交流,大多通过一定的礼仪形式和一定的文化活动方式来进行。在实际生活中,每个人都经常使用到一系列的应用文,如传统的书信、名片、柬帖、启事、题诗题词、对对联等,现代的如电报、传真、特快专递、电子邮件等。这些应用文写作包含着丰富的礼仪内容,具有中华民族浓厚的文化色彩。

(一)书信简述

书信是一种向特定对象传递信息、交流思想感情的应用文书。"信"在古文中有音讯、消息之义,如"阳气极于上,阴信萌乎下"(扬雄:《太玄经·应》);另外,"信"也有托人所传之言可信的意思,不论是托人捎的口信,还是通过邮差邮递的书信,以及近年出现的邮寄录音带、录像带、电子邮件等都具有这种含义。

(二)书信的构成

书信由信文和封文两部分构成。

1. 信文　信文即书写于信笺上的文字,故又叫笺文。信文是一封信的主体,也是写信人写作与收信人阅读的内容重点,书信的繁简、俗雅以及其他方面的风格特征,几乎都由内容主体决定。信文包括对收信人的称呼和问候、正文内容、结束语、祝福语、落款语、附问语及补述语(图3-11)。

尊敬的李锦教授:

　　您好!

　　您今年5月3日的来信已经收到,内情尽知。

　　能够收到您的来信,我非常高兴。多谢您对我的支持与鼓励。

　　您来信索取的有关资料,我将尽快挂号寄给您。收到希告,免得我惦念。

　　我市公关协会拟于今年7月1日举办一次有关媒体公关的理论研讨会。目前虽尚未制定出具体计划,但全体理事一致要求,请您百忙之中来为我们作一次有关现代媒体公关理论报告的主题报告。若承蒙应允,会务与我本人将深感荣幸。您决定之后,请尽快通知我。

　　知道您日理万机,不多写了,恩师请多多保重。

　　李红会长、张力秘书长附问您安好。

　　专此敬复,不尽欲言。

　　敬颂

夏敏!

学生李梅上
5月15日

又及:您索要的那份资料已挂号寄出。

图 3-11　横写信文一则

2. 封文　封文即写在信封上的文字,也就是收、寄信人的地址、姓名、邮编等。标准书写封文,能保证书信准确到达收信人手中,还可反映发信人的文化素养及对传递信件者的尊重(图3-12)。

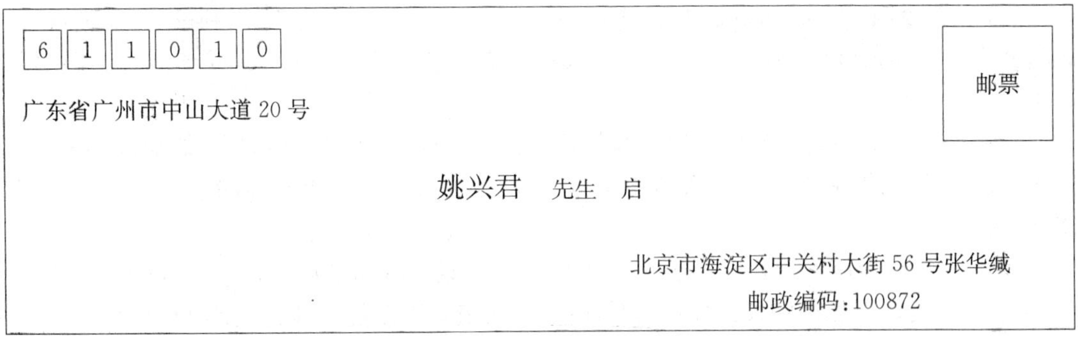

```
6 1 1 0 1 0
```
广东省广州市中山大道 20 号

邮票

姚兴君　先生　启

北京市海淀区中关村大街 56 号张华缄
邮政编码:100872

图 3-12　横写封文一则

完整的书信应该是笺文、封文俱全,并且将笺文装入写好封文的信封内,然后将口封好后寄送。

(三) 书写书信的要求

书写书信应遵循一定的要求,最基本的可概括为以下两点:

1. **符合规范**　书信写作规范突出地表现为两个方面:一是书写格式的规范;二是书信语言的礼仪规范。这两种规范都必须严格遵守,否则就会出乱子,闹笑话。

2. **实事求是,通情达理**　"信"字本身含有信任之义,这要求书信不论写给谁看,所述之事都要实在,所表之情都要率真,所讲之理都要通达。

(四) 书信信文的写作

1. **信笺的款式**　现在通常使用的信笺有横、竖两种款式。

(1) 竖式信笺:又称中式信笺,是我国传统的信笺款式。竖式信笺的选用有日渐减少的趋势,尤其是青少年中已很少使用,但是在年长者的书信往来中还常常使用,在港、台等地区及海外侨胞的中文书信中,竖式信笺仍使用很普遍。

(2) 横式信笺:又称"西式"信签,是今天常用的款式。

2. **信文的结构及其写作规范**　信文实际上是一种书面谈话,首先是礼貌地向收信者打招呼和问候,以表示尊重;接下来可用几句应酬语自然地引出书信的正题;再接下来才是正文;正文写完了之后,还要写上几句应酬语来结束谈话;最后署名和注明写作时间。具体要求如下:

(1) 按照书信格式要求写信:即抬头要顶格写尊称,另起一行空两格写问候语,下面一段才是正文,正文写完后,要写上期望或祝贺的话语,最后才是写信人的落款和时间。如果有遗漏的内容,就在信的最后加一个附言,把要补充的话写上去。

(2) 内容简洁明白:一般书信内容要求把想要传达的信息讲清楚说明白,确保收信人能读懂书信内容,获得准确信息就算达到了目的。如果是商务往来和其他经济业务性质的书信,在内容的叙述上要求规范,把重要的因素必须全部包括在书信内容中,不得遗漏。例如,商业往来方面的业务信函,应说明商品名称、牌号、规格、数量、质量、价格、起运时间、出厂时间、合约签订情况或规定,交付款项的时间、地点、方式,运输过程中的保护、保险、到货时间、提取方式,万一发生意外之后如何赔偿等。并且商务和其他经济业务方面的往来信函要留下底稿,收到来函要妥善保存,以便将来查询,万一出现什么问题就有可靠的证据。

（3）信息及时、准确：如果是传达信息、联络感情等方面的书信，要做到及时、准确，感情表露要恰当，遣词造句要和缓，字要书写工整，不要出现错别字，以及造成收信人的误解和不悦。

（4）书写规范：禁忌用红笔或铅笔写信，私人的书信最好不用打印的字，如果是公函可以打印，但是末尾的签字必须用手亲笔书写。信写完以后，一定要检查和阅读一遍，看看有无遗漏、错别字等。

（5）正确寄送：信不能开着口子寄发出去，如果是请人代信的话，就要开着口子当面交给代信人，以示信任。如果别人让你代信时，就要当面把开口信封好，以表示谨慎、认真。

三、网络礼仪

随着信息技术的不断发展和电脑应用的普及，网络在人类的学习、工作、生活中扮演着越来越重要的角色。在我国，网络已经逐渐成为人们在交往与应酬中普遍使用的一种高效便捷的基本工具。而在公司、企业、政府部门里，办公现代化与网络化早已是大势所趋。

不论在学习、工作还是在生活中使用网络时，人们都要遵守网络礼仪。一般而言，网络礼仪具体指的是人们在使用网络时所应当遵守的一系列行为规范。具体如下。

（一）基本规范

1. 表里如一　在现实生活里，我们都是遵守法律，讲究道理。在互联网上，我们也亦应如此，做到网上、网下行为一致，即上网时表里如一。谨言慎行，不可利用网络伤害别人；不可干扰网络的正常运行；不可窥探别人的网络文件；不可借助网络进行盗窃；不可应用网络作伪证；不可拷贝或使用未付款的软件；不可未经许可使用他人的网络资源；不可盗用别人的网络成果；不可忽略自己所编程序的社会效果。

2. 宽以待人　在任何情况下，包括在网上活动或进行交际时，宽以待人、严于律己都是做人的美德。网络是大家共享的，不要忘记网上还存在着别人；在网上进行讨论时要心平气和，坚持以"礼"服人；对网上的交往对象要予以应有的尊重，不要对对方的相貌、性别、年龄、职业、民族、宗教、智商、上网习惯等妄加评论。

3. 确保安全　在上网时应注意严格保守个人机密或商业秘密，不可把他人的个人隐私或商业秘密当成自己炫耀的资本加以传播。要尽量避免在网上谈及与自己所知机密相关的话题，更不可借网络这种高效的传播渠道故意泄密。配有手提电脑者应当谨慎地保管电脑，不得随意将电脑借给别人使用，以免电脑中的机密材料外泄。为防万一，应对重要的资料采取保密措施。同时，使用网络时，一定要防止"黑客"入侵。所谓"黑客"，即采用非法手段侵入服务器的人。

（二）具体要求

1. 收发邮件　电子邮件，即通过计算机网络在用户之间所传递的信件。电子邮件是迄今为止最为方便、快捷的通信方式之一。收发电子邮件，是人们应用网络进行沟通的最重要的沟通方式。收发电子邮件应遵循的规范有：

（1）撰写与发送：在撰写电子邮件时，尤其是撰写多个邮件或邮件内容较多时，应在脱机状态下撰写，并将其保存于发件箱中。然后在准备发送时再连接网络，一次性发送。在地址栏准确无误地键入对方的邮箱地址，并应简短地写上邮件主题，以使对方对所收到的信息先有所了解。在消息板上撰写时,应遵照普通信件或公文所用的格式和规则,邮件篇幅不可过长,以便收件人阅读。邮件用语要礼貌规范,以示对对方尊重。撰写英文邮件时,不可全部采用大写字母。

(2) 接收与回复:接收与回复电子邮件时,应定期打开邮箱,最好每天都查看一下有无新邮件,以免遗漏或耽误重要邮件的阅读和回复。尽量及时回复公务邮件,凡公务邮件,一般应在收件当天予以回复,以确保信息的及时沟通。不要未经他人的同意向对方发送广告邮件。发送较大邮件需要先对其进行必要的压缩,以免占用他人信箱过多的空间。一定要尊重隐私权,不要擅自转发别人的私人邮件。

(3) 保存与删除:在正常情况下,应当注意电子邮件的保存与删除,要定期整理收件箱,对不同邮件分别予以保存和删除,不可使邮箱过于拥挤。对需要保存的邮件,应当复制成其他形式,更为安全、妥善地保留下来。要及时清理删除毫无用处的垃圾邮件、已无实际价值的广告邮件,以及已被复制的其他文件。如果在发信时还另外加了"附件",应在信件内容里予以说明,以免对方不注意而没看到。

2. 查阅资讯　出于工作的需要,人们往往会上网查阅一些重要的新闻或资料。一般而言,查阅资讯也有一些规定:

(1) 做好准备:对于自己所要查找的内容和所要登录的网站应有大致了解,并提前做好记录、下载或打印的准备。目标明确后,上网时往往就能直奔主题,而不至于在网上漫无目标地查找。

(2) 提高效率:人们应当熟练地掌握、运用这些技巧和方法,从而提高效率、节约费用。对于所需要的资料要及时下载而不宜在网上长时间浏览。

(3) 自我保护:为维护自身形象、单位形象,不要以单位或部门名义在网上任意发表个人对时事的见解,尤其不能泄露商业机密、国家机密。不要随便在网上留下个人或单位的电话、个人消息,以免被骚扰。

(4) 文明交流:在网上与人交流时,应确保用语的规范和文明,不得使用攻击性、侮辱性语言。此外,网络沟通拥有一整套自身独特的语言符号系统,人们应当对其加以了解,并谨慎使用,以免因对方不解而导致交流受阻。

除了收发邮件和查阅资讯外,互联网还提供其他的多种交流和沟通服务,如网上聊天、网上购物、电子公告板等。在应用这些网络资源时,也应遵守相应的礼仪规范。

【实践活动】

日常交往礼仪

[目标]　熟练掌握日常交往的礼仪规范。

[时间]　20分钟。

[实施]

1. 学生分组,每组4~6人,分角色扮演下列场景

(1) 接待新入院患者,介绍环境、医生、护士、病友等;

(2) 值班护士接听并传电话;

(3) 医生、护士在走廊相遇时的问候和礼仪;

（4）自己模拟场景演练行路、乘车、乘机、宴会座次等礼仪。

2. 教师组织评委小组，给予点评和指导或纠正。

【案例学习】

无心之失

某公司新建的办公大楼需要添置一系列的办公家具，价值数百万元。公司的总经理已做了决定，向A公司购买这批办公家具。

这天，A公司的销售部负责人打电话来，要上门拜访这位总经理。总经理打算，等对方来了，就在订单上盖章，定下这笔生意。

不料对方比预定的时间提前了2个小时，原来A公司听说这家公司的员工宿舍也要在近期内落成，希望员工宿舍需要的家具也能向他们购买。为了谈成这件事，销售部负责人因此提前来了，还带来了一大堆的资料，摆满了台面。总经理没料到对方会提前到访，刚好手边又有事，便请秘书让对方等一会。没想到这位销售负责人等了不到半小时，就开始不耐烦了，一边收拾起资料一边说："我还是改天再来拜访吧。"

这时，总经理发现对方在收拾资料准备离开时，将自己刚才递上的名片不小心掉在了地上，对方却并没发觉，走时还无意从名片上踩了过去。但这个不小心的失误，却令总经理改变了初衷，A公司不仅没有机会与对方商谈员工宿舍的设备购买，连几乎已经到手的数百万元办公家具的生意也告吹了。

分析：A公司销售部负责人的失误，看似很小，其实是巨大而不可原谅的失误。名片在商业交际中是一个人的化身，是名片主人"自我的延伸"。弄丢了对方的名片已经是对他人的不尊重，更何况还踩上一脚，顿时让这位总经理产生反感。再加上对方没有按预约的时间到访，不曾提前通知，又没有等待的耐心和诚意，丢失了这笔生意也就不是偶然的了。

【赏析】

交往和沟通的艺术

有一次，中国外交部宴请国际友人的宴会上，我国拿出了稀世国宝"九龙杯"为他们斟酒。谁知其中一位地位显赫的先生宴后竟不客气地把九龙杯装进自己的提包里，带出了宴会厅。外交员们得知后懵了。这可是稀世珍宝啊。要？尊客难堪，不要？痛失国宝无法交代，怎么办？

周总理做出提示：不要声张，更不可直接去要，伤面子，又伤和气。但国宝必须取回。于是晚上组织了一场娱乐晚会，在杂技表演中，安排了一个叫"智取九龙杯"。节目开始，只见魔术师将手里的九龙杯晃了下说"现在我就将这只杯子送到一位先生的皮包里，请诸位看仔细。"白光一晃，杯子不见了，于是，魔术师指着那位先生的皮包说："现在这只杯子跑到这位先生的皮包里去了"。于是请这位先生打开皮包，不用说，里面果然有一只九龙杯。就这样，稀世国宝收回了，一件外交史上罕见的麻烦，就这样戏剧性地解决了。成功的交往和沟通艺术，展示了周总理的才智和高明。总理在尊重人格的基础上，避免了矛盾，给人台阶下，尊重别人的同时就尊重了自己。

【思考与练习】

一、选择题

（一）单项选择题

1. 电话铃声响后,到接听前,应该最多不超过(　　　)
   A. 一声　　　　　B. 两声　　　　　C. 三声　　　　　D. 四声

2. 一般最佳的握手时间是(　　　)
   A. 3秒以内　　　B. 5~6秒　　　　C. 10秒　　　　　D. 30秒

3. 面对上级和下级、长辈和晚辈、嘉宾和主人,先介绍谁(　　　)
   A. 下级　晚辈　主人　　　　　　B. 上级　长辈　嘉宾
   C. 上级　晚辈　嘉宾　　　　　　D. 下级　主人　晚辈

4. 国际交往中,涉及位置的排列,原则上都讲究(　　　)
   A. 左尊右卑　　　　　　　　　　B. 右尊左卑
   C. 左右一样　　　　　　　　　　D. 不同场合不同尊卑

5. 在5人座的轿车上,最尊贵的座位应当是(　　　)
   A. 副驾驶　　　　B. 后排左侧　　　C. 后排右侧　　　D. 后排中间

6. 乘车礼仪的上下车顺序一般要求(　　　)
   A. 客人先下后上　　　　　　　　B. 客人先上后下
   C. 主人先下后上　　　　　　　　D. 可以不分主客

7. 进入无人操控电梯,陪同人员应该(　　　)
   A. 请客人先进入并操控电梯　　　B. 自己先进入并操控电梯
   C. 谁方便谁先进　　　　　　　　D. 同时进入

（二）多项选择题

1. 网络交流应注意哪些方面的礼仪(　　　)
   A. 不要随意散发无法确定的信息
   B. 不要有网上劝诱政治、宗教、商业行为
   C. 不要有妨碍其他网络系统的行为
   D. 不要盗用他人的ID与密码

2. 进出电梯时应注意(　　　)
   A. 注意安全　　　　　　　　　　B. 无人操控的电梯领导后进后出
   C. 电梯超载主动退让　　　　　　D. 与陌生人同乘要讲先来后到

3. 排队应遵守的礼仪规范有(　　　)
   A. 主动排队　　　　　　　　　　B. 遵守顺序
   C. 紧贴前后人而立　　　　　　　D. 不可插队或帮人插队

二、简答题

1. 简述在行路、行车、乘机的过程中需要注意哪些。

2. 简述常用的称呼方式有哪些。

3. 简述他人介绍的礼仪及顺序。

三、案例分析

1. 案例1:某公司招聘面试会上来了一位小伙子,他神态清爽,服饰整洁;在门口蹭掉了鞋底带的土,进门后随手轻轻关上了门;进入会场,弯腰俯身拾起别人都迈过去的横放在路中间的拖布;简洁明了、干脆果断地回答招聘官所提出的问题。虽然没有任何人帮他写推荐信,但是公司经理说:"他带来了许多介绍信。",最后这位小伙子成功的申请到了这家公司的工作。

讨论:案例中经理所说的"介绍信"是什么?从这些"介绍信"里我们能看出这位应聘者遵循了哪些礼仪规范?

2. 案例2:一天上午,某公司前台接待秘书小张匆匆走进办公室,像往常一样进行上班前的准备工作。她先打开窗户,接着打开饮水机开关,然后,翻看昨天的工作日志。这时,一位事先有约的客人要求会见销售部李经理,小张一看时间,他提前了30分钟到达。小张立刻通知了销售部李经理,李经理说正在接待一位重要的客人,请对方稍等。小张就如实转告客人说:"李经理正在接待一位重要的客人,请您等一会儿。"话音未落,电话铃响了,小张用手指了指一旁的沙发,没顾上对客人说什么,就赶快接电话去了。客人尴尬地坐下……待小张接完电话后,发现客人已经离开了办公室。

问题:请指出本案例中小张的不足之处。

选择题答案:

单项选择题:**1.** C　**2.** A　**3.** A　**4.** B　**5.** C　**6.** B　**7.** B

多项选择题:**1.** ABCD　**2.** ACD　**3.** ABD

（王　琰）

第四章 护理礼仪规范

【学习目标】

1. 知识目标

(1) 掌握仪容修饰的基本原则及护士的仪容修饰;

(2) 了解仪态的内涵及护士的仪态美;

(3) 掌握护士仪态美的基本要求和规范;

(4) 掌握护士服饰的基本原则以及体态美的标准与训练方法;

(5) 了解服饰礼仪与体态礼仪的内涵。

2. 能力目标

(1) 能进行简单的日常工作化妆;

(2) 能进行眼神、笑容的基础练习;

(3) 能运用所学内容对护士体态形体姿势进行实践并通过考核。

【情景与思考】

护理站情景引发的思考

　　某医院呼吸科护理站坐着这样一位护士,她长发披肩,脸上有很浓厚的妆容,护士帽歪歪地戴在头上,一只耳朵上戴着耳机,正一边哼着歌,一边修剪自己红红的指甲。这时候,来了一位来探视的患者家属,问道:"护士小姐,请问 302 病房在哪里?"可是这位护士头也没抬,只用头向左侧微微甩了一下,隐隐约约地哼了一声:"那边。"手里继续修剪着指甲。患者家属探着头问道:"在哪里?我没听清。"只见护士突然瞪起眼睛,狂吼一声:"不是告诉你那边了么,你聋了?"患者家属呆了一下,很不满地说道:"你这个护士怎么这么不尊重人呢?"正在这时,路过护理站的一名头戴燕帽、脚穿白色软底护士鞋的护士赶紧走上前,她面带微笑,眼神温和地对患者家属说:"您好,您是来看李大婶的吧,她刚做完手术,正在等您,请跟我来,我送您过去吧。"……

　　思考:上述情景中出现 2 名护士,形象与工作态度截然不同,你喜欢哪一位护士呢?你愿意未来的自己是怎样的一个职业形象呢?

护理礼仪在护理工作中有着举足轻重的作用,也是护理工作对护士的基本要求,它包括护士的仪容、仪态、服饰、体态礼仪等。"诚于中而形于外",护士的思想、情操、素质等美的特质都是通过护士的仪表、行为和语言等外在因素表达出来的。护士群体是众多社会群体之一,护士是众多社会角色中的一个。医院中护士人数一般要占医院工作人员总人数的1/3,一般医院医生与护士的比例应是1:2。护士良好的形象,不仅使医院给公众留下美好并深刻的印象,同时也是决定医院整体形象的关键因素之一。另外,护士在人们头脑中的形象还直接影响着社会对护士职业的评价,影响到护士在社会中的地位。因此,护士有必要学习护理礼仪规范,并能够将其运用到日常生活与护理活动之中。

第一节　护士的仪容礼仪

一、仪容的内涵和修饰仪容的原则

(一) 仪容的内涵

1. 仪容的概念　仪容,通常是指人的外观、外貌,主要包括头部和面部。在人际交往中,仪容是最先摄入对方视野的重要信息,是形成最初印象的关键因素。

2. 仪容美的含义　仪容美是指美好的或健康的外貌和气质。通常包含3层含义:仪容的自然美、仪容的修饰美和内在美的外显。

(1) 仪容的自然美:是指一个人先天的相貌、外观,通常取决于遗传基因。先天美好端庄的仪容相貌,不仅令人赏心悦目,更令人记忆深刻。

(2) 仪容的修饰美:是指依据个人形象、个性和工作需要加以设计、修饰、塑造的仪容美。修饰仪容应遵循美观、整洁、得体、适度的基本规则。依照个人条件,扬长避短,并根据时间、地点、场合的变化,设计并塑造出得体的个人形象。

(3) 内在美的外显:是指一个人内在的素质、情感、知识、文化的外在表现,是内在美通过仪容而呈现的外在气质。外貌先天的缺憾可以通过修饰和提高个人文化、艺术素养、思想情操来加以弥补。

真正意义上的仪容美,应当是上述3个方面的高度统一。内在美的外显是这三者中的最高境界。仪容的自然美是人们的普遍心愿,而仪容的修饰美则是护士仪容礼仪中不可缺少的一部分。

(二) 仪容修饰的原则

人们按照自身的审美情趣、审美理想对自己的仪容加以修饰、美化,即为仪容的修饰美。仪容的修饰美是仪容美不可或缺的重要组成因素。在与人交往时,得体的仪容修饰是指运用恰到好处的知识和技巧对自身形象加以修饰。适当的仪容修饰不仅是提升个人形象的需要,更表达出对他人的尊重,为对方带来美的享受。仪容修饰应遵循以下几项原则。

1. 自然美与修饰美的统一　完美修饰贵在"雕而无痕"。日常仪容修饰即包括面部器官的局部修饰(如面部化妆),也包括整体形象的设计塑造(如发型、服装搭配、首饰搭配等)。孩童时代的天真无邪,青年时代的朝气蓬勃,中年时期的成熟稳重,老年时期的健康端庄都是人们在每一阶段所焕发出的自然魅力。在日常仪容修饰中,无论是修饰用品的使用挑选,还是修饰程度、技巧的把握,都需遵从美学的自然规律,在保留事物自然形态特征的基础上加以美化,使仪容原有的魅力益增其美,从而达到虽刻意雕琢却了无痕迹,自然美与修饰美完美融合的修饰效果。

(1) 修饰程度的把握:在修饰仪容时,要以自然为本,保留个体的先天特征和形态。避免刻意装点、过分矫饰。过度的修饰不仅无法给人以愉悦的美感,更会留下庸俗做假、弄巧成拙的感受。

(2) 修饰用品的选用:在选用修饰用品时,应仔细甄别,在了解修饰用品的品质、性状、原料配置等基础上,根据自身特点合理地加以选用。例如,用于面部修饰的化妆用品,原料纯净、天然的化妆用品对皮肤的保养和上妆效果上都起着举足轻重的作用。因此,在选用时应谨慎对待,不仅要注重修饰用品与整体妆容的相融合,更要根据自身肤质的特点,以免造成无法挽回的伤害。

(3) 修饰技巧的学习:在修饰技巧上,可在平日里加以适当的学习、练习,掌握一定的修饰方法和技巧,合理运用。在修饰时,应以自然、大方为标准,呈现润泽饱满的精神风貌。

2. 局部美与整体美的统一　一般来说,当人们评价一个人的仪容美的时候,总是先着眼于人的整体而做出的评价。一方面,人的仪表、容貌不能离开生命整体、内在心灵而单独存在,另一方面,仪容的各个组成部分,也不能彼此隔绝而具有独立的自有价值。成功的仪容修饰,既讲究局部的精雕细琢,更注重各局部相互协调统一后在整体上呈现出的视觉效果。从着眼于个体本身来看,仪容修饰需考虑的因素有:全身服饰、配饰、鞋袜等整体搭配,以及个体自身年龄、职业、身份、个性、气质等;另一方面,还要考虑外部客观因素,如季节、时间、出席场合、地理环境等。

(1) 与年龄相统一:不同的年龄阶段呈现的是生命不同的精神面貌。在选择仪容修饰时,应根据不同的标准还原不同年龄阶段所具有的自然之美。如孩童时期,应突出表现活泼可爱的天真;青少年时期,应突出彰显蓬勃向上的朝气;中年时期,应突出体现成熟稳健的魅力;晚年时期,则突出展示其端庄健康的生命力。实施与自身年龄相吻合的修饰手段,才能真正展现健康、美丽的仪容。

(2) 与身份、职业相统一:最佳的仪容修饰,要充分考虑到自身的身份和职业,不同的身份,有着不同的仪容需求,不同的职业,有着不同的环境氛围,与身份、职业相匹配的装扮,才能更好、更得体地展现个人的品性与修行。例如,护士工作因其所处行业的特殊性,端庄、稳重又不乏热情、亲和的形象可以给患者带来温暖、亲切的安全感和信任感。过于浓重、出格、怪异的装扮,则无法给人树立爱岗敬业、专心致志的职业形象。

(3) 与整体搭配相统一:在进行仪容修饰前,应考虑当日所选用服饰、配饰、鞋袜等整体搭配元素,根据整体风格确定色彩基调,配合全身服装的颜色、类别、质地、款式,配以相应的发型、发饰、妆容,呈现修饰后的仪容与整体搭配相互映衬、协调统一的和谐之美。例如,在日常护理工作中,粉色的唇彩映衬白色或者粉色的护士服,可衬托出女性护士柔美而又清新、纯净不乏亮丽的工作形象。

(4) 与季节、气候相统一:随着大自然季节的变化,气候的转换,温度、光线、湿度等也会发生相应的改变。与之同时,人体功能也会相应做出与之相适应、不同的自然反应。因此,在日常保养、修饰中,需根据不同的气候、季节做出相应的调整,使皮肤、发质等保持健康、润泽、富有弹性的良好状态,展现健康的精神面貌。例如,夏天气温较高,阳光充足,紫外线辐射较强,汗液分泌较多,应选用含油量较少并具有防晒、防水作用的护肤用品;秋冬季节气候干燥,应选用水分充足、保湿性强的护肤用品;春天气候湿润,肤质敏感,应选用刺激性小、油量适中的护肤用品。

(5)与个性、气质相统一:良好的仪容修饰,是一个人个性、气质的完美呈现,是形成美观形象的基本要素。一方面,部分人以为仪容修饰仅仅是发胶、定型产品在头部的应用而忽略发式的呈现效果,仅仅是各类琳琅满目、色彩鲜艳的化妆品的涂抹而忽略脸型、眼部、鼻部的五官形状,进行不恰当的仪容修饰,反而暴露了自身的形象缺陷。另一方面,一个人虽仪表素净、容貌整洁,却全身上下毫无亮点可言,仍无法使人称赞其漂亮、美丽,给人留下过目不忘的深刻印象。因此,真正的仪容修饰应使自我形象焕然一新。在设计之前,必须充分了解头、面部各个器官的特点,客观正视优点与缺点,分析、判断自身个性特点,并思考如何运用恰当的技巧将缺点巧妙转化,扬长避短,塑造出发型、眼部、鼻部、脸型等各个部位既整体协调又不乏个性特点,凸显出独特的风格气质和与众不同的个人形象。

3. 内在美和外在美的统一　真正意义上的仪容修饰,离不开内心世界和精神蕴含的塑造。人们常说,相由心生。比大海、比星空更广阔的是人的心灵。仪表、容貌等外在表现,是心灵世界的感性形态。夸赞一个人的仪容美,不仅要注重容貌上呈现的光鲜亮丽;同时,深刻的内在精神和丰富的心灵世界所带来的人格魅力更有利于一段人际关系长时间的稳定与维系。外在的形象美是心灵美的表象流露,内在美是外在形象的本质依托,包括品性、学识、修养、气度、情操、道德等方面,需要在日常生活中悉心观察,思考学习,需要日积月累地长期修炼。一个外表靓丽却言语粗俗的女孩使人生厌,一个不修边幅、面容憔悴的工作者即使在本职岗位上勤恳工作数十年却也无法使他人产生敬重感。真正的仪容美应是内在美和外在美的同步塑造。只有将内在美与外在形象的修饰结合起来,才能完整地表达仪容美的含义。

护士被誉为人间的"白衣天使",寄托着人们对生命的尊重,美好的希望。恰到好处的职业形象,应是自然美与修饰美的浑然一体,局部美与整体美的和谐统一,内在美与外在美的有机结合。年轻的护士应给患者以健康、朝气、充满生命活力的感觉,使患者虽身处病痛,却能感受到青春的朝气,美丽和健康的生命力量,重新树立对生命的渴望和恢复健康的信心,使护理工作在美好的仪容中更具感召力。

二、护士的仪容修饰

规范的仪容修饰,是人们在人际交往过程中礼貌、自信、尊重他人的基本表现。作为一名工作在第一线的基层医务工作者,美丽的仪容,既是护士自身形象塑造的基本需求,又是建立友善的医患关系、树立良好的医院形象的基本需要。美丽的护士形象,既反映了一名合格的护理工作者爱岗敬业的工作态度、自尊敬人的个人涵养,又体现了一家医疗机构规范细节、严谨完善的组织管理理念,给患者以被尊重感和信任感。为患者创造了温暖舒心、欣赏美、享受美的心理氛围。

面部为人体外貌特征最显著以及最具有个人辨识度的部位,包括一个人的表情、神态。护士的仪容修饰包括面容修饰、头发修饰和肢体修饰。

(一)面容修饰

面容,指面部容貌,面貌或外观。包括人体头前部,上至额头,下到下巴,含眼、耳、鼻、口、眉,人体五官。护理工作中的面容修饰主要包括面部日常养护、面部局部修饰以及面部化妆3部分。

1. 面部日常养护 内养外护。良好的肤质状态需要内外结合、坚持不懈地常年调理。部分人认为,不做任何保养还原肌肤最天然的状态就能避免保养品等化学物质所造成的伤害。但由于面部皮肤常年暴露在外,遭受污染的空气、强烈的紫外线等外界环境的侵害,另一部分人则错误地认为只要有价格昂贵、品种多样的保养品的支撑,就可以永远保持年轻的肤质。其实,无论是基础调理没有做好所导致的保养不足,还是护肤产品过度使用所造成的保养过度,都会给肌肤带来不同程度的损伤。只有针对自身肤质、肤色及当下具体的皮肤性状,找对适合自己的保养用品,定期、定时做好皮肤的清洁、保湿、防晒等日常基础护理,结合科学的饮食、充足的睡眠等良好的生活习惯,保持乐观积极的精神状态,才能真正拥有一个润泽、细腻、紧致的健康肌肤。

(1) 正确评估皮肤类型:根据皮肤皮脂腺分泌状况及皮肤对外界刺激所做出的反应可分为干性皮肤、中性皮肤、油性皮肤、混合性皮肤及敏感性皮肤五大类型。由于年龄、季节等外界不可抗拒的因素,皮肤类型就某一个体而言并不是一成不变的。例如,青春期皮脂分泌较为旺盛,肤质偏油性,而中老年时期皮脂腺功能减退,肤质逐渐趋向干燥。同时,随着年龄的增长,皮肤与机体一样逐渐趋向老化,只有针对肌肤在不同时期的不同需要实施最佳的保养护理,才能真正使肌肤"青春常驻"。

(2) 正确做好皮肤清洁:正确的皮肤清洁是指在不破坏皮肤正常的脂质结构的前提下,温和地去除皮肤表面多余的皮脂角质和污物。目前,常用的皮肤清洁用品包括洁面皂、洁面乳、去角质磨砂膏等。在选用时,应注意产品使用期限、使用方法、使用功效等基本信息,避免使用偏碱性的产品,并注意在使用后用清水充分洗净,避免残留物对肌肤的损害。由于磨砂膏等产品清洁力度较强,每日使用反而会导致皮肤受损,建议每周1~2次为宜,过敏性皮肤者应慎用。

(3) 保持皮肤充足水分:盈润光泽是健康肌肤的第一要素。做好皮肤的补水保湿也是日常肌肤护理的基础步骤。因空调、季节变换、肌肤衰老等因素导致肌肤代谢减缓、水分流失,引发肌肤干燥脱皮等诸多问题。身体缺水是引发皮肤干燥的一个重要原因,因此在日常生活中,应注意多喝水,喝足水,养成定时饮水的良好习惯,不要等收到身体的口渴警报再喝,那表示身体缺水已经非常明显了。另外,应避免用过热的热水进行皮肤清洁,同时选择质地清爽、温和的保湿用品加以合理使用。长期身处空调环境中的人群,可通过洒水、使用加湿器等方法提高室内湿度,并随身备用喷雾式活泉水等保湿产品。

(4) 避免紫外线侵害:常见紫外线光波可分为长波紫外线(UVA)和中波紫外线(UVB)。UVA是生活紫外线,可穿透云层、窗户玻璃等射入人的肌肤,一年四季,不论阴晴朝夕都存在,是一种慢性而持久的损伤,也是我们日常皮肤接触到的主要光波伤害。UVA对皮肤的伤害主要表现有导致皮肤松弛、产生皱纹、黑色素沉积增多等,加速肌肤老化。UVB为户外紫外线,可造成肌肤即时性晒伤,主要表现为皮肤变红、变痛、水泡等,长期照射可引起由于黑色素细胞变异而呈现的太阳斑,严重者,可造成肌肤癌变。由于UVA光波在不同气候、季节下变化不大,因此,在防晒用品的选择上应一直选用含有UVA防护的产品(即标有Pa+指数的产品)。夏季由于紫外线照射为一年中最强烈的时候,除选用防晒指数较高、防晒时间较长并具有防水性质的产品外,另外增加遮阳伞、遮阳帽等防护用具的使用。

(5) 保证科学的饮食:科学的饮食可以为皮肤保证充足的营养和水分。要保证长期保持营养均衡、时间规律的饮食习惯,既不暴饮暴食,也不过度节食。在食物种类上应合理搭配,多食用新鲜水果、蔬菜,并有针对性地摄入富含皮肤营养素的食物。如维生素 E 能延缓皮肤衰老,保持皮肤润泽,减少色素沉积等作用,常见的富含维生素 E 的食物有压榨植物油、坚果、瘦肉、菠菜、卷心菜等。另外,还有富含维生素 A 的食物可使皮肤柔软细嫩,有防皱去皱功效。维生素 C 可促进胶原蛋白的合成,保持皮肤弹性。还有维生素 B、微量元素锌等,这些都是皮肤美容的天然保养品。

(6) 保证充足的睡眠:美国著名影星奥黛丽·赫本曾说:"会睡的女人美到老。"睡眠是人们日常生活中不可缺少的生理活动,具有不可忽视的美容功效。长期失眠、睡眠不足、睡眠质量低下等原因会影响皮肤细胞的营养供给,从而影响皮肤的新陈代谢,加速皮肤老化。由于护士职业的特殊性,长期面临高度紧张的工作环境以及无法确定的上班时间,多数护士都无法保证一个规律的作息时间,因此在日常工作中,更应加强精神压力的排解,尽可能地克服睡眠障碍,避免"今天的觉明天补"等情况出现。

(7) 保持乐观的心态:护理工作由于其服务对象以及工作性质的特殊性,往往承受着巨大的心理压力和精神压力。在日常生活、工作中,应采取积极的措施,有效应对。例如,在平时工作中,多与同行、同事交流,及时总结,注重工作经验的积累,有针对性地提高专业知识和技能水平,提高抗压能力以及自我调节、解决问题、决策参与等工作技巧。在业余的休息时间,可适当参加户外活动、社交活动等,舒缓压力,调节身心,使自己始终保持乐观向上、积极饱满的工作状态。

2. 面部修饰

(1) 眉部修饰:整齐自然的眉形可以衬托一个人的脸型,甚至气质。在进行修整时,应根据自己的脸型、眼型、肤色等特点综合考虑眉形的粗细、长短、浓密、眉色的选择,并配以眉笔、眉剪、眉刷等修饰工具进行整理。在修饰时注意保留眉毛原有的自然形状,顺着眉毛生长方向去除杂眉,注意左右眉形的对称,当出现长短、色泽等差别时,可适当加以描眉,但不提倡拔除眉毛、文眉。

(2) 眼部修饰:眼部是面部美感最重要的部分,拥有清澈明亮的眼睛,可以令面部表情更具神采。因此,在日常生活中,首先要保证的就是眼部的清洁和保护,及时去除眼部的分泌物,保持正确的用眼姿势,避免眼部过度疲劳,注意预防眼科疾病的发生。其次,佩戴眼镜的护士,无论从社交礼仪还是工作实用角度来讲,都应考虑眼镜的实用性,注意眼镜的选择和清洁。选择合适的材质、款式,避免佩戴色彩鲜艳、造型夸张的装饰眼镜、墨镜。为保证准确顺利地执行工作任务,可随身携带擦拭用布,随时保持镜片的清洁,并定期清洗镜架。

(3) 耳部和颈部的修饰:在面部修饰中,人们常常忽略我们的耳朵和颈部,长期的缺乏保养,使耳、颈部因皮肤干燥、缺乏清洁等细节问题影响了整体美感。在进行面部清洁时,应注意每日清洁耳道内污垢,修剪耳毛,保持耳部清洁干燥,避免水、皂液等进入耳部引起发炎。在清洁时,可借助棉签等工具,避免损伤耳道。护理人员避免在工作岗位上进行挖耳、抠耳等不雅举动。在颈部保养上,应保持颈部皮肤的日常清洁,适当加强颈部的按摩与运动,舒缓颈部的紧张感。

(4) 鼻部修饰:修饰鼻部重在清洁卫生。应定期进行鼻毛修剪,清理鼻部暗疮、黑头,勿乱挤乱抠。在清理鼻部污垢时,应在无人的地方用纸巾、手帕等辅助工具自行进行清理。切勿在公共场所尤其是工作岗位上,当众清理鼻涕、挖鼻孔、乱弹乱抹鼻垢,或发出过大声响。

(5)口部修饰:口部修饰包括口腔清洁、牙齿保洁与唇部保养。保持清新的口气与健康整洁的牙齿,首先要养成每日早晚刷牙、饭后漱口的好习惯。防止产生异味,保持口腔卫生。如牙齿上有不易去除的牙垢,可到专业机构洗牙。在与人交往之前,应避免吸烟、饮用烈酒或食用葱、蒜、韭菜等食物,以防引发口腔异味。由于胃肠疾病等引发口臭的患者,在与他人交流时可适当保持距离,用手稍加遮挡或稍稍侧面加以避免。除此之外,护理人员应同时做好唇部的每日呵护,防止唇部干燥脱皮。男士应每日剃须,保持清洁。

3. 护士化妆　从职业礼仪规范角度来讲,护理人员应淡妆上岗。淡雅自然,协调得体的妆容,不仅维护了护士美丽的职业形象,也展现了护理人员尊重患者、爱岗敬业的职业风范。

(1)基本要求:自然得体,协调美观。护士在工作岗位上的妆容一定是清新淡雅,才能显示与身份、场合、职业环境相符合的气质素养。不可任意发挥,浓妆艳抹。

(2)基本技巧:日常工作妆的基本步骤可大致分为以下几个部分:洁面、护肤、底妆、眉妆、眼妆、唇妆、面颊彩妆、整体定妆。

1)洁面:常见的洁面产品有洁面泡沫、洁面水、洁面皂、洁面摩丝、洁面凝露和洁面乳。不同的肤质应适用不同的洁面产品。在使用时,以彻底清洁、避免肌肤不良刺激为原则,取少量产品于干净的掌心或指腹,并在手心充分打起泡沫,在面部、轻柔地向上打圈按摩后用温水冲洗干净。

2)护肤:常见的护肤产品有爽肤水、润肤露、精华液、乳霜、膏状护肤用品等。在使用时,按照分子越小、质地越清爽越先用的原则正确涂抹,达到保湿滋润、为肌肤提供适度营养与屏障的效果。

3)底妆:选用底妆用品要诀是将肤色自然细腻的美感充分表达。常见底妆用品有 BB 霜、遮瑕膏、修饰乳、粉底等。干性皮肤适宜液状粉底,油性皮肤适用乳霜状粉底,固体粉饼则通常用于修补。粉底的颜色要接近自身的肤色,如脸上有局部痘印或瑕疵,可在整体涂抹前用液状粉底或遮瑕膏进行局部遮盖。在整体涂抹时,可借助化妆海绵,由内而外、由上至下进行,注意避开眼下皮肤,并进行颈部的适当涂抹修饰,做到厚薄均匀、清透光泽、脸、颈部过渡自然。

4)眉妆:包括修眉、画眉。常用画眉用品有眉笔、眉粉等。一般来说,眉色与发色相近或稍浅。画眉之前,根据眉毛的长度定位眉头、眉峰和眉尾位置,并用眉刷将眉毛梳理整齐,使眉毛定型。按照由内到外、由粗到细、眉头色浅,眉腰至眉尾颜色逐渐变深的顺序画出自然眉型。

5)眼妆:包括涂抹眼影、描画眼线、刷扫睫毛。眼影颜色丰富,不同的色彩可塑造出不同的眼妆效果。多色眼影的恰当运用可增强眼部轮廓;使眼部富有立体感和层次感。护士眼妆宜淡雅自然,除眼窝处可适当运用深色系稍加晕染外,整体色彩淡雅柔和。在色彩选择上,年轻护士可选用粉色、橙色等暖色系来体现青春亮丽,中年护士可选用棕色、大地色系等体现成熟稳重。另外,在描画眼线和刷扫睫毛上,可根据个人眼睛特点自行选用。常用的眼线用品有眼线液、眼线膏,睫毛用品有睫毛液、睫毛膏。清新的眼线宜细,描画时贴近睫毛根部,使睫毛自然连接,并与皮肤自然融合,没有明显界限,睫毛则根根分明,纤长卷翘。

6) 唇妆:包括描画唇线,涂抹唇彩。唇线的颜色应与唇彩颜色相近或略深。描画时勾勒唇峰、唇形,使唇部立体丰满。在给双唇上色之前,可用润唇膏先滋润双唇。常用的唇彩用品有液体唇彩和固体唇彩。护士的唇色选择宜浅,鲜艳度低,在涂抹完毕后,用纸巾吸去多余的唇彩和油分,使唇膏与唇部自然融合,并避免多余唇膏沾到牙齿。

7) 面颊彩妆:即运用胭脂刷扫、涂抹出健康红润的双颊。常见的修饰用品有液状胭脂和粉状胭脂。正确的涂抹位置应以浅笑时面颊隆起之处为基点,斜向上向下晕染,高不过外眼角,低不过嘴角。在颜色选择上应与肤色相近并配合唇彩、眼影等整体妆容色调,避免过深或过浅。

8) 整体定妆:在完成所有局部妆容后,要及时检查整体妆容的对称度、协调度,并进行针对性的修补。可适当使用定妆液、定妆粉,用以固定妆容,延长妆容的持久度,避免油光、脱妆。

(3) 护士化妆六大禁忌:①不可带妆过夜;②不可残妆示人;③不可浓妆上岗;④不可当众化妆;⑤不可使用过期产品;⑥不可使用他人用物。

(二)头发修饰

蓬松健康的头发,不仅可以增加美感,更能起到保护头部的重要作用。护理工作中的头发修饰包括头发日常养护、选择合适发型以及规范工作发式3部分。

1. 头发日常养护 干净整齐、自然蓬松、富有光泽和弹性的健康秀发是规范工作发式、树立良好形象的前提。要想拥有乌黑亮丽的秀发,必须从清洁护理、每日梳理等细节做起,配以按摩、饮食等辅助手段,做好全方位的保养护理。

(1) 清洁护理:正确的洗发、护发不仅能起到清洁的作用,更能提供头发营养成分,使头发恢复生气。虽然勤洗头、常护理是人们一直所提倡的,但是过于频繁的洗发护发也会造成头发的养分流失、干枯受损。因此,正确的清洁护理是养成周期性洗头的良好习惯,一般以每周2~3次为宜,并根据季节、个人发质等方面原因做合理的调整。洗发前,先将头发进行初步的梳理,将打结的头发梳理开,选用40~45℃的温水,根据头发的性质选用不同的洗发、护发产品。在洗发时,揉搓力度轻柔,增强发根部的清洁,使头发充分吸收到养分,并通过手指对头皮进行适度按压,达到增强头皮健康,促进头皮血液循环的目的。洗完后,采用轻压吸水的方式将水分吸干,避免用力揉搓头发。吹整前,先将头发梳开,保持吹风机与头发15 cm以上的间距,并尽量缩短吹整时间。

(2) 每日梳理:俗话说"梳头十分钟,预防脑中风"。梳头不仅是保持头发整齐美观的需要,更能疏通经络,促进头部血液循环,提神醒脑,防止脱发,是大脑保健不可或缺的一部分。在梳理用具的选择上,可选用木梳、玉梳、牛角梳,兼具保健功效。

(3) 坚持按摩:坚持头部按摩是维护头皮健康的一个重要方法。日常简单的按摩操可利用十指指腹,沿着发线由前额到后颈,从两侧太阳穴到头顶正中作环形按压,刺激头部穴位。按摩时,十指张开弯曲呈弓形,按压力度均匀,干枯受损头发可稍加强按压力度。在按摩时适当选用护发用品,让营养成分充分吸收,长此以往使发丝恢复弹性光泽。

(4) 饮食配合:均衡营养的饮食是秀发健美的营养之源。维生素、蛋白质和钾、锌、镁等微量元素都是保证头发生长、保持头发健康必不可少的营养元素。平日里,应多吃香蕉、苹果、胡萝卜、海带、紫菜等富含维生素和微量元素的蔬菜水果。头发的主要成分是角质蛋白，占97%～98%。因此，在每日饮食结构中，必须保证充足的蛋白质摄入，可选用鸡肉、鱼肉、鸡蛋、牛奶等优质动物蛋白和大豆等植物蛋白。

（5）避免伤害：烈日的暴晒，游泳池水的氯气和海水中的盐分等，这些因素都会侵蚀秀发，使秀发干枯脱水。而现代人对时尚潮流的日趋推崇，使烫发、染发成为秀发营养流失的人为因素。由于染发剂里含有脱色剂，对头发的毛鳞片可造成伤害，在烫、染过后建议使用含有修护角质蛋白作用的氨基酸成分的洗发、护发用品。另外，烫发、染发在一年内不要超过2次，否则会造成已经受损的毛鳞片还没有恢复就受到再次伤害。护理工作者不提倡过度烫发染发。

2. 选择合理发型　在日常生活中，人们按照美的规律进行对自身头发进行制作和设计，塑造美丽的外形，使头发的视觉效果符合美的本质和规律，即进行发型设计。在发型设计制作中，需考虑脸型、体型、发质、年龄、职业、身份等多重因素，符合人们的审美需求，制造和谐的整体视觉美。

（1）发型与脸型的配合：拥有完美的脸型是大多数人们的美好愿望，一般情况下，人的脸型都存在着或多或少的缺陷，如颧骨过高、脸型偏圆、前额过高等。设计好的发型，则能帮助我们巧妙遮盖或者削弱面部结构中的先天不足。

1）长脸：额头、颧骨、下颌的宽度几乎相同，但是脸宽小于脸长的2/3。这种脸型的修饰要点在于适当加宽额头宽度，从视觉上缩短脸的长度，可通过加强两鬓的厚度及蓬松度来实现，在前额处稍留些刘海，提高眼睛位置。采用二八分头或者一九分头，在发型选择上避免采用垂直长发和短发。

2）方脸：额头、颧骨、下颌的宽度基本相同，棱角突出，给人方方正正的感觉。这种脸型的修饰要点在于突出脸部的竖线条，可采用波形来适当柔和脸部线条，以长发为佳，个子娇小可选择齐肩短发，避免剪得太短、太平直或中分的发型。

3）圆脸：虽然和方形脸一样都是额头、颧骨、下颌的宽度基本相同，但是圆脸比较圆润丰满，圆下巴，脸较宽。这种脸型的修饰要点在于拉长脸的长度，可以选择头顶较高的发型，留一侧刘海。男生可以两边剪短，头顶部和发冠部稍修长，选择侧分头。短发女生可以选择不对称或对称式侧刘海，长发女生宜中分头。

4）正三角脸：又称"由"字形脸，特点是上窄下宽。这种脸型的修饰应增加额部宽度，将太阳穴附近的头发弄得宽和高一点，尽量将刘海剪高，避免下巴附近太多头发。

5）倒三角脸：又称心形脸，"甲"字形脸，特点是额头宽、下颌窄而下巴尖。这种脸型的修饰要点在于缩小额宽，增加脸下部的宽度。中长度的发型最为适宜。刘海可以选择中分、稍侧分，发梢蓬松柔软则可达到增宽下巴的视觉效果。

6）菱形脸：前额与下巴较窄，颧骨较宽。这种脸型的修饰要点在于缩小颧骨宽度，靠近颧骨的头发尽量贴近，面颊骨以上或者以下的头发则尽量宽松。短发尽量上面蓬松，下面轻盈呈心形轮廓，长发最好烫发，选择前倾斜刘海可适当遮盖颧骨，下面头发蓬松，整体呈椭圆形轮廓。男士可将头顶处头发做蓬松，刘海不分缝。

7）鹅蛋脸：是最为标准理想的脸型，适合各种造型。

（2）发型与体型的配合：基本可以概括为以下几点：体型瘦高发宜长，体型娇小别披肩，体型矮胖宜盘起，体型高大宜剪短。

瘦高体型容易给人以纤细、单薄的柔弱感,飘逸的披肩长发可显现出女性的清新柔美之感。矮小体型则通常给人以娇小玲珑的精致感。粗犷、蓬松的发型会使整个头部与身体比例失衡,在发型选择上宜秀气、注重细节。高大的体型通常给人以力量美,简洁、富有线条感的短发造型或者大波浪卷长发造型显得干练、大气。矮胖的体型要尽量避免加重自身缺陷,选择简单富有层次感的短发或者简单的盘发,强调发式的整体向上趋势。

(3)发型与发质的配合:人们常用"清汤面"、"天然卷"来形容一个人发质的天生细软或者卷曲。每个人的发质不仅受到遗传影响,后天的护理、营养等因素也会让发质发生变化。不同的发质应选不同的发型。如柔软的头发可用俏皮的短发显示人物生气灵动,天生的自然卷可以巧妙地利用头发天生的弧度做出各种美丽的造型。无论哪种发质,只要扬长避短,选对适合自己的发型,都能修剪出亮丽的时尚造型。

(4)发型与年龄、职业、身份的配合:符合个人年龄、职业、身份的发型不仅能提升个人辨识度,更能反映出一个人良好的涵养、社会地位。大多数学生与工作单位均对在校学生与从业人员有较为明确的规定。选择一个符合自身身份、年龄、职业的合适发型,也许不是当今最流行的款式、最潮流的造型,可却是对自身的尊重、对职业的尊重、对场合的尊重,更能赢得他人的欣赏和赞美。

3. 规范工作发式 护士的头发应前不过眉、后不过领、侧不掩耳,以整洁、明快、方便、自然为基本要求,方便护理人员进行各种护理操作。在头饰、发色的选择,不标新立异,不戴夸张配饰,不盲从潮流前卫。目前,大部分国内医院根据科室的不同佩戴燕帽、圆帽两种护士帽,根据护士帽款式的不同,护理人员的发型要求也随之做出相应调整。

(1)佩戴燕帽时的工作发式:护理人员在工作岗位上佩戴燕帽时,不能长发披肩,不能刘海过眉。长发护理人员应将头发盘起、固定稳妥,并同时用网罩收起发髻。前额及两边刘海用与黑色或白色发夹固定牢固,切忌前额头发高于燕帽。护士帽要戴正戴稳,前帽檐距离发际线 3～5 cm,发夹固定于帽后,不能露于帽的正面。

(2)佩戴圆帽时的工作发式:在手术室、隔离病房等,以及进行无菌操作时护理人员需要佩戴圆帽。佩戴时,要将头发全部收在帽子里,不露发际,前不遮眉,后不外露,不戴多余头饰。长发护理人员可先将头发盘成发髻收于圆帽内。男护理人员一律佩戴圆帽。

(三)肢体修饰

护士的肢体修饰主要是指针对上肢即手臂、手掌和下肢即腿脚部位的修饰。除了声音能传达出的有声语言,肢体所传达出的信息也是与患者沟通的有效方式,并能从细节侧面反映出一个人的生活习惯、性格特点等。

1. 手部清洁保养 很多的护理专业操作都需要严格遵守无菌操作。因此,手部的清洁、消毒更显得尤为重要。护理人员在工作中应勤洗手、洗净手。在进入病房、离开病房、护理操作前、护理操作后、接触污染用品后、接触清洁用品前等,都应当养成随时做好手部清洁卫生的好习惯。同时,在洗手过程中,按照"七步"洗手法规范洗手过程,达到彻底清洁的目的。由于医用洗手液对双手的皮肤油脂存在一定的伤害,长期的频繁使用会引起手部的干燥、脱皮等现象,因此,在洗手后可适当涂抹护手霜,保持手部滋润。护士在工作中不可留指甲、涂甲油,此外,避免在操作进行过程中用污染的双手接触其他清洁用品或其他人群,造成交叉感染,引起疾病的传播。

2. 手臂修饰 在较为正式的社交场所,不提倡穿裸露肩部、过度暴露的服装,更忌讳发生将腋毛等暴露在外的不雅行为。穿无袖或袖管较短的服装时,应剔除腋毛。护理人员在工作时间应按照规定穿带袖的职业服装,夏天由于出汗较多,应注意随时保持手臂的清洁、干燥。

3. 下肢修饰

(1)下肢清洁:人的双脚不仅易出汗,更容易产生异味。要保持双脚的整洁、干燥、美观,需要做到以下"四勤":勤洗脚、勤修趾甲、勤换鞋袜、勤晾晒。洗脚时,注意对脚趾、脚缝、脚踝等部位的仔细清洗,有脚气者更要养成良好的卫生习惯,定期更换、清洗、晾晒自己的鞋袜,避免与他人交换鞋。在鞋袜的材质选择上,避免选择透气性差、不具备吸汗功能、易产生异味的材质。皮肤瘙痒、脱皮严重者应及时就医,从源头上根治脚气,防止复发。另外,对趾甲要做到勤于修剪,使其长度适中,过长的趾甲容易引起细菌、垢污滋生。

(2)下肢遮掩:在正式社交场合,女士不宜穿过短的热裤、短裙,男士短裤以及膝或过膝为宜,不过分暴露腿部。在工作岗位中,更应对下肢部位进行适度的遮掩和修饰,做到不光腿、不露脚趾、不露脚跟。护理人员职业服装多为裙装,在日常工作中,应着肉色连裤袜或白色长裤,避免光脚穿护士鞋,袜口不能露于裙摆或者裤脚之外。

第二节 护士的仪态礼仪

一、仪态的内涵和基本要求

(一)仪态的内涵

1. 仪态的概念 仪态,也叫姿态。从广义的角度上理解,泛指身体各个器官所呈现出的各种姿态,是人际交往活动中人们的表情、姿势和动作等综合表现,包括举止谈吐、神态表情、体态变化等。仪态也称为"身体语言"、"第二语言",作为人类的辅助语言传达了丰富的情感信息。

2. 护士的仪态美 美国心理学家柏拉比安曾提出过,人类全部信息表达=7%语言+38%声音+55%表情。护理工作者的仪态美,主要是从狭义的角度理解,主要是指人物的面部表情,由人的眼神和笑容构成,是护理活动中重要的沟通方式之一。面带笑容、温文尔雅的目光给患者以尊重、友好的亲切感和安全感,使患者信任。护理工作中美好的表情应该是友善、真诚、自然、热情、充满关爱的,为患者树立战胜疾病的信心和重新生活的希望。

(二)仪态美的基本要求

在人与人沟通中,眼神、表情是最清楚、最正确的信号。护士在与服务对象交流时,眼睛应多采用正视,以表示尊重、理性、平等。不要斜视、扫视、窥视,因为这样表示轻浮或鄙夷,让患者产生被瞧不起而受辱的感觉。笑容是指人含笑时的面容。在护理工作中,护士应用微笑的表情面对患者。微笑属于肯定性情绪,是礼貌的表示,是爱心的表现,是优质服务的重要内容。"一个美好的微笑胜过十剂良药。"对新住院的患者报以微笑,可以消除患者的紧张感和陌生感;对手术患者报以微笑,可以增强他的安全感;对康复患者报以微笑,可以鼓励他更加坚强。

1. 表示尊重 现代护理强调"尊重患者,关爱生命"、"以患者为中心"的护理理念,在护理工作中,温和关爱的眼神和表情可以让患者感受到充分的尊重,是护理人员走进患者心灵、赢得患者信任的第一步,是建立互相理解、互相信任的良好医患关系的基础,有利于护理工作的顺利开展。

2. 表示友好　在护理工作中,对任何患者以及患者身边的陪同人员,都应该表示友好。长流的细水可以滴穿坚硬的石头,柔弱的小草可以改变大地的颜色。对身陷病痛折磨的患者来说,护理人员一个善意的眼神,一个友好的动作,都会给患者带去温暖,慢慢放下心理戒备,以挚诚的心去温暖患者的心灵,就是我们所拥有的创造生命奇迹的神奇力量。

3. 表示关爱　恰到好处的关爱眼神可以帮助患者消除紧张、恐惧、绝望等心理障碍,形成积极向上的心理倾向。可以帮助患者克服心理恐惧,树立恢复健康的信心。可以帮助患者在满怀信心和动力的心理暗示下积极、乐观地配合治疗,并接受治疗,有利于患者的康复。

4. 表现适时　无论采用何种眼神、表情、神态,护理人员都要切记与之所处环境的氛围和环境相符合。例如,当护理人员面对一位生命垂危的患者时,表情应严肃、凝重,当面对一个刚刚迎来健康新生命的家庭,表情宜喜悦、快乐,当面对一名紧张、恐惧的患者,则应报以关爱、抚慰的神情。

二、仪态的表现

(一)眼神

眼神,即眼睛的神态。眼睛是人类心灵的窗户。透过人们的目光,可以看到内心世界所传达出的丰富情感。很多时候,用眼神所传递出的情感交流甚至远远超越了言语的交流。一个清澈、洁净的眼神可以让人们感受到生命的阳光与美好,而鼓励和肯定的眼神则可以给我们坚定的信念和力量。反之,游离、涣散、暗淡的眼神则给人以悲苦、愁怨、烦闷的不愉悦感。作为面部表情最重要的情感表达方式,护理人员应学会合理地表达与运用正确的眼神,使之成为与患者进行情感交流的有效方式。

1. 眼神的构成　眼神,即人在日常生活中借助眼睛所传递出的信息,一般涉及角度、部位、时间、方式、变化等5个方面。在注视他人时,目光的角度在某种意义上意味着与交往对象的亲疏远近。注视他人的部位不同,不仅说明自己的态度不同,也反映着双方关系有所不同。在人际交往中,倾听的一方通常应当多注视叙述的一方,以表示友好、重视,以及对其所谈话题感兴趣,因此,注视时间的长短通常表达了对对方的尊重。注视方式指的是在交际场合,眼睛注视他人所采用的方式,例如直视、凝视等。眼神的变化指的是在交流过程中,眼睑的开合、瞳孔的变化、眼球的转动等所产生的变化。

2. 眼神的运用

(1)注视的角度:由于工作场景的不同,护理人员在工作中使用不同的注视角度。通常可分为以下3种:平视、仰视和俯视。

1)平视,是指交往双方视线呈水平状态的注视。是一般场合下最常见的视线交流角度,可体现人与人之间身份、地位的平等。当患者迎面走来时,若此时护士恰好处于入座状态,应及时起立,迎面正视,迎接患者目光,并目光平视,以表示对患者的尊重。

2)仰视,是指在交往中,居于低处,抬眼向上注视他人。仰视有敬畏之意。反之,如身居高处、低眉向下注视他人,则称为俯视。俯视即可以表达出对交往对方的宽容、关爱,在某些时刻,却又传达出对对方的傲慢与轻视。因此应看具体场合合理运用。例如,在进行日常护理操作时,对于长期卧床的病重患者,护理人员的俯视往往表达出爱护、宽容之意。倘若是与比自身身高略低的患者进行语言交谈,则应稍稍弯腰,目光平视,以表达出对患者的礼貌。

另外,护理人员在进行交流时,应面对患者,目光正视。避免斜眼、歪头、眼神游离等有失礼貌的眼神出现。

(2)注视的部位:注视的部位是指在人际交往中的目光所及之处,可表现出双方关系的远近。通常在人际交往中注视他人的常规部位有以下几处:额头、双眼、眼部至唇部、眼部至肩部等。根据注视部位的不同,一般可分为公务型注视、社交型注视、亲密型注视。公务型注视一般表达严肃、认真的交往态度,注视部位一般在对方双眼或者双眼和额头之间,常见于谈判、洽谈等正视场合。社交型注视是各种社交场合最常见的注视方式。注视部位通常位于双眼至唇部的三角区域。亲密型注视体现出交往双方关系的密切,常见于亲人、恋人、家庭成员之间,注视的位置一般在双眼至胸部之间。若无特殊情况,随意注视对方肩部以下、头顶以上的位置均属失礼的表现,尤其是对交往中的异性而言。

护理工作者由于工作的具体需要,有可能需要对患者全身或者身体某个局部进行注视。但只有当进行局部注射、导尿、身体检查等具体的专业护理操作时候,才允许护理人员对患者身体局部多加注视。

(3)注视的时间:在人际交往中。注视对方时间的长短十分重要,在交谈中,倾听者的注视时间应多于倾诉者,以示对对方所交流的话题感兴趣。①若对对方表示友好,注视时间应占双方全部相处时间的 1/3 左右;②若对对方表示关注,或者是表示兴趣时,注视时间应占双方全部相处时间的 2/3 左右;③若注视对方的时间不到相处全部时间的 1/3,意味着您对对方及其所交流的话题的轻视、不感兴趣;④若注视对方的时间占双方全部相处时间的 2/3 以上,则表示出您对对方的强烈敌意或者浓厚兴趣。

(4)注视的方式:在与患者进行日常交流时,护理人员应注意选择注视方式,正确把握注视方式,切不可因为注视方式的不妥而影响了与患者间的沟通。常见的注视方式有直视、凝视、环视等。

1)直视:直视是指迎接对方的目光,以表示对对方的认真与尊重,特殊场合可传递出自信、不卑不亢。在与单个患者进行交流时,采取直视的方式,展现大方、真诚,以及对对方的关注。

2)凝视:凝视是指全神贯注地注视对方,以表示对对方的专注、恭敬。长时间的凝视会造成目光游离、涣散、凝重。护理人员在工作过程中,避免长时间注视患者,以引起患者焦虑、担心病情恶化等不良情绪变化。

3)环视:环视是指有节奏地注视身边不同方向不同角度的人员或事物,以表示对全局场面的重视,适用于同时与多人打交道。例如,护理人员在与多位患者交流健康知识时,就能采用环视的办法以表示自己的"一视同仁",尤其是对位于角落或者偏远位置的患者,不宜让患者形成备受冷落的失落感。

(5)注视的变化:在人际交往中,注视的变化常表达出情感的变化。如瞪大双眼,常表示出吃惊,眼睑低垂、瞳孔缩小则传达出失落、伤感之意。从注视的眼神变化可以阅读出人们不同的思想情感,情绪变化,传递出不同的交流信息。

一双会说话的眼睛,传递出人们的思想与情感,通过眼神可以看到人们真实的情感流露。护理人员在日常生活中一方面要加强自身眼神的练习,更要学会阅读他人的目光,在目光中寻找患者的内心世界,适时调整与患者的交往方式,拉近与患者交流的距离。

3. 眼神的训练　训练眼神的方法多种多样,平日里,可有选择地进行不同方法的训练,使目光变得更加生动有神,日常生活中常见的练习方法有定眼、转眼、扫眼等。

(1) 定眼法:在眼睛前方 2～3 m 明亮处标记一个点,高度与眼睛或眉持平,双眼正视,目光集中,注视 20 秒后微闭双眼休息后立即睁开盯住目标,如此反复练习。

(2) 转眼法:眼球由正前方开始,按照从顺时针方向移动,每个角度稍作定格停留,后逆时针方向重复此动作;或眼球由正前方开始,移到上、回到前,移到左、回到前,移到下、回到前,移到右、回到前,反复练习。具体转眼的方向、速度可以在练习中适当调整。

(3) 扫眼法:在距离眼睛 2～3 m 处放一幅画或者具有一定体积、面积的其他用品,头不动眼睑抬起,做放射状横扫,快慢速度可调整,要求视线所及之处全部看清,并在到达边界时做适当定格,在练习中不断增加视角长度。

(二) 笑容

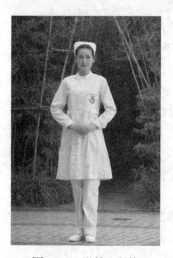

图 4-1　微笑和服饰

笑容是指人们笑时面部所呈现的神情状态,是最常见最基本的面部表情。健康的笑容,体现了人们积极乐观的心态,是心情愉悦的表现。婴儿时期,笑容的变化时常被用作判断宝宝健康的指征。健康的微笑,根据嘴角弧度的不同一般分为微笑、浅笑、含笑、大笑等,病理性微笑则常见于隐匿或患有疾病的人们。如:苦笑、痴笑、阵发性笑等。在工作岗位上,护理人员的微笑是充满爱心的表现,是最基本的面部表情。面带微笑,更是优质护理、全心全意为患者服务不可或缺的重要组成部分(图 4-1)。

1. 微笑的作用

(1) 表现真诚友善:护理人员真诚的微笑容易使患者感受到善良友好,尤其是在与新患者进行交往时,可以帮助患者自然放松,在谈笑间不知不觉地缩短了心理距离,取得了患者的信任。

(2) 调节患者情绪:面带平和欢愉的微笑,可以让患者感受到充实满足、乐观向上的人生态度。在患者饱受病痛折磨的时候,情绪低落、烦闷、焦躁时,护理人员温暖的微笑,往往能产生巨大的力量,给患者送去战胜病魔的勇气。

(3) 传达心理暗示:在与患者进行沟通和交流时,护士微笑的表情可以给予患者积极的心理暗示,久而久之,便产生不可忽视的心理效应,使身心感受到积极的反馈,取得精神上的愉悦,有助于保持患者积极的心态,主动配合各项治疗的展开。

2. 微笑的特征　微笑的基本方法是:放松面部肌肉,使嘴角微微上扬,嘴唇整体呈现弧形。在不牵动鼻子、不发出笑声,以及不露出牙齿、牙龈的前提下微微一笑。

一个真实的微笑,具备 3 个区域的典型特征:眼睛区域＋脸颊区域＋嘴部区域。眼部区域表现为眉型平顺,不皱眉,不扭曲;上下眼睑微微闭合,随着笑容幅度的增大,眼睑闭合的幅度也越大,爱笑常笑的人眼角还会出现鱼尾纹、笑纹。脸颊部位饱满光泽,嘴角区域则向耳朵方向两侧微微张开,幅度上扬,弧线自然连贯。

微笑由于双唇延展度的不同,可分为一度微笑、二度微笑和三度微笑。一度微笑嘴角微微上扬,表示自然友好,适用于社交场合的初次见面;二度微笑嘴角有明显的上扬,嘴角肌肉舒展,表示亲切随和,常见于熟人见面时的问候型微笑;三度微笑嘴角大幅上扬,表示愉悦甜蜜,常见于表示亲人、情侣间的亲密微笑。护理人员在面对患者时,应报以真诚、亲切、表情自然的微笑,嘴角微微上扬,笑不露齿,伴随友善真诚的目光送上甜美而富有亲和力的微笑。

3. 微笑的练习　微笑从产生到形成可大致分为以下 5 个阶段:放松肌肉、增加弹性、形成微笑、修正微笑、保持微笑。

(1)第一阶段——放松肌肉:微笑练习的第一步,从放松嘴唇周围的肌肉开始。可以通过练习发音的方式进行,又名"哆来咪练习",单个音节发音时间短,富有节奏感。发音同时,注意嘴形的变化。

(2)第二阶段——增加弹性:微笑练习的第二步,增加嘴唇周围肌肉弹性。可以通过反复练习最大限度地收缩或伸张嘴部进行。闭上双唇向两侧拉伸嘴角、向中间聚拢嘴唇,并保持单个动作 10 秒,然后保持微笑 30 秒,3 组动作交替进行。

(3)第三阶段——形成微笑:微笑练习的第三步,形成微笑。在练习各种微笑的过程中,找到最适合自己的微笑并加以练习,在练习过程中,注意保持两侧嘴角上升弧度的一致。保持微笑 10 秒之后,恢复自然并放松,如此反复。

(4)第四阶段——修正微笑:微笑练习的第四步,观察笑容的不足并加以修正。常见的有一侧嘴角上歪、笑露牙龈等。一侧嘴角上歪者可在微笑时巧妙利用筷子观察嘴角两端连接线是否处在同一水平线上并加以修正。

(5)第五阶段——保持微笑:微笑练习第五步,找到完美的笑容并至少维持那个微笑 30 秒。通过这一阶段的练习,使完美的微笑成为一种自然行为,在任何时候,任何场合都能绽放出迷人的魅力。

4. 微笑的注意事项

(1)微笑与整体仪态的配合:眼到、口到,笑眼传神;入神、入情,含笑自然;声情并茂,谈笑风生。微笑虽然仅是面部表情很小的部分,要做到传神传意,应要考虑与身体各个部位的完美结合。

首先,微笑应与眼神一致,口到、眼到,才能巧笑嫣然,眉宇传神。其次,微笑应与神、韵、气一致,只有笑得入神,笑得入情,才能神采奕奕,笑容美好。而气质与神韵的结合,让微笑变得更加端庄、稳重,展现出一个人良好的气质和修养。另外,微笑应与语言相结合,才能做到声情并茂,情境吻合。最后,微笑应与一个人的整体仪表、举止相结合。以姿助笑,以笑衬姿,两者相辅形成一个完整的护理人员仪态美。

(2)微笑应与内心世界一致:真正发自内心的微笑,交织着内心丰富的情感,具有丰富而充满力量的内涵。护理人员只有发自内心地对患者表示关心、友爱、同情,才能真正感染患者,让患者感受到力量和温暖,才能真正地展现出完美的"职业微笑",衬托出美好的"职业形象。"

(3)微笑应对人人平等:病患无贫贱、生命没有身份高贵、低贱之分,护理人员应怀有一个宽容的胸怀和对每一个生命的敬畏之心,做到一视同仁、公平对待,将微笑服务传递到每一位患者中间。

(4)微笑应时应地:虽然微笑服务是护理岗位上总体提倡的,但在实际工作中,应结合患者的情绪变化以及面临的实际环境和氛围等做出恰当的表情调整。例如,在抢救急危重症、生命垂危的患者时,在凝重紧张的环境和气氛下,如果笑意丛生,便是十分不合时宜的。

(三)护士的仪容禁忌

护理工作强度大,工作时间没有规律,且时常要面对生死命悬一线的紧张时刻,所承受的心理压力可想而知。因此,在工作中,护理人员要及时排解自己的不良情绪,切记不要将这种不愉悦感带到工作中,影响到患者,引起患者的情绪波动,使病情恶化。学会抵抗压力,控制内心的情绪波动,一旦穿上护士服装进入岗位,立即将自身调整到岗位状态。在临床护理工作中,切忌将个人感情因素、喜好等带入工作中,对待患者时避免出现傲慢、厌恶、烦躁、嘲笑、待人冰冷等不良仪态形象。

1. 傲慢　傲慢是指看不起人,指内心产生的一种洋洋得意之感。表现为对人怠慢,没有礼貌,有居高临下、轻视之意。具体的仪态表情可表现为斜视,斜着眼睛端倪,上下打量对方,或头稍抬起,眼睑下垂,目光自上而下地上下打量。在护理工作中,护理人员对待每一位患者都应一视同仁,切不可因为患者家乡偏远、经济不济、文化程度局限、沟通困难等因素出现傲慢仪态,与患者交往时,应维护患者自尊,以免造成不必要的自卑情绪滋生,使患者心灵受创。

2. 厌恶　厌恶是一种表示反感的情绪,根据程度的强弱牵动表情的变化。极度的厌恶表情中嘴紧紧闭上,眉毛紧皱;中度的厌恶引发轻蔑表情,表达了人们对事物自上而下的排斥感;轻度的刺激引发不屑表情,通常会伴有笑容的出现,形成讥笑或冷笑的表情。护理人员在工作中会遇到各种各样的患者和场景,有时面对大出血、脏臭、异味抑或带有某些传染性疾病的患者,一定要克服自身的厌恶反感情绪,接纳患者,让患者得到应有的治疗和护理。

3. 烦躁　烦闷焦躁,心中烦闷不安,易躁易怒,甚至伴有手足动作或者行为举止躁动不宁的表现,在人际交往中传递的是不尊重、不耐烦的情绪。在临床工作中,时常遇到反复询问同一个问题的患者和家属,护理人员不可因为自身日常工作的忙碌对患者表现出烦躁讨厌的情绪,对患者与家属的焦急情绪应给予包容。如确实有特殊情况暂时无法解答疑问,可以耐心与对方沟通,取得对方谅解。

4. 嘲笑　嘲笑含有讥讽、嘲弄的意思。当患者说错了话或者出现一些错误时,护理人员切记不可嘲笑患者,应委婉地向对方提出,帮助对方改正。

5. 待人冰冷　在临床岗位工作中,微笑传递的是热情,是亲和力,是给患者带去在医院如在家中、护士有如亲人的温暖感觉。当患者来院就医,部分护理人员却出现爱理不理、面无表情、目光游离、顾左右而言他的仪态举止,或是视线投往别处,装作没看见,旁若无人地径直走开,这些都是十分不礼貌的行为,应在工作中加以避免和改正。

6. 其他　不良的仪态表现会影响护理人员良好的职业形象,会引起医患关系的紧张并对后续患者的就医治疗引起不可小觑的恶劣影响,不利于患者与护士之间的相处。因此,护理人员在日常岗位中应时刻牢记所处的环境和身上的职责,大笑、狂笑、假笑等不雅的举止,以及有违真诚的表情、仪态都是临床岗位工作中十分禁忌的。

虽然仪态的表现形式只是简单的动作、表情,只是外观所看到的浅显表现,但实质上却是一个人内在美的诠释和表达。护理人员的仪态美以职业道德情感为基础,在不同的场合,需要抛开个人的因素,适当控制和表达内心的情感,做出适时的恰当表现。另一方面,护理人员在学会塑造自身仪态美的同时,阅读仪态,阅读患者的内心世界,才是与患者进行真正精神世界交流的必要条件。细心观察患者的表情,正确解读患者的表情,才能真正了解患者的需要,为患者提供高品质的护理。

(金欣欣)

第三节 护士的服饰礼仪

一、服饰礼仪的内涵

服饰是文明社会的产物,它是人们穿着的服装和佩戴的饰品的组合,是仪表的重要组成部分。英国作家莎士比亚曾经说:"一个人的穿着打扮就是他教养、品位、地位的最真实的写照。"那么在日常工作和交往中,尤其是在正规的场合,穿着打扮的问题越来越引起我们现代人的重视。从这个意义上来讲,服饰礼仪是人人皆需认真去考虑,认真去面对的问题。

在人际交往中,服饰是主要的视觉对象之一,可以传递人的思想和情感。古今中外,着装从来都体现着一种社会文化,体现着一个人的文化修养和审美情趣,是一个人身份、气质、内在素质的无言介绍信。通过服饰可展示个体内心对美的追求、体现自我的审美感受;通过服饰可以增进一个人的仪表、气质。所以,服饰是人类的一种内在美和外在美的统一。从某种意义上说,服饰是一门艺术,服饰所能传达的情感与意蕴甚至不是用语言所能替代的。在不同场合,穿着得体、适度的人,给人留下良好的印象,而穿着不当,则会降低人的身份,损害自身的形象。在社交场合,得体的服饰是一种礼貌,一定程度上直接影响着人际关系的和谐。影响着装效果的因素,主要是要有文化修养和高雅的审美能力,即所谓"腹有诗书气自华"。服饰是一个人仪表中非常重要的一个组成部分。

在医疗卫生行业中,护士规范的着装,既反映了护士自身的职业形象,同时又代表了所在单位的形象及其规范化程度,因此有必要学习相关的服饰礼仪。

二、一般服饰的基本原则

(一) TPO 原则

服装的穿着要考虑时间(time)、地点(place)和目的(objective)这 3 个因素,才能获得和谐、得体的穿着效果,这一原则简称为着装的"TPO"原则。TPO 原则是世界上流行的一个着装协调的国际标准。

1. 时间原则

(1) 符合时代的要求:不同时代穿衣的要求不同,唐朝时人们穿宽袍大袖的服装,清朝时穿长衫马褂。即使在同一个时代,潮流也是不断地变化。因此,着装既不能超前,也不能滞后,应把握时代的潮流和节奏。

(2) 符合季节的更迭:一年四季中,随着季节的更迭,着装应随之而改变。夏天的服装应以透气、吸汗、简洁、凉爽、轻快为原则;而冬天应选择保暖、御寒、大方为原则,避免冬衣夏穿或夏衣冬穿。

(3) 符合时间的不同：每天早、中、晚的不同时间段，着装也应不同。一天中早上锻炼时可穿运动装，白天上班需要面对职业对象，应选择合身而严谨的职业装，晚上可穿肥大、舒适及随意的服装，如需赴宴应考虑穿宴会服。

2. 地点、场合原则

(1) 与地点相适应：着装的地点原则实际上是指着装要与环境相协调。在室内或室外、国内或国外、单位或家中等不同的地点，着装应有所不同。在医院上班穿着白大衣，逛街购物穿休闲装，在家休息穿家居服都是符合与地点相适应的原则。但如果穿着紧身裙去郊游登山，穿牛仔裤、T恤参加严肃会议，穿超短裙出现在保守的阿拉伯国家都是极不适宜的。

(2) 与场合相适应：选择服饰应注意与穿着场合的气氛相协调。在交际应酬中有公务、社交、休闲3种场合。公务场合、社交场合属于正式场合，要求正规、讲究；休闲场合则属于非正式场合，要求随意、休闲。公务场合应穿着整洁、大方、美观。在社交场合对于服装款式的基本要求是典雅、时尚和个性，适宜的服装有套裙、时装、礼服等。参加社交场合应事先了解活动的内容和参加人员的情况或根据经验设计、挑选合乎场合气氛的服饰。

3. 目的原则　人们的着装体现一定的意愿，即着装留给他人的印象是有一定预期的。着装应适应自己所扮演的社会角色。服装款式在表现服装的目的性方面可发挥一定的作用。穿着款式庄重典雅的服装参加学术会议，显示参会者极其郑重和认真地对待会议。

着装的"TPO"原则，在护士的工作、生活、学习中会经常用到。掌握并应用服装的"TPO"原则，既是对他人的一种礼貌，也是一个人良好修养的外在表现。

(二) 整洁原则

整洁原则是指整齐干净的原则，这是服饰打扮的一个最基本的原则。一个穿着整洁的人总能给人以积极向上的感觉，并且也表示出对交往对方的尊重和对社交活动的重视。整洁原则并不意味着时髦和高档，只要保持服饰的干净合体、整齐有致即可。

(三) 个性原则

个性原则是指在社交场合中树立个人独特的气质和形象的原则。不同的人由于年龄、性格、职业、文化素养等各方面的不同，自然就会形成各自不同的气质，我们在选择服装进行服饰打扮时，不仅要符合个人的气质，还要凸现出自己美好气质的一面。穿着打扮事在人为，对于整体效果出众者而言，并非因为有特别的容貌或特别的服装，而常在于服装的选择和搭配上有独到的见解，穿着品味与众不同。所以要善于发现自身的美，在整体和谐的穿着原则下，有选择、有意识地用服饰装扮自己，体现自身的个性美。

(四) 适度性原则

衣服要穿着得体又有品位，首先要了解自己的体型，选择适合的服装色彩、图案，通过恰当的服饰配件来体现个人的穿衣风格，因此应讲究适度性原则。

1. 适度的色彩　色彩的搭配应和谐，使人视觉上产生舒适感。切忌在工作场合穿着过于暴露、颜色过于鲜艳的服装。一般颜色搭配不应超过3种鲜艳或明亮的颜色。

2. 适当的款式　在着装的选择上，应考虑穿着适合自己的年龄、身份、地位的衣服，取得与所处环境氛围的和谐，并能展现个性。所以，应根据社交目的、场合及环境，选择与之相适应的款式。

3. 适度的装饰 装饰要有分寸,恰如其分,该简则简,该繁则繁,使装饰后的人以自然美的姿态出现。装饰品的作用意在点缀,合适的装饰品,可起到画龙点睛、锦上添花的作用,使人更具风采和魅力;但如果装饰过多,则会显得繁琐复杂,给人以画蛇添足的效果,破坏个人的整体形象。因此装饰应适度,首饰的佩戴以少为佳,有时可以不用佩戴首饰。

三、护士服饰的要求

护士的仪表应给患者带来信任、安慰、温暖和对生命的希望。护士着装仪表应遵循"整洁、得体、适度"的原则。护士服装应注重清洁、长短适宜、松紧适体、方便工作;护士帽、鞋、袜都应干净、舒适、规范(图4-1)。

(一) 衣裙

护士服是护士工作时的专业服装,是区别于其他医疗服务人员的重要标志,也是护士职业群体的外在表现形式,它代表着护士的形象,是"白衣天使"的象征。护士服的款式有连衣裙式,也有裤式,色彩以白色居多,部分医院将儿科、妇产科的护士服改为淡粉色,急诊、手术室的护士服为绿色或蓝色等,以使得不同的色彩对患者的心理产生不同的影响效果。护士服的要求包括:

1. 供护士上班时着装 护士服为护士的职业装,上班时间着护士服,这是护理工作的基本要求,非上班场合不宜穿护士服,以示严谨。护士身着醒目的护士服,一方面是护理工作的需要,另一方面也易使护士产生职业责任感和自豪感。

2. 整齐清洁 护士服应经常换洗,保持平整,忌脏、皱、破、乱等。护士服的清洁和整齐体现护士严谨的工作作风和严肃的工作态度,显示护士职业的特殊品质。

3. 简约端庄 护士服的样式应以简洁、美观、穿着得体和操作活动自如为原则。穿着护士服,应大小、长短、型号适宜,腰带平整、松紧适度,衣扣扣齐,不能用胶布、大头针代替衣扣。同时注意与其他服饰的搭配与协调,如护士服内不宜穿过于臃肿、宽大的衣服包括大衣、羽绒服和棉衣等,内衣的颜色宜浅,领边与袖边不宜外露于护士服外。夏季护士多着裙装,如材质通透,可在护士服内穿着衬裙,但颜色宜选用白色或肉色,同时下摆不能超出护士服下摆。护士服有冬、夏之分,当季节更迭,应及时更换,不宜冬装夏用或夏装冬用。

4. 佩戴工作牌 护士身着护士服时应同时佩戴标注其姓名、职称、职务的工作牌。这样做,一方面可促使护士更积极、主动地为患者服务,认真约束自身的言行,另一方面也便于患者辨认、询问和监督。所以,每一位护士都应自觉地把工作牌端正的佩戴在左胸上方,避免反面佩戴。当工作牌损坏或模糊不清时应及时更换。

(二) 护士帽

护士帽有两种,即燕帽和圆帽。在我国,普遍认为护士帽是护士职业的象征,是一种荣誉,更是一份使命与责任,因此要求护士上岗时必须佩戴。戴燕帽时,要注意燕帽洁白、平整无折痕,戴正戴稳,高低适中,前缘距前额发际3～5 cm,用同色发卡固定于帽后。短发,应做到前不遮眉,侧不掩耳,后不及领;长发,要梳理整齐,盘于脑后或用发网挽起,不可披肩散发(图4-2,图4-3)。发饰应素雅大方,不可过于鲜艳、花哨,更不可显露在帽的正面。戴圆帽时,要求前达眉睫,后遮发际,将头发全部包起,不戴头饰,缝要放在后面,边缘平整(图4-4)。

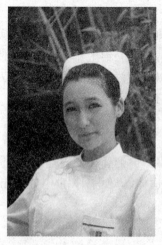 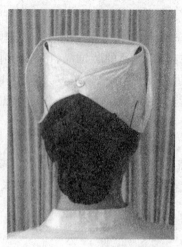 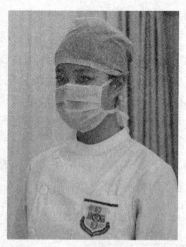

图4-2　燕帽正面和侧面　　　　图4-3　燕帽背面　　　　图4-4　圆帽和口罩

（三）鞋袜

要根据不同的季节选择不同的袜子。夏季,女护士穿着裙式工作装时,要选择肉色连裤长袜;穿着长裤套装时可选择肉色短袜。在北方冬季,可选择肉色或浅色的棉袜,忌选用反差大的黑色或深颜色的袜子。切忌,不论男、女护士,不可光脚穿鞋。

选择护士鞋时要注意整体装束的搭配,同时,还应考虑到季节性,如夏季可选择凉爽透气的护士鞋,冬季则应选择保暖轻便的护士鞋,无论选择什么样的护士鞋,都应遵循以下原则:式样简洁大方,鞋子前端满口,平跟或坡跟,颜色以白色或乳白色为佳,或与整体护士服颜色相协调,要注意防滑、舒适。护士鞋要做到定期清洁与保养。

（四）口罩

口罩的佩戴要求根据护士脸型大小及工作场景选择合适的口罩。戴口罩时,首先应端正口罩,系带系于两耳后,松紧适中,遮住口鼻,注意不可露出鼻孔(图4-4)。纱布制口罩应及时换洗消毒,保持口罩的清洁美观。一次性口罩使用时应注意正反面,使用后应及时处理,不可反复使用。护士不应戴有污渍或被污染的口罩,不宜将口罩挂于胸前或装入不洁的口袋中。

（五）饰品

饰品是一种点缀。但作为护士,工作时要求不佩戴各种张扬的饰物。一方面,佩戴饰物不便于实施护理工作,也不容易保持其清洁;另一方面,佩戴了许多花哨的饰物,会使护士在患者心中庄重、纯洁、大方、自然的"天使"形象大打折扣。医院是一个整洁、安静、严肃的场所,过于修饰会使自己与医院这个大环境不和谐,与自己的职业不协调。在工作岗位上,护士佩戴饰品时应以少为佳,甚至可以不戴任何首饰,对于男护士来讲,尤其有必要如此。

1. **护士表**　护士表是护士工作中不可缺少的饰物。护士在工作场合一般可佩戴胸表,胸表最好佩戴在左胸前,表上配有短链,用胸针别好。护士胸表表盘是倒置的,低头或用手托起表体即可查看、计时。这样既卫生又便于工作,亦可对护士服起到装饰作用,更能体现护士特有的形象。

2. **发饰**　发饰是指用于固定护士帽的非装饰性饰物。一般情况下,护士的燕帽需要用发卡来固定,发卡的选择应与帽子同色,左右对称别在燕帽的后面,一般不外露。一般情况下,护理人员在工作时间头部不宜佩戴一些醒目的饰物。

3. 戒指、手链、脚链等　护士在工作时不应戴戒指等首饰,因其既会影响护理操作正常进行,又容易存留细菌增加污染机会,同时也不利于对首饰的保护。

4. 耳饰　护士在工作时不应戴耳环、耳坠等。耳钉因较耳环更为小巧含蓄,所以,一般情况下,允许女护士佩戴耳钉。

5. 项链及挂件　护士在工作场合一般不宜佩戴挂件和项链,即便佩戴,也只能将其戴在工作服内,而不宜显露在外。

第四节　护士的体态礼仪

体态是一个人精神面貌的外观体现,是人的体与形、静与动的结合物,更是人的形象的具体展示,它犹如人们的一种"身体语言",具有向外界传递一个人的思想、情感和态度的功能。

在人与人交往的过程中,不仅要"听其言",而且要"观其行",体态语言学大师伯德惠斯戴尔的研究成果表明:在人与人之间的沟通过程中,有 2/3 的信息是通过体态语言来表达的。体态的信息含载量远大于有声语言,并能表达出有声语言所不能表达的情感。护士在工作中不仅要随时保持良好的体态,给患者以良好的视觉感受,更要善于从患者的体态语言中了解到患者真实的思想轨迹,因势利导,切实地做到"因人施护"。

一、体态礼仪的内涵

(一) 体态的概念及意义

体态,又称举止,是指人的身体姿态和风度,是一个人精神面貌的外在体现。姿态是身体所表现的样子,风度则是内在气质的外在表现。人的一举手、一投足、一弯腰乃至一颦一笑,并非偶然的、随意的,这些行为举止自成体系,像有声语言那样具有一定的规律,并具有传情达意的功能。人们可以通过自己的体态向他人传递个人的学识与修养,并能够以其交流思想、表达感情。正如艺术家达·芬奇所说:"从仪态了解人的内心世界、把握人的本来面目,往往具有相当的准确性和可靠性"。体态的美丑,往往是鉴别一个人是高雅还是粗俗,是严谨还是随性的标准之一,它既依赖人的内在气质的支撑,同时又取决于个人是否接受过规范和严格的体态训练。

护士的体态礼仪是指对护理活动中护士的表情、姿势和动作等的规范和要求,是护理礼仪中的重要组成部分。护士的体态作为一种无声语言,传递一定的信息,成为护理活动中的重要沟通方式之一。正确掌握和运用护士的体态礼仪,在护理工作中是非常重要的。

(二) 优美的体态,文明的举止

体态与人的风度密切相关,是构成人们特有风度的主要方面。体态是一种不说话的语言,是内涵极为丰富的语言。从某种意义上说,它比其他的姿态更引人注目,形象效应更加显著。如果一个人容貌秀美、衣着华贵,但没有相应的姿态行为美,便给人一种虚浮的粗浅感。

举止的高雅得体与否,直接反映出人的内在素养;举止的规范到位与否,直接影响他人的印象和评价。行为举止是心灵的外衣,它不仅反映一个人的外表,也可以反映一个人的品格和精神气质。

二、护士标准形体姿势

护士体态美应该表现出尊重患者、尊重习俗、遵循礼仪、尊重自我。护士的行为举止,应该给人文雅、活泼、健康、有朝气、稳重的白衣天使形象。

我国古人用"站如松、坐如钟、行如风"来规定站、坐、行的姿态。对护士而言,良好的体态可增加患者对护士的信任感,唤起患者的美感,使患者能更好地配合治疗和护理,促进患者的早日康复。在人的日常活动中,常用体态包括站姿、坐姿、行姿、蹲姿等;除一般日常体态外,护士有一些常用的工作体态,如端治疗盘、持病历夹、推治疗车、传递物品等。

(一) 站姿

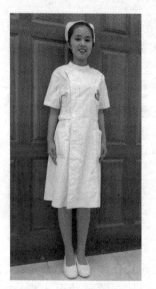

图 4-5 基本站姿

站姿,又称立姿或站相,指的是人在站立时所呈现的姿态,是日常生活中一种最基本的体态。人在站立时应注意保持挺拔向上、站姿自然稳重,体现出礼貌又充满自信。由于性别的差异,男女的基本站姿要求有一些不同。对女士的站姿要求是优美,对男士的要求则是稳健。

1. **基本站姿要求** 基本站姿要求能体现出人的稳重、端庄、挺拔、礼貌、有教养,显示出一种亭亭玉立的静态美。它是培养优美体态的基础,也是发展体态美的起点和基础。

(1)头部:头正颈直,双目平视,下颌内收,面带微笑,呼吸自然。

(2)躯干:脊柱要尽量与地面保持垂直,收腹挺胸,平肩提臀,身体重心尽量提高。

(3)上肢:双臂自然垂直于身体两侧,手指稍许弯曲(图4-5)。

(4)下肢:平行脚,双脚平行,脚跟脚尖全部紧靠(图4-5)。

2. **女士站姿** 要求轻盈典雅、端庄大方。在基本站姿的基础上,手和脚的动作可在礼仪范围内适当地调整。

(1)标准站姿:手为叠握式,手臂自然下垂,双手手指并拢,一手叠于另一手上,并轻握,被握之手指尖不超出上面手指的外侧缘,两手叠放于小腹部;脚为"V"形脚,脚跟靠紧,两脚尖分开45°～60°(图4-6)。

(2)沟通站姿:手的变化为相握式,双臂略弯曲,双手四指相扣或轻握,置于中腹部;脚为半"V"形脚,一脚脚跟紧靠另一脚内侧中点,两脚脚尖所成角度为45°～60°,双脚可交替变化,身体重心可在前脚或后脚更换(图4-7,图4-8)。

(3)分放站姿:手的变化为分放式,一臂自然放松垂于体侧,手指自然弯曲,另一臂自然放松屈曲置于体侧,手轻握成半拳,置于侧腹,前不过身体正中线,双侧可交替变化;脚的变化为"丁"字形脚,一脚脚跟紧靠另一脚内侧中点,两脚脚尖所成角度为90°,即为"丁"字

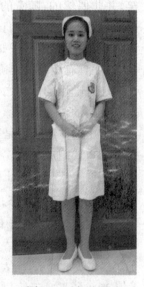

图 4-6 标准站姿

形脚,双脚可交替变化(图4-9)。

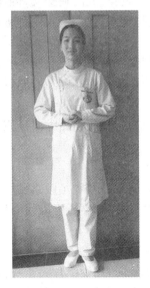

图4-7　沟通站姿(1)

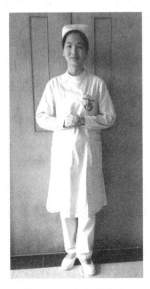

图4-8　沟通站姿(2)

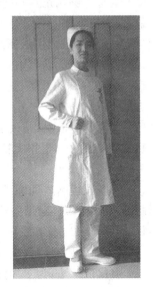

图4-9　分放站姿

3. 男士站姿　要求男士在站立时要注意男性阳刚、英武的气质。站立时,一般应两腿平行、双脚微分开、与肩同宽(间距最好不要超过一脚之宽)。全身正直头部抬起,双眼平视,双肩稍向后展并放松。双臂自然下垂伸直,双手贴放于大腿两侧;也可双臂自然下垂,将右手握于左手腕部上方自然贴于腹部或背于身后贴于臀部(图4-10、图4-11)。

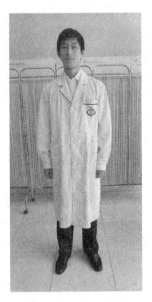

图4-10　男士站姿

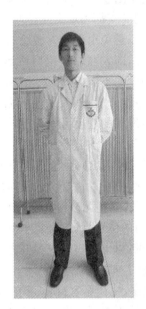

图4-11　男士站姿

如果站立太久,可以双腿轮流后退一步、身体的重心轮流在一只脚上,但上身仍需挺直。脚不可伸得太远,双腿不可分开过大,变换不可过于频繁,膝部不可出现弯曲。

4. 站姿禁忌

（1）全身不够端正：站立时东倒西歪，斜肩、勾背、凹胸、撅臀、屈膝，或两腿交叉、懒洋洋地依靠在病床、床柜、墙壁等支撑物上，双手插在口袋里或交叉与胸前，往往给人一种敷衍、轻蔑、傲慢、漫不经心、懒散懈怠的感觉。

（2）手脚随意乱动：站立时，双手下意识的做些小动作，如摆弄衣角辫梢、笔、咬手指、用脚乱点乱画或双腿叉开等，这些动作不但显得拘谨、不大方，还给人缺乏信心和经验感，而且也有失仪表的庄重。

（3）表现自由散漫：站久了，若条件许可，可坐下休息。但不应全身松散，站立时随意扶、拉、倚、靠、趴、蹬、跨，显得无精打采，自由散漫。

5. 站姿的训练

（1）室内靠墙站立训练：根据站姿基本要领，将枕部、肩胛骨、臀部、小腿、足跟紧贴墙壁，收紧腹部，目视前方，面带微笑站立 20～30 分钟，如果配合轻柔舒缓的音乐，可以使心情愉快，每天至少 1～2 次，养成习惯。

（2）背靠背站立训练：按身高，2 人一组，背靠背紧贴，以靠墙训练要求进行练习。

（3）强化训练法：为了加强和检验训练效果，可在靠墙站立训练时，用硬纸片夹于身体与墙面接触的 5 个点上（枕部、肩胛骨、臀部、小腿肚、足跟），以纸片不掉落为标准进行练习。

站姿训练要靠日积月累，除了坚持训练外，在日常生活中，应处处自觉地要求自己保持正确的站姿，天长日久，形成习惯，才能真正做到站姿优美。

（二）坐姿

坐姿，即人就座后身体所呈现的姿势。它是一种静态的姿势，相对于站而言，是一种放松，但也不能过于随便。护士的坐姿要体现出护士的谦逊、稳重、诚恳的态度。为了使自己的坐姿从入座到离座都表现出一种端庄、舒雅、自然，护士不仅要注意坐姿，还要顾及入座到离座时的姿态，以避免出现令人尴尬的局面。坐的时候一般要兼顾角度、深浅、舒展等 3 个方面的问题。角度，即人在取坐位后所形成的躯干与大腿、大腿与小腿、小腿与地面间所形成的角度，这种角度的不同，可带来坐姿的千姿百态。深浅，即人在取坐位时臀部与座椅所接触的面积的多少。舒展，即人入座前后身体各个部位的舒张、活动程度。舒展与否，往往与交往对象有关，舒展的程度可间接反映交往双方关系的性质。

1. 就座要点

（1）入座时：包括走向座位直至坐下的这一过程，它是坐姿的先驱动作，可反映一个人的礼貌修养。因此，应予以重视。入座时应注意以下几方面。

1）入座得法，落座无声：入座时，要走到座椅前方，距身后的椅子约半步距离，一脚后移，以腿部确认座椅的位置后，再轻稳坐下，女士着裙装入座时，应先用双手抚平裙摆后再坐下，以显得端庄娴雅；男士落座时应稳健大方，切不可出现"提裤腿"动作。无论是移动座位还是落座，调整坐姿时，都要不慌不忙，悄无声息，以体现自己良好的教养。

2）注意顺序，礼让尊者：在人多的场合，入座时要注意请尊者先坐；平辈或亲友之间可同时入座。切记，抢先入座是失礼的表现。

3）讲究方位，"左进左出"：无论从哪一方向走向座位，只要条件允许，都应从座椅的左侧入座，离开时也从左侧离开，这样做是一种礼貌，而且也易于就座。

（2）落座后：正确的坐姿为上身挺直，头部端正双目平视，下颌微收，双肩平正放松；双手掌心向下,自然放于大腿上或椅子扶手上;双膝靠拢,男士可略分开,但不可超过肩宽;双腿正放、侧放或叠放;躯干与大腿、大腿与小腿之间均呈直角。落座后应注意:

1)适宜的方位:谈话时可根据谈话对象的方位适当调整坐姿,将上体与腿同时转向一侧,面向谈话对象,注视对方;

2)适宜的深浅:入座后,不应坐满座位,一般只坐前2/3座椅,以表示对对方的敬意。

(3)离座时:离座就是指采取坐姿的人要起身离开座位。为了尊重他人,表示自己的礼貌,在准备离座时要注意以下几点:

1)离座前要先有表示:当有其他人在座时,离开座位前应该用语言或动作向其示意,随后方可起身离座,不要突然起身以免惊扰他人;

2)离座要有先后顺序:需要离座时必须注意起身的先后顺序,礼让尊长。在护理工作中,一般患者可先行离座,如果是平辈之间,可允许同时起身离座;

3)离座时在条件允许的情况下,应该从左边离开,与左边进入一样,左边离开也是一种礼貌的表现;

4)站立稳定后再行走,离开座椅时,可将一脚向后收半步,恢复基本站姿,站立稳定后,才可离开。避免起身就跑或起身与行走同时进行;

5)起身离座时动作要轻缓,无声无息。避免出现起身离座动作过快、过猛,而发出声音或将物品弄掉落。

2. 坐姿的变化及要求　坐姿的变化主要体现于手的位置和腿脚的姿势上,一般场合下,可以在礼仪规范内适当调整坐姿。

(1)基本坐姿:手的变化为分放式,双手放松,掌心向下,分别放于两侧大腿上;腿脚的变化为基本式,上身与大腿、大腿与小腿、小腿与地面之间的角度均呈90°,双膝并拢,双脚呈"V"形或半"V"形或平行式(图4-12)。

(2)沟通后点式:手的变化为相握式,手四指相扣或叠握,轻握置于腿上;腿脚的变化为后点式,双腿后收半步,两脚尖点地,或一脚尖点地一脚平放,双膝并拢(图4-13)。

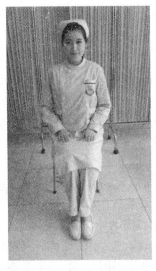 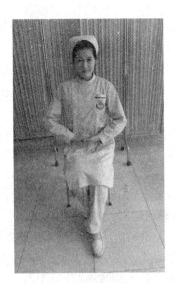

图4-12　基本坐姿　　　　　图4-13　沟通后点式坐姿

（3）叠握侧点式：手的变化为叠握式，双手掌心向下，叠握置于一侧大腿上或两腿之上；腿脚的变化为侧点式，双腿向左或向右倾斜与地面呈 65°～70°角，重量放于脚掌前部，双膝并拢。注意双腿在倾斜的时候，膝盖朝向患者，如将脚朝向他人，被视为不礼貌的姿势（图 4-14）。

（4）正坐前伸式：手的变化采用叠握式与分放式均适宜；腿脚的变化为前伸式，一脚前伸至脚尖不翘起，双脚呈半"V"形或平行式，或双脚交叉放置，双膝并拢（图 4-15）。

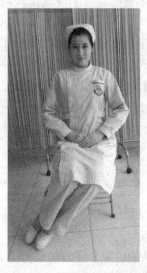 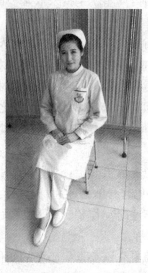

图 4-14　叠握侧点式坐姿　　　　图 4-15　正坐前伸式坐姿

男士坐姿在各种坐姿的基础上，应更加强调潇洒大方，双膝双脚可适度分开，但不可超过肩宽为宜。

3. 坐姿禁忌　在护理工作中，可以根据工作内容的需要采取坐姿，如与患者谈话、进行病案讨论、参加业务学习等。为了展示护士文明、端庄的仪态，就座后注意避免以下不雅姿势的出现：

（1）头部：坐定后，头不宜靠在座位背上，或低头注视地面、左顾右盼、心神不定、摇头晃脑、闭目养神等。

（2）躯干部：坐定后上体不宜过于前倾、后仰、歪向一侧，或无精打采趴在桌上。

（3）手部：坐定后，手部小动作不宜过多，如挖鼻孔、掏耳朵、剪指甲、两手抱头或抱膝盖、双手夹在两膝之间等。

（4）腿部：坐定后，双腿不宜分开过大或跷"二郎腿"，不宜反复抖动不止，或把腿架在别的凳子上；需要久坐时不能单腿盘坐或双腿盘坐在座位上；不宜勾脚尖，使对方看到鞋底或脚部摇动不止。

（5）脚部：坐定后，不宜将脚过高抬起，以脚尖指向他人，不宜脱鞋子、袜子或两脚打击地面发出声音而影响他人。

（6）腰部：无论是落座、坐姿中，还是离开时，腰部肌肉均应保持紧张状态。

4. 坐姿的训练　按坐姿基本要领，着重脚、腿、腹、胸、头、手的训练，可配舒缓、优美的音乐，以减轻疲劳。每天训练 20 分钟左右，日常生活中也要时时注意，每天坚持。训练的重点是要求背部挺直和腿姿健美。

(三) 行姿

行姿属于动态之美,护士的行姿应协调、稳健、轻盈、自然。良好的行姿能给人以美的享受。

1. **基本行姿**　行走之时,应以正确的站姿为基础,并且全面、充分地兼顾以下 6 个方面。

(1) 步态稳健:行走时,目标要明确,上身保持基本的站姿要求,昂首挺胸、收腹立腰、双肩平稳、双臂自然摆动于体侧,应自然地、一前一后有节奏地摆动。在摆动时,手部要协调配合,掌心向内、自然弯曲。摆动的幅度以 30°左右为佳,不能横摆或同向摆动。男士步伐应雄健、有力,展示刚健英武之美;女士则应轻盈、稳重、优雅,显示柔美之姿。

(2) 起步前倾,重心在前:起步行走时,身体应稍向前倾,身体的重心应落在反复交替移动的前脚脚掌之上。如此,身体就会随之向前移动。值得注意的是,当前脚落地、后脚离地时,膝盖一定要伸直,踏下脚时再稍微放松,并即刻使重心前移,这样走动时步态更加优美。

(3) 脚尖前伸,步幅适中:在进行时,向前伸出的脚要保持脚尖向前,不要向内或向外(即外八字或内八字)。同时还应保持步幅大小适中,步幅是进行中一步之间的长度,正常的步幅应为一脚之长,即行走时前脚脚跟与后脚脚尖间相距为一脚长。

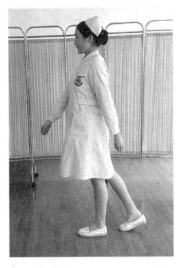

图 4-16　行姿

(4) 步速均匀:男士步速以每分钟 100~110 步为宜,女士步速以每分钟 110~120 步为佳。

(5) 步韵优美:步韵是指行走时的节奏、韵律、精神状态等。行走时,身体重心应随脚步移动不断由脚跟向脚掌、脚尖过渡,应脚步轻盈、具有节奏、行进无声(图 4-16)。

2. **行姿禁忌**

(1) 瞻前顾后:在行走时,不应左顾右盼,尤其是不应反复回过头来注视身后,另外还应避免身体过分摇晃。

(2) 八字步态:在行走时,若两脚脚尖向内侧伸构成八字步,或向外侧伸构成外八字步,都很不雅观。

(3) 声响过大:行走时应步态轻稳,如用力过猛,声响过大不仅会妨碍或惊吓他人,还会给人留下粗鲁、没教养的印象。

(4) 体不正直:在行走时,应当避免颈部前伸、歪头斜肩、甩动手腕、扭腰摆臀、挺腹含胸等。

3. **行姿的训练**　许多人走路都有不良习惯,要使步态符合规范,必须加强训练。训练可按以下步骤进行。

(1) 双臂摆动训练:身体直立,双臂以肩关节为轴,按摆动幅度的要求前后自然摆动,这样可以纠正双臂僵硬、双臂左右摆动的毛病,使双臂摆动优美自然。

(2) 练习步位、步幅:在地面画 1 条直线,并以自己脚的长度将直线分为若干段,行走时双脚内侧落在直线上(男性脚尖可略向外展,以脚跟落线)。两脚前后距离为一个空距,避免步幅过大或过小。

(3) 行走训练:头顶一本厚书,先缓步行走,待协调后再加快脚步,这样可以克服走路时摇头晃脑、东张西望的毛病,保持行走时头正、颈直、目视前方的姿态。

（4）步态综合训练：训练行走时各部位动作的协调一致，行走时配上节奏感较强的音乐，掌握好行走时的节奏速度，上身平直，双臂摆动对称，步态协调优雅自然。

（四）蹲姿

蹲姿也是护理人员常用姿势的一种，如拾取地上的物品、为患者整理床头柜等都会用到。

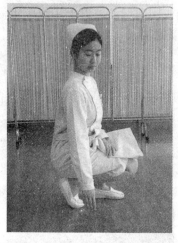

图 4-17 蹲姿

1. 基本蹲姿

（1）高低式：下蹲时，双膝一高一低，左脚在前，右脚稍后。左脚完全着地，小腿基本垂直于地面，右脚脚跟提起；右膝低于左膝，内侧可靠于左小腿内侧，女士应靠紧两腿，男士则可适度分开，臀部向下，重心落于右腿上（图 4-17）。

（2）交叉式：交叉式蹲姿的优点是造型优美典雅，适用于女性穿短裙时采用。下蹲时，右脚在前，左脚在后，右小腿垂直于地面，全脚着地，左膝由后下方伸向右侧，左脚跟提起。右脚在上，左脚在下，交叉重叠，上身略前倾，臀部朝下，两腿前后靠近，合力支撑身体。

（3）半蹲式：半蹲式属非正式蹲姿，多在行进中应急时采用。下蹲时身体半蹲半立，上身稍弯，臀部朝下，双膝略弯，上身及膝部角度均为钝角。两腿不可分开过大，重心落于一条腿上。

2. 蹲姿禁忌

（1）面对他人下蹲，这样会使他人不便。

（2）背对他人下蹲，这样做对他人不够尊重。

（3）下蹲时双脚平行叉开，毫不遮掩，是极不雅的举止，女性尤应避免。

（4）下蹲时低头、弯腰或弯上身、翘臀等，都应该避免，特别是女性穿短裙时，此种姿势非常不雅观。

3. 蹲姿的训练　以高低式为主，练习拾物，下蹲时要注意手尽量贴近腰身，视线落于物体上，无论练习哪一种蹲姿，切不可双腿叉开，大弯腰或大幅度扭转身体。

（五）端治疗盘

治疗盘是护理工作中较常用的物品。护理人员在做一些护理操作时，往往需要端治疗盘前往病房。正确的端盘姿势配以轻盈稳健的步伐，得体的护士服和燕帽，会给患者带去一种精神安慰，从中体会到安全感。

1. 正确姿势　身体正直，上臂紧靠躯干，与前臂呈90°角；盘距躯干5 cm；双手端盘，拇指卡在盘的边缘，其余四指托住盘底；取放和行进中要注意平稳，治疗盘不触及护士服（图 4-18、图 4-19）。

2. 端治疗盘应注意的问题

（1）纠正不良体态：治疗盘紧靠身体或一手持盘，将盘的另一边置于髂骨处。

（2）坚持礼让患者：当端盘行进过程中迎面遇到患者，应向侧方让开一步，请患者先行。

（3）注意动作轻稳：进出房门时可用肩部轻轻推开和关闭，不可用臀部、膝部或用脚等身体其他部位将门顶开、踢开或关闭。端盘行进中要保持平衡，治疗盘不可倾斜。

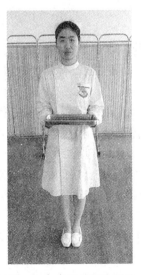
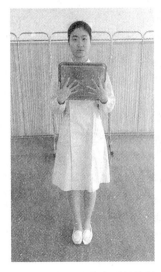

图 4 - 18　端治疗盘正面　　　　图 4 - 19　端治疗盘手的姿势

（六）持病历夹

病历夹是把记录患者病情的病例本很好地保存并便于随时书写的夹子。每一位入院患者都要建立病程记录，以便随时查阅、讨论。所以病历夹在临床上使用率很高，持病历夹的姿势一般有 3 种。

1. **方式一**　一手持夹，夹下端一角在髂嵴上方，夹平面与身体纵向约呈 45°角，另一手臂自然垂于体侧（图 4 - 20）。

2. **方式二**　一手臂垂于体侧，另一手握夹子的中部，放在前臂内侧，垂于体侧，行进时手臂自然摆动（图 4 - 21）。

3. **方式三**　一手臂自然垂于体侧，另一手握夹，前臂与上臂呈 90°角，将夹置于侧胸（图 4 - 22）。

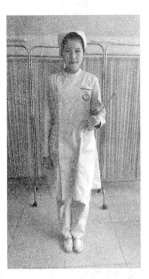
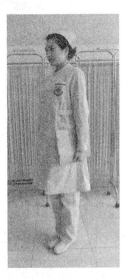
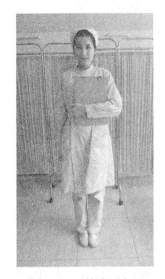

图 4 - 20　持病历夹 1　　　　图 4 - 21　持病历夹 2　　　　图 4 - 22　持病历夹 3

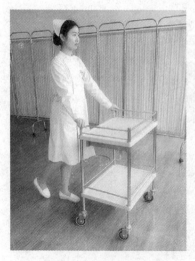

图 4-23 推治疗车

（七）推治疗车

治疗车也是护理工作中最常用的物品。治疗车一般三面有护栏，无护栏的一面一般设有两个抽屉，用于存放备用物品。

1. 基本体态　无论推治疗车、平车或轮椅，护士推车时均应双手扶车把，身体正直，用力适度，动作协调（图 4-23）。

2. 推治疗车应注意的问题

（1）注意动作轻缓：进出房间时，应先将车停稳，再打开房门，将车推入或推出，随后再轻轻将门关上，切不可用车撞门。

（2）纠正不良体态：身体过度前倾、耸肩；离车太近或太远；一手随意推着或拉着车走。

（3）坚持礼让患者：如推治疗车在走廊上与对面患者相遇时，应将车推向一侧，请患者先行。

（八）传递物品

递物与接物是常用的一种动作，应当双手递物、双手接物，表现出恭敬尊重的态度。护士在工作中常会递接文件或物品，在递接过程中也应注意表现大方，体现素养。在递交文件时，也应双手递交，文件以正面示对方（图 4-24）；递交剪刀等锐利物品时，尖锐一侧不应朝向对方（图 4-25）；接物时也需双手接取，并点头示意。在递交过程中应面带微笑，并配合礼貌用语，不可一言不发。

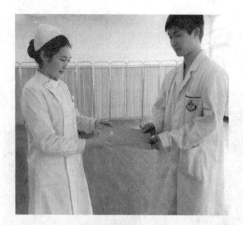

图 4-24　递病历夹

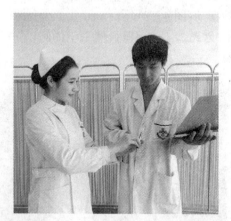

图 4-25　递尖锐物品

【实践活动】

一、练习护理礼仪

[目标]　训练护士的体态礼仪。通过训练有素的走姿、坐姿、站姿等行为规范，表现护理人员的端庄稳重、自然得体、优美大方。

[时间] 80分钟。

[实施]

1. 集体训练 教师示教并喊口令,学生模仿练习。

2. 将学生分为若干小组,每组4～6人,先分别练习各项姿势,由一名学生负责喊口号,一起练习,互检动作不足之处;再将所有姿势贯穿为一个完整的场景,共同练习。

[具体操作要点]

(一)站姿

1. **女士站姿** 要求轻盈典雅、端庄大方。

(1)基本站姿:能体现出人的稳重、端庄、挺拔、礼貌、有教养,显示出一种亭亭玉立的静态美。它是培养优美体态的基础,也是发展体态美的起点和基础。

1)头部:头正颈直,双目平视,下颌内收,面带微笑,呼吸自然。

2)躯干:脊柱要尽量与地面保持垂直,收腹挺胸,平肩提臀,身体重心尽量提高。

3)上肢:基本式,双臂自然垂直于身体两侧,手指稍许弯曲。

4)下肢:双脚平行,脚跟脚尖全部紧靠。

(2)标准站姿

1)上肢:叠握式,双臂自然下垂,双手手指并拢,一手叠于另一手上,并轻握另一手四指指尖,被握之手指尖不超出上侧手的外侧缘。

2)下肢:"V"形脚,双腿直立,脚跟靠拢,两腿及双膝紧靠,脚尖分开45°～60°,身体重心落于两腿正中。其他同基本站姿。

(3)沟通站姿

1)上肢:相握式,双臂略弯曲,双手四指相扣,上提置于中腹部。

2)下肢:半"V"形脚,一脚脚跟紧靠另一脚内侧中点,两脚所成角度为45°～60°,双脚可交替变化,身体重心可在前脚或后脚。其他同基本站姿。

(4)分放站姿

1)上肢:分放式,一臂自然放松垂于体侧,手指自然弯曲,另一臂自然放松屈曲置于体侧,手轻握成半拳,置于侧腹。前不过身体正中线,双侧可交替变化。

2)下肢:"丁"字形脚,一脚脚跟紧靠另一脚内侧中点,两脚所成角度为90°,即为"丁"字形脚,双脚可交替变化。其他同基本站姿。

2. **男士站姿** 要求男士在站立时要注意男性阳刚、英武的气质。

(1)基本站姿同女士。

(2)站立时,两腿平行,双脚微分开,与肩同宽(间距最好不要超过一脚之宽)。双臂自然下垂,将右手握于左手腕部上方自然贴于腹部,或背于身后贴于臀部。

(二)坐姿

坐姿取16步落座法:即从开始落座至离座。

(1)喊口令"准备",受训者在座椅靠背后方站定。

(2)喊口令"1、2、3、4、5",受训者左脚先行,按口令走5步,从座椅左侧行至椅前站定,身体距座位10～15 cm。

(3)喊口令"6"时,受训者右脚向后移动,直至触及座椅边缘,不允许低头或斜视找椅子。

(4)喊口令"7"时,受训者以双手抚平裙摆轻稳落座,取基本坐姿或其他坐姿。

（5）喊口令"8"，受训者从原来坐姿恢复到基本坐姿。

（6）喊口令"9"，受训者将腿向后移半步，小腿轻触座椅边缘。

（7）喊口令"10"，受训者轻稳起身，注意保持身体平衡。

（8）喊口令"11"，受训者转身从左侧离开。

（9）喊口令"12、13、14、15、16"，受训者左脚先行，按口令走5步，从座椅左侧行至座椅靠背后方站定。

（三）行姿

男士步伐应雄健、有力，展示刚健英武之美；女士则应轻盈、稳重、优雅，显示柔美之姿。

行走时，应伸直膝盖，尤其是前足着地和后足离地时，膝盖不能弯曲，步幅以一脚距离为宜。步速均匀，男士步速以每分钟100～110步为宜，女士步速以每分钟110～120步为佳。

双臂自然摆动，肩部、肘部、手腕相互协调。摆动时，双臂带动双肩、肘、腕自然随之，以身为轴前后摆动幅度为30°左右，步伐自然，手足配合协调，保持整个身体的协调统一。

（四）蹲姿

在走姿训练中加入下蹲拾物的姿势：

1. 高低式　下蹲时，双膝一高一低，左脚在前，右脚稍后。左脚完全着地，小腿基本垂直于地面，右脚脚跟提起；右膝低于左膝，内侧可靠于左小腿内侧，女士应靠紧两腿，男士则可适度分开。臀部向下，重心落于右腿上。

2. 交叉式　右脚在前，左脚在后，右小腿垂直于地面，全脚着地，左膝由后下方伸向右侧，左脚跟提起。右脚在上，左脚在下，交叉重叠，上身略前倾，臀部朝下，两腿前后靠近，合力支撑身体。

（五）端治疗盘

训练者在走姿中加入端治疗盘姿势。

端盘正确姿势：身体正直，上臂紧靠躯干，与前臂呈90°角；双手端盘，拇指卡在盘的边缘，其余四指托住盘底；取放和行进中要注意平稳，治疗盘不触及护士服。

（六）持病历夹

1. 方式一　一手持夹，夹下端一角在髂嵴上方，夹平面与身体纵向约呈45°角，另一手臂自然垂于体侧。

2. 方式二　一手臂垂于体侧，另一手握夹的中下部，放在前臂内侧，身体与夹约呈45°，置于侧下腹。

3. 方式三　一手臂自然垂于体侧，另一手握夹，前臂与上臂呈90°角，将夹置于侧胸。

（七）推治疗车

基本体态：无论推治疗车、平车或轮椅，护士推车时均应双手扶车把，身体正直，用力适度，动作协调。

（八）传递物品

两人为一组（在此处用护士A和护士B来表示）。

（1）护士A持病历夹行至护士B面前站定，护士A双手递交病历夹，文件以正面示对方，护士B接物时也需双手接取，并点头示意。

（2）护士A向护士B递交签字笔，双手奉上，尖锐一侧朝向自己，在递交过程中应面带微笑，并配合礼貌用语。

二、考核护理礼仪

[目标]　能严格按护理礼仪规范行、走、站、坐、蹲、端治疗盘、持病历夹、推治疗车。

[时间]　80 分钟。

[实施]　每 3~5 人一组,每组 5 分钟内完成 8 项礼仪规范(可以自编情景剧、配音乐、配旁白),教师按统一评分标准考核见表 4-1。

表 4-1　护士形体考核标准

项　目		要　　求	应得分	实得分									
体态语言	站立	头微抬,目光平和、自信	5										
		肩水平、上身挺直收腹	5										
		双手基本、叠放、交握、分放式	5										
		双足平行、呈"V"形、半"V"形或"丁"字形	5										
	端坐	头、肩、上身同站立	4										
		右足稍向后,单手或双手展平工作服	4										
		臀坐于椅子的 2/3 或 1/2 处	4										
		双手叠握式、分放式或相握式于腹前	4										
		双脚轻轻靠拢平行或前伸式、后点式、侧点式	4										
	行走	头、肩、上身同站立	10										
		双手前后自然摆动约 30°	4										
		两腿略靠拢,沿一直线两侧小步行	6										
	端治疗盘	头、肩、上身、两腿同行走	5										
		双手持盘 1/3 或 1/2 处	5										
		肘关节成 90°,双臂内收	6										
		治疗盘距胸骨柄前方约 5 cm	4										
	持病历夹	头、肩、上身、两腿同行走	6										
		左手持病历夹前 1/3 或 1/2 处	6										
		右手轻托病历夹右下角	4										
		行走时病历前缘略上翘,右手自然摆动	4										
	蹲姿拾物	两肩、上身、两腿同站立	8										
		右腿后退半步下蹲	4										
		双腿一高一低,拾物	4										
		直立,右腿迈步行走	4										
	推车	护士位于车后,距车 30 cm,双手扶把,手臂自然弯曲	10										
		双臂均匀用力,重心集中于前臂	5										
		行进、停放无噪声	5										
总分													

【案例学习】

修养是第一课

某医院护理部组织实习护士学生见面会,全体学生都坐在会议室里等待护理部主任的到来,这时会场里只有一位护理部的干事老师在组织大家,女孩子们就叽叽喳喳、打闹嬉戏、东窜西跑……只有坐在背门的一组穿戴着洁白整齐、平整挺拔、做工精细的护士服的学生安安静静的、优雅地坐在那里,轻声地回答干事老师的问题,这位老师也就知道了这些学生是来自于一所刚办不久的民办院校。门开了,进来一位头戴"三根杆"护士帽的老师,大家突然就安静下来,这时只见刚才安静地坐在那里的一组学生,齐刷刷地站起来,整整齐齐地说:"老师好!"。这位护理部主任转身面带微笑地、温和地看着这些学生,点了点头……

8个月实习期很快就结束了,在这家医院实习的学生都在努力地争取能留下来工作,最后,录用名单上包含了那所民办院校的全部实习生,其他很多来自于"老牌院校"的学生颇感不满,询问之后得到的回答是"这些孩子修养好!虽然大家所需要学习的东西都还很多,但修养是第一课。"

分析:案例中的民办院校学生在一群"吵闹"、"无礼"的同学中显示出了良好的礼仪修养,最根本的就在于她们懂得尊重他人,讲礼节、有礼貌。礼仪是一个人乃至一个民族、一个国家文化修养和道德修养的外在表现形式,是做人的基本要求。中华民族自古以来就非常崇尚礼仪,孔夫子曾说过:"不学礼,无以立。"就是说一个人要有所成就,就必须从学礼开始。

【赏析】

【赏析1】 一个护士的一天

护士是所有人一生中谁也无法拒绝的天使,生命的花开花落,都和护士有关,面对鲜血、呻吟和泪水,她们毫不迟疑地伸出双手,用爱心和责任,让一个个生命走出痛苦,迎来欢乐。

为了让大家进一步了解护士们真实的工作经历,我们记录下医院一个普通护士平凡的一天。

7:45 病房护士谭俊急匆匆赶到科室,因为她必须提前穿好护士服。穿上护士服、戴上燕尾帽,谭俊还在仔细地观察,担心着衣服哪儿没有弄整齐。穿上洁白的护士服后,意味着一天的工作正式开始了。

7:50 刚出更衣室的门,护士长就安排她帮忙核对刚采集的患者血液标本。这项任务虽然简单,但必须一丝不苟,万万来不得半点马虎。

8:00 科室晨会。不到18平方米的内科护士办公室,20多名医务人员整整齐齐地站列成排,接受今天的工作安排。通常,主任、护士长在晨会中会发布一些重要信息及最新工作任务。

8:12 晨会结束,谭俊立即和其他护士一起,同昨晚上夜班的护士进行交班。交班都要在患者的床边进行。因为只有这样,护理人员才能对患者的情况有一个全面直观的了解。

8:20 谭俊和科内其他护士一道对病房进行整理。日落日出之后,病房内摆设基本上都会由整洁变凌乱。护士们为了方便治疗,必须在短时间内将病房收拾得整洁有序。整理床铺的时候,几缕阳光照射在病床上,透露出浓浓的生命气息。

8:33 五病房一床长期卧床的女患者让护士们非常担心,因为这样的患者非常容易生压疮。为了改善患者皮肤血液循环,增强患者皮肤的抗菌能力,防止患者生压疮,谭俊和同事每天都要定时替患者按摩受压部位的皮肤。

8:40 从五病房出来,谭俊走进一病房2号床位老太太的身边。老太太住院时间大概有了一个礼拜,已经和年轻的护士们打成一片。昨天,谭俊在给老太太输液时发现她的手指甲需要修剪了,今天特地带着指甲剪给老太太剪指甲。老太太心情舒畅,愉快地和谭俊拉起家常。

8:50 治疗室内配药。配药是最需要集中精力的工作,并且还要执行严格的无菌操作规程。患者多的时候,谭俊一口气要配100多瓶。虽然参加工作仅仅2年多的时间,谭俊的右手不知不觉间已经有了一层薄薄的茧子。

9:10 谭俊推着满满一车药品进入病房。

9:12 谭俊首先为15床的陈大姐输液。陈大姐刚入院没两天,对小谭还不大熟悉,谭俊给她扎针的时候,她还有点紧张。但谭俊娴熟地系好止血带、消毒、进针,血猛地窜进细细的输液管里,穿刺成功!陈大姐立刻安下心来。

11:02 经过近两个钟头的忙碌,患者的治疗正在顺利进行。医生们也结束了上午的查房工作,经过慎重考虑制订了下一步的治疗方案。病历传送到护士站,谭俊赶紧拿出病历,将患者的临时医嘱、长期医嘱逐条录入到电脑里。

11:32 医嘱录入完毕,护士长亲自带领3名护士核对医嘱。这是关系到医疗质量好坏的关键环节,来不得半点马虎。否则一旦出错,轻则延误患者的病情,重则影响到患者的性命安危。

14:35 谭俊认真书写护理记录,这是延续上午还没有来得及全部完成的工作。护理记录质量要求非常高,不准有任何涂改的痕迹。所以谭俊在书写病历时非常专注,字斟句酌十分用心。谭俊告诉我,她刚参加工作那会儿,一份护理记录最多的一次反复书写了12遍才达到《病历书写规范》要求。

14:45 谭俊径直来到6号病床前,帮助患者服用口服药物。每一个患者服用的药物均不完全一样,为了指导患者正确使用口服药物,尽量达到用药个体化,医院要求护士们做到"送药到手、指导服药、看药到口。"

14:56 内科住院部来了一位新患者。护士长请新患者坐下休息一会儿,并着手办理入院资料。谭俊放下手中的笔,和同事一起给新患者安排床位,准备寝具。

15:07 新患者是一位老年人,对医院还比较陌生,谭俊扶着老人将他送入病房。

15:12 谭俊待老人躺下后,利用仪器仪表测量患者的血压、脉搏、呼吸等生命体征数据,这些数据将给管床医生提供第一手医学资料。

15:23 谭俊给老人打来开水,轻轻地放在病床边的床头柜上。

16:36 护理记录基本整理完毕,谭俊休息了一小会儿,又拿出一本护理培训资料认真学习。医院对护士培训工作要求很严:一月一小考、一季一大考,理论考、操作考,事事要考。经过2年多的磨炼,谭俊现在学会了如何在工作中挤时间学习,应对各种考试已经游刃有余。

16:55 急促的电话铃声响起,有一位住院患者亲属将电话打进护理部,询问该患者身体恢复情况。谭俊一边打开电脑,一边耐心解答患者亲属提出的问题。

17:02 一位患呼吸系统疾病的患者给氧医嘱执行完毕,谭俊将输氧器具从患者身上摘除,并在输氧卡上及时记录操作时间。

17:11 在记事黑板上检查一下自己今天的工作任务,看看还有哪些没有做到或者还有哪些特殊医嘱没有及时写上黑板。

17:25 快下班了,谭俊习惯性地拿着抹布,将工作台擦拭得干干净净。辛苦了一整天,谭俊自己不会意识到她今天在病房与护士站之间来来来往往到底跑了多少回。不过我记下了,她大约来来往往跑了近300趟,折算成长度约1万米。

后记

主人公谭俊只是诸多护理人员中的普通一名,她的一天只是护理工作中的一个缩影,多数的护士都在默默无闻地奉献着。

护士的每一天都是平淡的,但在平淡中奉献自己的青春,在平淡中展示自己的责任,在平凡的工作岗位上默默无闻的奉献着。

明天,仍然将是忙碌的一天……

——摘自于 http://www.zigui.gov.cn/2010-05/11/cms356125article.shtml,作者:向星

【赏析2】 英国医院要求护士必须微笑服务

在英国医院里,护士板着面孔工作的情况将被坚决杜绝。英国卫生部长埃伦约翰逊宣布,将对英国所有的护士的工作态度打分,要求护士必须以笑容面对患者,目的是"全面提高国民医疗服务体系整体水准。"

"护士面带笑容的体贴护理与手术台上医生的技能同样重要。"约翰逊告诉《生命时报》记者,患者的康复与护士的工作态度密切相关,"即便给患者做手术的是世界上最好的外科医生,如果没有护士的关心和护理,患者对医院的治疗也不会满意,毕竟护士阴沉着脸、态度冷淡会让患者大失所望。"

据了解,在英国进行的"全国患者意见大调查",调查共62个问题,包括"护士们是否当着患者聊天"、"医护人员是否在回答患者问题时能保持和蔼的态度"等。共有165名7万余名患者参与调查,80%以上的患者强烈呼吁改进护理服务质量,60%的受询者表示无法向医护人员倾诉自己的忧虑,护士总是板着脸孔对待患者。因此,英国最大的两个护理人员组织——"皇家护理学会"和"公共服务人员协会"都强烈支持实行新的护士评价方法。

在英国卫生部的新规定中,将对英国所有护士的护理绩效水平进行客观的评价,评价内容包括:患者打出的关怀分数、护士态度、营养护理标准、洗手服饰等个人卫生、帮助患者减轻痛苦的行为等。这些行为将在官方网站上进行公布,以给患者知情权,方便他们择院就医。约翰逊说,虽然评估结果目前不会与薪酬挂钩,但他希望在不同的护士班组间展开友好竞争,掀起创优活动,优秀班组的评比由当地卫生局负责。

——摘自于"人民网—《生命时报》http://health.people.com.cn/GB/14740/21471/7447867.html"

【思考与练习】

一、选择题

(一) 单项选择题

1. 关于护士化妆的基本要求错误的是(　　)

A．浓艳 B．得体 C．协调 D．美观

2. 下面哪一个是护理人员在工作中不允许出现的仪态表现（　　　）

A．烦躁 B．尊重 C．友好 D．关爱

3. 在正式交往场合，正确的仪表仪容应当（　　　）

A．随意、整齐 B．美观、时髦 C．端庄、大方 D．新潮、时尚

4. 仪容仪表要求护士上班时应当（　　　）

A．浓妆艳抹 B．淡妆上岗 C．穿着随意 D．不修边幅

5. 中年女性护理人员应尽量避免选用以下眼影色彩（　　　）

A．浅棕色 B．大地色 C．浅咖啡色 D．橙色

6. 男性护理人员修面剃须的频率应为（　　　）

A．每天 B．1～2 天 C．2～3 天 D．4～5 天

7. 在正式场合，女士应略施淡妆以示尊重，在脱妆后适当补妆，以下场所不宜进行补妆的是（　　　）

A．休息室 B．洗手间 C．会议室 D．更衣室

8. 护士在与服务对象交流时，眼睛注视对方不符合规范的是（　　　）

A．倾听患者心声时，直视患者，认真聆听

B．与比自身身高略低的患者进行语言交谈，稍稍弯腰，目光平视

C．与多名患者交流时，有节奏地注视身边不同方向不同角度的人员或事物

D．处于入座状态时，仰视迎接服务对象。

9. 护士的微笑，应让患者感受到（　　　）

A．真诚 B．焦虑 C．无所谓 D．嘲讽

10. 下列不属于护士的微笑之美的是（　　　）

A．护士的微笑应发自内心，使患者感受到温暖和关爱

B．护士的微笑应人人平等，传递到每一位患者中间

C．护士的微笑应时应地，应结合患者的情绪变化及时做出调整

D．要求护士微笑上岗只是一句口号，可以随便应付

11. 女护士行姿的频率为（　　　）

A．每分钟 110～120 步 B．每分钟 120～130 步

C．每分钟 100～110 步 D．每分钟 90～100 步

12. 女士站姿半"V"形脚两脚所成角度为（　　　）

A．45°～60° B．40°～60° C．40°～50° D．30°～40°

13. 下面哪项不是坐姿中手的变化（　　　）

A．分放式 B．相握式 C．叠握式 D．垂放式

14. 护士可以佩戴的饰品为：（　　　）

A．戒指 B．胸花 C．手链 D．胸前挂表

15. 坐姿变化基本式上身与大腿、大腿与小腿、小腿与地面之间角度均呈（　　　）

A．70° B．90° C．80° D．85°

（二）多项选择题

1. 护士工作中应该避免的不良仪态有（　　　）

A. 傲慢   B. 烦躁   C. 嘲笑   D. 虚伪

2. 护士的仪容修饰包括(   )

A. 面容修饰   B. 头发修饰   C. 肢体修饰   D. 行为修饰

3. 站姿脚的变化包括(   )

A. "V"形脚   B. 半"V"形脚   C. "丁"字形脚   D. 平行脚

4. 护士帽分为(   )

A. 燕帽   B. 圆帽   C. 头帽   D. 礼帽

5. 以下哪些是女性护士手的变化(   )

A. 基本式   B. 叠握式   C. 相握式   D. 握腕式

二、问答题

1. 你准备从哪些方面塑造自己的仪容仪态?

2. 护士的基本体态有哪些?应怎样表现?

3. 简述护士着装的基本原则。

三、案例分析

案例1:护士小李,护理技术操作熟练,口头表达能力不错,人也朴实勤劳,可每月患者满意度调查中,小李的得分却并不高,护士长经过一段时间的观察,发现小李是个不爱修边幅的人,上班时头发收拾不妥帖,经常会不经意地垂下一两撮,指甲长度虽然在规定范围内,但里面却经常藏着很多"东西"。工作服上常常有许多污渍,有时候没拿病例,就在手上记录各种观察值;小李还喜欢吃葱和大蒜,吃完后也不及时去除异味,经常让人感到"口气大"。还有患者反映,小李说话太快,健康宣教时经常没等患者听懂就已经结束,有时说话急促,风风火火的,好像总是忙忙碌碌,没有与患者交流的时间。

在这一案例中,小李的问题出现在哪里?大家认为,在护理工作中应该怎样去做呢?

案例2:最美丽的微笑——"我与××医院的真情故事"征文选登

在我们的生活中,总会见到很多人的微笑,但是令人难忘的却很少见。对于我而言,令我最难忘的微笑是一名护士的,一名来自××市人民医院的护士。

今年年初,刚1岁的儿子高烧不退,检查、诊断,医生亲切和蔼的接待了我们并建议我们住院治疗。在办理好住院手续后,一名美丽的护士便拿着医生开的药给儿子打吊针。然而,在插针的时候,儿子很不配合,动来动去,还大哭。见到这种情况,我有些生气,拍了两下儿子的屁股。护士见状,连忙微笑着让我住手,说小孩害怕打针是很正常的,得哄。只见护士把儿子抱在怀里,一边摇一边为儿子唱起了儿歌。在唱儿歌的时候,护士的嘴角总是露着一丝微笑,让人看了很亲切。果然,儿子很快就不哭了,让我觉得护士比我这个妈妈还像妈妈。

儿子不哭以后,护士让我按住儿子的头,很快就把针给扎好了,虽然这期间儿子也哭,但哭得并不厉害。将儿子的药水吊好以后,护士给我讲解了一些输液过程中的注意事项,说话的声音很温柔,让人听着很舒服。因为担心我不注意,儿子动时会把针碰掉,护士每隔几分钟便来到房间看一下,而进门我首先看到的就是她的一脸微笑。通过她的微笑,我看得出,护士是真心关心患者,关心我儿子的。

分析:

1. 案例中的护士身上展示出了护士哪一种仪态美?她的行为给你带来什么样的启示?

2. 作为一位护士,经常会面对患者的责备、不信任、质疑……你准备用怎样的方式化解矛盾？

——案例来源于http://sywb.10yan.com/html/20120523/251355.html

选择题答案：

(一)单项选择题：1. A　2. A　3. C　4. B　5. D　6. A　7. C　8. D　9. A　10. D
11. A　12. A　13. D　14. D　15. B

(二)多项选择题：1. ABCD　2. ABC　3. ABCD　4. AB　5. ABC

（张　默　张　颖）

第五章 语言沟通和非语言沟通及礼仪

【学习目标】

1. 知识目标

(1) 掌握语言沟通和非语言沟通的主要方法、作用及要求;

(2) 掌握演讲、书写护理文件的相关知识;

(3) 熟悉非语言沟通在护理沟通中的应用;

(4) 了解其他语言沟通形式。

2. 能力目标

(1) 能运用交谈技巧进行有效的沟通;

(2) 能用非语言沟通技巧提高沟通效果;

(3) 能借助其他语言沟通形式的相关知识提高演说和口才水平;

(4) 提高书面语言沟通的能力和网络应用能力。

【情景与思考】

护士小李正值夜班,凌晨3点45分突然来了一位急危重症患者急需抢救。但已没有床位,庆幸有一位患者请假回去了,她就急忙把这张病床的床单换了,接着就投入了紧张的抢救工作。忙到第二天早上,当小李正在护士站书写交班报告时,请假的那位患者回来看到自己的床位被占用,非常生气地走到护士站问小李是怎么回事,小李因忙着写报告,头也没抬说了句"知道了",也没做什么解释,结果这位患者就很气愤,投诉了护士长,还要求往上报,之后,主任给他道了歉,但至此还不够,患者还要求把那位护士停薪留职。

思考:假如你是这位护士,你准备怎么来避免这种后果呢?

人际沟通有语言沟通和非语言沟通两种方式。语言沟通是把语言作为一种约定的符号系统进行人与人之间的信息沟通,语言是人类最重要、最便捷的沟通媒介,但不是唯一的沟通媒介;在人际沟通中,信息交流除了通过语言传递外,还可以通过手势、接触、肢体语言、姿势、面部表情、目光接触等非语言沟通方式进行。

第一节　语　言　沟　通

语言沟通是人际沟通的一种主要形式,是以自然语言为沟通手段的信息交流。其实质是指信息发出者以语言符号为载体,将信息发送给信息接受者。语言沟通可分为口头语言沟通和书面语言沟通。口头语言沟通采用口头语言形式即讲话的方式进行沟通,如交谈、讲课、访问、演说、电话、电视、会议、报告等;书面语言沟通采用书面文字形式即书面语言的方式沟通,如信件、通知、报纸、电报、书面记录、合同、网络、书籍等。

一、交谈

(一) 交谈的定义和特点

1. **定义**　交谈是指人们借助一系列共同的规则,通过口头语言为载体进行交流感情、互通信息的双边或多边活动。如两人之间你一言我一语地交流思想与感情;患者提问题,护士回答;或者护士主动向患者介绍医院的情况等。交谈通常以交换信息或满足个体需要为目的,至少由两个人采取谈话(含提问和回答)的形式来完成。交谈不一定是面对面地进行交流,电话交谈、网络聊天等都是交谈。

2. **特点**

(1) 话题灵活:交谈时可以就一个话题展开,也可以随时提出新话题,内容灵活。而且交谈方式、策略、时间、对象也因人、因时、因事而不拘一格。

(2) 双向性:交谈作为一种双向沟通活动,既要有发出信息的主体,又要有接收信息的客体,双方既互为发言者,又互为听众。只有发出信息者,没有接收信息者,或者相反,都构不成交谈,也不能完成交谈过程。因而交谈有明显的互动、双向特点。

(3) 口语化:交谈时说的话一般不作刻意的修饰,有自然明快的口语特征。

(4) 目的性:任何交谈,无论其交谈内容如何广泛,都有明确的目的性。护理专业性交谈的内容涉及生理、心理和社会政治、经济、文化等方方面面,但这些内容都与健康、疾病有关,具有专业目的性,即为服务对象解决健康问题,促进治疗和康复、减轻痛苦或预防疾病的目的。

(二) 交谈的类型

依据交谈目的、规模、方式等不同,可将交谈分为多种类型和方式。护理人际沟通中的交谈从谈话的内容分为一般性交谈和专业性交谈;从谈话组织方式的角度,可分为小组谈话和个别谈话。

1. **一般性交谈**　一般性交谈是为了解决一些个人社交的或家庭的问题而进行的言语交流,一般不带有护理专业目的性。这种交谈一般不涉及健康、疾病等问题。偶尔涉及,也多是表达一些关心、问候及祝愿。一般性交谈内容非常广泛,并且比较随意,没有限制。这种交谈没有明确的目的性,其效果一般也不用多加考虑,但对交谈对象的选择性比较强,很多人都会选择与自己合得来、让自己精神上很放松的对象来进行交谈,以获得愉快感和满足感。

2. **专业性交谈**　护士为解决患者的健康问题、促进康复、减轻痛苦、预防疾病所开展的交谈,因其具有明确的护理专业目的性,称为专业性交谈。例如,护士到病房与患者共同制定护理目标、共同探讨某项护理措施的取舍、了解患者的自我感受等。从交谈的目的来看,可将护理专业性交谈分为互通信息性交谈、指导性交谈和治疗性交谈,以及个别交谈和小组交谈。

(1) 互通信息性交谈:以获取或提供医疗护理信息为主要目的交谈称为互通信息性交谈。这种交谈很注重信息的内容,较少强调关系和情感。所以,只要双方关系协调和融洽,交谈就可以顺利进行。护患之间的这种互通信息性交谈的内容很广泛,主要涉及入院交谈和病史采集交谈等内容。对于新入院的患者,护士要了解其目前健康状况和既往健康状况,了解患者住院的原因、遗传史、家族史,以及精神与心理状况、对护理方面的要求、日常生活方式和自理能力等。这些信息可以为确定护理诊断、制定护理计划提供依据。对于即将出院的患者,应征求他们对护士的角色期望、对医院的看法,了解他们对自身疾病预防知识的知晓程度等。护士还要向患者提供必要的信息,如自我介绍、住院须知、医院环境和疾病情况、用药情况,以及出院指导等。以上信息对护士和患者来讲都是必不可少的。

(2) 指导性交谈:护士根据患者健康问题发生的原因、影响因素及发展趋势,提出相应的解决方案和预防措施,指导患者按照提出的方法去执行的专业性交谈称为指导性交谈。指导性交谈对护士的要求较高,需要护士掌握扎实的专业理论知识及技能,有足够的能力去指导患者。指导性交谈也是护士发挥专业水平、锻炼自己能力的机会。在此类交谈前,护士需做一些准备,如分析患者的病情、找出问题的关键。这种交谈的优点是减少了磋商与协调过程,增快了交谈进程,节省了交谈时间。其缺点是强调了护士的权威,忽略了患者的主动参与,患者处于被支配的地位。此时,如果护士提出的方法和建议与患者的实际情况不符,或者与患者的某些观点、习惯、爱好、文化背景相矛盾的话,会造成患者的心理压力,甚至造成伤害。所以,一定要对患者的基本情况有全面、详细的了解,在确信对患者有利的情况下方可运用指导性交谈。临床上,患者的用药、出院后的注意事项、新生儿家庭护理及患者的自我护理等交谈,选用指导性交谈比较合适。

(3) 治疗性交谈:为帮助患者了解和处理存在的健康问题,并能帮助其克服身心障碍,从而达到减轻痛苦所进行的交谈称为治疗性交谈。治疗性交谈是护士为患者提供健康服务的手段,其目的是为患者解决健康问题。因此,治疗性交谈很注重并强调发展护患之间的支持性关系。在这种相互支持的氛围下,患者受到支持和鼓舞,能自如地表达自己的思想和情感,从而在护士的指导和帮助下,重新认识自己以往的经历,找出新的解决健康问题的方法,并以积极的态度、良好的心理状态、恰当的方式应对困难。在临床实际工作中,互通信息性交谈和治疗性交谈不是互不相关、截然分开的,而是互相渗透、密不可分的。例如,护士在与入院患者进行互通信息时,需要对患者进行入院指导;在与患者进行有目标地解决健康问题的治疗性交谈的同时,也可获得新的信息。治疗性交谈比较耗费时间,所以工作繁忙的情况下难以实施。

(4) 个别交谈:个别交谈是指仅限于两个人之间,在特定环境下进行的交谈。个别交谈是两个人之间就某些问题相互讨论,商量研究,气氛一般比较轻松,常常具有亲近感,彼此之间容易说心里话,所以交谈很容易顺利进行,交谈的专业目的性也容易达到。

(5) 小组交谈:小组交谈是指三个人或三个人以上之间的交谈。例如,护士向众多患者进行健康教育和指导,几位患者向一位护士传递信息和医护小组讨论患者病情等都属于小组交谈。这种方式的交谈由于参与的人较多，所以交谈的主题不易把握，谈话的内容易受干扰。要获得成功，应尽量排除干扰因素，在交谈之前做好充分的准备；如果是有组织的小组交谈，一般安排一个组织者；参加小组交谈的护士要学会进行有效的交流和细心的倾听；小组交谈在一定的时间内只能一个人说话，应注意轮流发言，尽量让每个人的想法都得以表达。

(三) 交谈的层次

人们相互间的关系及信任程度不同，交谈的层次也不同。

(1) 一般性交谈：一般性交谈又称粗浅性交谈，是交谈的最低层次。是一种寒暄、应酬式的交谈，话题比较表浅，没有什么深刻的内容，像"最近忙什么呢？""有时间到家里来玩儿。""你好吗？"等一类的招呼语即是。当交谈者之间的关系比较陌生或者双方不很了解、关系不密切时交谈往往停留于这种层次。这样的交谈比较轻松，不需要多加思考，也不用考虑会说错话或给对方造成心理压力。如果人们不想使相互间的交往向纵深发展，交谈也可以停留在此层次。但要进行一次有目的的交谈，这种层次的交谈仅仅是个开头。

(2) 陈述性交谈：陈述性交谈是一种陈述客观事实的交谈，交谈中不作评价。例如，"今天白天最低气温−20℃。""今天早晨我开始头痛。"这种谈话方式，不加入个人的意见、观点和情感。在陈述性交谈层次进行沟通时，要注意语言表达清晰、意图明了，力求信息发出和接收的准确性。

(3) 交流性交谈：交流性交谈是一种交换个人想法和判断的交谈。当人们在这一层次进行交谈，说明交谈者的关系已经进了一步，彼此间有了信任感。交谈的双方明确表明自己的想法和判断，希望自己的观点能获得对方的认可，引起对方的共鸣，并且相互交流一些看法和意见。例如，"今天早晨您的气色不太好，是昨晚睡得不好吗？""是的，张护士，我昨晚有点胃疼。"交谈的双方要充分让对方说出自己的看法，尤其是在护士与患者的交谈中，如果交流不当，可能会影响评估资料的准确性，妨碍护理目标的实现。

(4) 分享性交谈：分享性交谈是比较深层次的与交谈对象分享感觉的交谈。这个层次的交谈，交谈双方相互信任，不设防，有安全感；交流的内容比较深入，很多内心深处的想法都可能会显现出来，包括令人伤心、高兴的一些事情或者一些个人的隐私；交谈的双方能够相互理解并且共同分享感觉，这种分享有利于人们减轻心理压力、维护身心健康。也就是说，通过这种交谈，可以化解忧愁，分享快乐。在护士与患者的沟通中，护士首先要给患者留下一个良好的印象，要热情对待他们、理解他们，对于他们的诉说要注意倾听，以亲切的态度鼓励他们把心里话都讲出来。当患者对护士产生了充分信任感，分享性的交谈就容易取得很好的效果。

(5) 默契性交谈：默契性交谈是一种具有高度和谐感觉的交谈，是交谈最理想的境界。这种交谈有时不用说话就知道对方的体验和感受，是沟通双方分享感觉程度最高的层次。正所谓"心有灵犀一点通"。但这种感觉比较短暂，常在第4个层次沟通时偶尔自然而然地产生。

实际上，护士与患者的交谈中，以上几种层次都可能出现。各层次的主要差别在于一个人希望把他真实感觉与别人分享的程度不同，而这又取决于彼此的信任程度。在护患沟通过程中，面对不同的情况、不同的环境、不同的患者，不一定非要强求更高层次的交谈，护士可以有意识地选择运用。为了顺利开展护理工作，为了患者的身心健康，作为护士要经常评估自己与患者或周围人的沟通层次，是否与所有人都只能进行一般性交谈，是否存在由于自己的语言行为不妥而导致患者不愿意与自己进行更高层次交谈的现象。护士如果具备良好的语言修养，会使众多不同年龄、性别、性格、社会地位、文化素质的患者对其产生信任感，从而进入较高层次的交谈。

（四）护士的语言修养

护士的语言修养是通过护士的语言表现出的文化素养及精神风貌，是护士综合素质的外在表现。一个护士如果具备良好的语言修养，会使众多不同年龄、性别、职业、价值观、社会地位、文化素质的患者及家属对其产生信任感。因此，护士的语言修养非常重要。

护士的专业性语言修养包括语言的规范性、科学性、原则性、治疗性和情感性等方面。

1. 规范性

（1）用词要通俗易懂：护士与患者交谈时，应选用患者易懂的语言和文字与患者进行交流，用词要朴实、准确、清晰，讲话要口语化，不能过多地使用医学术语及省略语。

（2）语法要规范：护士的语言要符合语法要求，不能任意省略、颠倒，要注意语法的逻辑性和系统性。无论是向患者或家属交代事情，还是报告工作、反映病情，都应该把开始、经过、变化、结局等说明白。

（3）语音要清晰：护士应讲普通话，发音要标准，吐字要清晰。要注意进行语音训练，同时尽量多掌握一些地方方言，以减少交流中的困难。

（4）语速要适宜：运用口头语言沟通时，如果能以适当的语速表达信息内容，就更容易获得成功。护士应该用能清晰阐明信息内容的语速与患者交谈。

（5）适当运用类语言和辅助语言：在护患交谈中恰当地运用声调、语调、节奏等类语言和辅助语言，能够加强语言所表达的含义，使语言更具感染力，并且表达出不同的情感。

2. 科学性　科学严谨使人信服。护士与患者交谈要有科学性，尤其是进行指导性交谈时，不违背医学原理，不但能说出是什么，更能讲清为什么。

3. 原则性　护士与患者谈话的内容与方式要掌握一定的原则，如以患者为中心、以目标为导向的原则，平等待人、尊重患者的原则，因人而异的灵活原则，亲切、友好的原则，既坦诚又谨慎的原则，适当保密的原则。

4. 治疗性　良好的语言能促进治疗，刺激性语言能扰乱患者的情绪，甚至引起病情恶化。因此，护士在患者面前的每一句话都应该是礼貌、诚挚、关心、体贴的，每一句话均能对患者起到良性影响，为患者创造一个有利于接受治疗的良好的心理环境，以达到治疗目的。

5. 情感性　精练适宜的语言还要配合以真心诚意的态度，积极的倾听，给人温暖的感觉；合理分配交谈时间，表现同感心，注意调整步调与患者一致，关注患者每一句话间的关联性。

【链接1】

随着医疗模式的转变，健康教育的导入，整体护理的实施，护士与患者及家属面对面交流的内容越来越广泛。语言修养的高低直接影响到沟通效率，稍有不慎还会祸从口出，引发纠纷。有资料表明：在众多医疗纠纷中有 65% 是关于服务态度的；其中 35% 则是因语言不当而引起的。尤其在门急诊护理中更为突出，轻者引发口角，重则引发暴力事件。如何实现高效沟通，规避说话误区，提高服务质量，是每一位护士应学习掌握的基本素养。

——摘自"首席医学网"

（五）护理专业性交谈的过程

一个完整的交谈过程一般要经过准备、启动、展开、结束 4 个阶段。

1. **准备阶段**　护理专业性交谈是一种有目的的交谈。为了达到目的，使交谈获得成功，护士在交谈前应作充分的准备。具体内容有：

（1）内容的准备：在交谈之前首先要明确交谈的目的，确定交谈的主要内容。必要时，列一份交谈提纲，使护患双方的交谈都能集中于同一主题。

（2）护士的准备：交谈前护士要做好形象上与心理上的准备。护士要衣着得体，举止端庄，态度和蔼，使患者产生信任感。还要收集一些有关该患者的信息，如通过阅读病历了解患者的现病史、既往史、治疗经过、本次入院的原因，也可以向其他医务人员或患者家属了解一些情况。

（3）患者的准备：要从患者的身体状况考虑交谈时间，尽量排除一些影响因素，如疼痛、上厕所、休息等，避免干扰检查或治疗。

（4）环境的准备：在进行有目的的互通信息性交谈与治疗性交谈时，要尽量准备安静的环境，收音机与电视等音响要关掉，或关好门，必要时用屏风遮挡，交谈时要避开治疗与护理的时间。

2. **启动阶段**　护士在与患者交谈开始时，应注意提供支持性气氛，即建立起信任和理解的氛围，以减轻患者焦虑，有利于患者思想情感的自然表达。启动阶段的作用是：

（1）通过初步交谈，给对方留下一个良好的印象，建立彼此的信任和了解；

（2）通过初步交谈，调动起对方说话的热情，以便顺利转入正题；

（3）通过初步交谈，了解对方的一些自然情况，以便在下一步交谈中不触及对方的忌讳，使谈话更加愉快和顺利；

（4）确立一个谈话的"基调"，即以什么身份、用什么态度和方式来与对方谈话。

启动交谈时，可用一些问候语、寒暄语开始。例如，问候式："今天您感觉怎么样？""您昨晚睡得还好吗？"；关心式："这两天气温有些低，您要添点衣服，小心着凉。"；夸赞式："今天您的气色不错，看起来比前两天好多了。"；言他式："这个花真漂亮，是您爱人刚送来的吧？"，听起来这都是一些平常话，但这些开场白的技巧可以使患者感受到护士的关心与体贴，又可使患者自然放松，消除紧张戒备心理，交谈也就被"发动"起来了，此时便可自然地转入主题。转入正题时，要有礼貌地称呼对方，第一次交谈时应做自我介绍；向患者说明本次交谈的目的和大约所需时间；告诉患者在交谈过程中，希望他随时提问和澄清需要加深理解的问题；保持合适的距离、姿势、仪态及眼神接触，态度要温和、自然。

3. **展开阶段**　护士运用各种方法将交谈启动后，就要考虑如何将交谈全面展开、切入主题的问题了。此时的护患交谈更多的是涉及疾病、健康、环境、护理等实质性问题，护士应该注意：

（1）灵活运用各种交谈策略：根据实际情况灵活运用各种交谈策略。患者诉说时要全神贯注地倾听，通过核对表示护士对患者所说问题的关注，对不清楚的地方要采取恰当的提问方式，还要给予适时的反应，始终站在患者的角度理解患者的感受。在给患者进行治疗性操作或护理时要不断地进行原理、目的、注意事项等的阐述，鼓励患者与病魔作斗争，增强患者战胜疾病的信心。在患者悲伤或情绪不佳时可以采用沉默的方法使其安静下来。总之，护士要对各种交谈策略熟知和掌握，鼓励患者倾诉。

（2）围绕主题达到交谈目的：在交谈过程中，护士要想办法创造和维持一个融洽、和谐的交谈气氛，按目标引导谈话，围绕主题进行，让患者无所顾忌地将自己真实想法、感受倾诉出来。另外，交谈过程中护士可能会发现患者的一些新问题，此时应及时对谈话内容进行适当调整，或改变原来的主题，了解一些新发生的问题，以便及时解决这些问题。

4. 结束阶段　实践表明，一个不恰当的结尾给人留下的往往是失望、不快，而一个巧妙适宜的结尾给人留下的将是留恋和美好的回忆。

（1）选择恰当的结束时机：事实上，护士与患者的每次谈话，都有一个很自然的终止点，即双方都感到目的达成，话题说尽之时。一般表现为较长时间的沉默，此时见好就收，不要无休止地谈下去。

（2）为下次交谈作准备：在交谈接近尾声时，还有一个重要的任务就是为终止交谈做一些必要的交代，如对交谈内容、效果可以采用重复、提问等方法作简要的评价小结，也可以采用交谈后补记录的方法作小结。必要时约定下次交谈的时间、地点、内容等。

以上是一次正式的专业性交谈的完整过程，事实上，现实中的交谈过程要比这个过程简单一些，随机性要大一些，往往没有明确的分期，有时可能只有几句话或者是比较简单的问答，内容也会很简单，因此护士在与患者进行交谈时要灵活应变，不要死板地拘泥于上述4个阶段。

（六）有效交谈技巧

1. 倾听　倾听是指交谈者全神贯注地接收和感受对方在交谈中所发出的全部信息（包括语言和非语言信息），并全面地理解。也就是说，倾听除了听取对方讲话的声音并理解其内容外，还需要注意其声调、表情、体态等非语言行为所传递的信息。因此，倾听是护士对患者所发出的信息进行整体性接收、感受和理解的过程，在人际沟通中占有重要的地位。卡耐基说："如果你想成为一个谈话高手，必须首先是一个能专心听讲的人。"因为注意倾听正是对讲话人的最大恭敬，很少有人能抗拒别人对自己的注意，倾听是最不露痕迹的恭维，由此可见倾听的重要性。护士在交谈中首先要学会倾听。当护士全神贯注地倾听患者诉说时，实质上向患者传递了这样一个信息：我很关注你所讲的内容，你就畅所欲言地说吧！对方会毫无顾忌地说下去。相反，如果一位患者滔滔不绝地向护士诉说了自己对于即将进行的手术的担忧和害怕后停止诉说时，护士却又问："您对这次手术有什么担心和顾虑吗？"患者马上就会意识到他刚才诉说时，护士根本就没有听。此时，患者会立即失去继续交谈的兴趣和信心，觉得自己再说也没有用。有效的倾听应注意以下几点：

（1）时间充足：充分估计交谈所需的时间，以便有足够的耐心倾听患者诉说。

（2）排除干扰：要有良好的精神状态，尽量排除干扰因素，关掉手机，以便集中注意力。不要经常插话，让对方充分诉说，以便全面理解对方的本意与真实情感。

（3）全神贯注：交谈中与对方保持目光接触，不要有分散注意力的举动，如看窗外、看手表、看报纸等。

（4）适时反馈：给予恰当、适时、正确的反应，以表明自己正在听。

（5）善于观察：注意观察患者的非语言行为，以判断其言外之意。

（6）语句恰当：护士在提问和做出反应时，选择能够简明表达意思和感觉的词句，避免使用患者不易理解的专业术语。

（7）勿急于做出判断：类似"你病情加重了，肯定是昨晚没吃药"等匆忙的判断，会使患者不愿意再诉说下去。应让对方充分诉说,以便全面了解情况。

2. 核对　核对是指在倾听过程中,为了验证自己对内容的理解是否准确所采用的沟通策略。核对是一种反馈机制,体现了高度负责的精神。可以使患者知道自己的讲话被护士认真听取,并且很受重视。核对包含复述、改述、澄清等方式。

(1)复述:复述是指交谈中的倾听者对听到的内容进行复述、核对和释义的一种交谈技巧。一方面护士把患者的话再重复说一遍,待患者确认后再继续交谈。另一方面可以要求患者把说过的话再复述一遍,待护士确认自己没有听错后再继续交谈。复述表示承认了对方的叙述,从而加强了对方继续诉说的自信心,让对方感觉自己的诉说已经生效。运用这种方式时注意不要对患者所说的话进行判断,复述只是一种不加任何判断的重复。例如,患者说:"昨晚我头痛得厉害,还恶心……"。护士说:"你刚才说你昨晚头痛、恶心,是吗?""是的,我还差点吐了呢……"

(2)改述:护士把患者说的话改用不同的说法叙述出来,但意思不变,或将患者的言外之意说出来。例如,患者说:"小张护士是刚毕业的吧,她输液的手法挺生疏啊。"护士说:"你的意思是说小张的操作手法不熟练吗?"改述时要注意保持原话的意思,以及应该重复对方所说的重点。

(3)澄清:澄清是指交谈者将一些模棱两可、含糊不清或不完整的陈述讲清楚,以求得更具体、更明确的信息。可用以下言语来引导"我还不明白,你告诉我的是……","根据我的理解,你的意思是……"或"对不起,我插一句,再对我说一遍你一天小便几次好吗?"通过澄清,可以帮助护士与患者弄清最重要的关键问题是什么,以便下一步工作时集中精力先解决关键问题。

3. 提问　提问是收集信息和核对信息的手段,是交谈最基本的方法。提问的有效性将决定收集资料、进行护理评估的准确性。提问包括开放式与封闭式两种方法。

(1)开放式提问:即敞口式提问或没有方向的提问。所问的问题回答范围没有限制,通过启发,患者可以开阔思路充分说出自己的观点、意见、想法和感觉,护士可以从中更多地了解患者的想法、情感与行为,但是不能过多地诱导,否则很难获取真实资料。虽然是开放式提问,但也要有中心,应围绕主要环节和主导线索进行。询问的杂乱无章,东一下,西一下,则让患者难以回答。例如"您看起来不太高兴,有什么想法可以告诉我吗?""您对给您制定的护理目标有什么看法?""李女士,您对我们的护理还有什么要求吗?"提问的水平高,得到的资料就真实有效。一个笨拙的提问,只能导致笨拙的回答。另外,提问时护士的态度一定要诚恳,不应是冷冰冰的、突如其来的提问,要让患者感觉到温暖。"您是不是感觉很冷? 没办法,忍一忍吧。"这种态度,患者的感觉就不好。开放式提问的明显缺点就是需要的时间较长,所以护士与患者都要有所准备。

(2)封闭式提问:即限制性提问或有方向性提问。封闭式提问是将患者的应答限制在特定范围内的提问,患者回答问题的选择性很小,甚至于用简单的"是"、"不是"、"有"或"没有"就能回答。运用这种提问,患者可以直接坦率地回答,护士可以在短时间内获得大量信息。例如,对一位刚入院的患者采用这种方式提问,很快就可以了解到患者的年龄、职业、文化程度、婚姻状况以及过去是否做过手术等,效率很高。如"您是什么职业?""您是这里痛吗?""您的感觉与昨天一样吗?""您家里面有患风湿性心脏病的人吗?""您昨晚睡了几个小时?"封闭式提问明显的缺点就是患者回答问题比较死板,没有充分解释自己想法和释放情感的机会,缺乏自主性,护士也很难得到提问范围以外的其他信息。

4. 反应 交谈过程中的反应是指护士接到患者的信息后所表现出的态度、行动或意见。反应是护士表明自己关注患者讲话的一种方式,它伴随倾听过程的始终。当患者向护士倾诉了很多心里话,而护士一点反应都没有,患者将会是很失望的。有利于建立良好护患关系的反应应该是:

(1) 思维同步:即护士的思维速度要与患者的谈话速度相适应,不能过于超前,也不能过于落后,要适当地进行调整。有时护士注意力不集中,谈话过程中总是让患者重复,既耽误了时间,又伤害了患者的自尊心,最终失去了患者的信任,不利于良好护患关系的建立。

(2) 不要急于定论:没完全弄懂对方的真正意思之前,没真正把握对方的感受之前,不要急于定论,否则会使交谈失败。

(3) 语言具体明确:患者倾诉过程中可能会伴有一些疑问,对疑问的回答应具体明确。如"今天听了你的情况,我对你的病情有了初步了解,如有不清楚的地方我们下次再接着谈。你不要着急,我们一定尽全力帮您恢复健康。"还可以说"根据你的情况,你要注意调节饮食,尽量多吃点,晚上要睡好觉,既然已经来到医院,就请安心静养。"一般这样的反应,可使患者的情绪稳定下来。

(4) 不做虚假保证:过于肯定、热情的许诺,虽然能鼓舞患者,但也容易使之增加疑虑产生怀疑,甚至埋下护患纠纷的隐患。

5. 阐述 阐述即阐述观点、进行解释。患者来到医院会有很多疑问需要护士解释,如诊断、治疗、护理相关问题,病情的严重程度、预后及各种注意事项等。这就需要护士运用阐述策略给予解释。解答患者的疑问、消除误解,护理操作中解释操作目的、注意事项,针对患者的问题提出建议和指导,都是阐述策略的具体运用。阐述可以为患者提供新的思维方法,使其重新认识问题,从疑虑困惑中走出来,阐述多用于治疗性交谈中,如护士为一位高热的患者用乙醇擦浴法物理降温时,恰当地向患者阐述乙醇擦拭降温的目的、方法、禁忌部位等。阐述的基本原则是:

1) 尽可能全面地了解患者的基本情况;

2) 将需要解释的内容用通俗易懂的语言向患者阐述;

3) 尽力理解患者发出的全部信息内容和情感;

4) 用委婉的口气向患者表明观点和态度。对护士的观点和想法,患者有选择和拒绝的权利;

5) 整个阐述过程要使患者感受到关怀和尊重。

6. 移情 移情即感情进入的过程。在护患沟通中,指护士站在患者的角度,通过倾听、提问等交流方式理解患者的感受。如果护士不能很好地理解患者、体验患者的真实情感,就无法使自己与患者的交往行为具有合理性与应对性。移情不仅仅是同情。同情是对他人的关心、担忧和怜悯,是对他人困境时自我情感的表现。而移情是以他人的角度去感受和理解他人的感情,是分享他人的感情而不是表达自我情感。移情的焦点是患者,是从患者的角度来观察世界。移情在护士与患者交谈中有以下作用:

(1) 有助于患者自我价值的保护:在医院的患者有一种很强烈的社会心理需要就是被人理解,但很多客观因素妨碍了护士给予患者足够的关心。如果护士运用移情的策略,站在患者的立场上给予他们足够理解的话,患者由于陌生及高技术的医疗护理系统所带来的不良反应可以大大减低。患者感到被理解,才会感到自身存在的价值,感到自己不是孤立的,感到自己是现实社会的一部分。

(2) 有助于护患沟通的准确性:通过移情,才能准确全面理解患者传递的信息。移情越充分,准确解释患者信息的可能性就越大。作为护士,如果能站在患者的角度上理解患病后焦虑的心理,就不会责怪患者表情冷漠、心事重重了。

(3) 有助于提高患者的自我控制能力:如果护理人员能够移情地倾听患者的诉说,患者可通过表达自我情感而获得控制力,这有助于他们在困境中自我调整,减少患者对他人的依赖,更加深刻地感受到战胜疾病过程中自己应负的责任。

7. 沉默 沉默是指交谈时倾听者对讲话者的沟通在一定时间内不作语言回应的一种交谈技巧。沉默既可以表达接受、关注和同情,也可以表达委婉地否认和拒绝。在运用中,选择时机、场合及怎样运用是问题关键。在护患沟通中,沉默片刻可以给护患双方创造思考和调适的机会,并且可以弱化过激语言与行为、化解紧张气氛。沉默可以表达无言赞美,也可以表达无声抗议;可以表达欣然默许,也可以表达保留意见。表面上看,沉默没有声音,但实际上是声音的延续与升华。当护士以温暖平和的神态沉默时,对患者来讲也是一种无声的安慰。

在护患交谈过程中,选择恰当的时机使用沉默,可以起到如下作用:表达对患者的同情与支持;给予患者思考与回忆的时间;使患者感到护士在用心倾听其讲述;有助于患者宣泄自己的情感;缓解患者的过激情绪与行为;给护士一定的时间去组织进一步的提问和记录资料。

此外,护理人员也可以允许患者保持沉默,可以对患者说:如果您不想说话,您可以不说,不过,如果您不介意,我愿意在这里陪您待一会儿。当然,沉默要恰当运用,如果一位护士整天只是默不作声地工作,很难听到她的声音,也不利于护患关系的建立。

8. 鼓励 在与患者交谈过程中,适时运用鼓励性语言,对患者是一种心理支持,可以增强患者战胜疾病的信心。根据不同情况,鼓励患者树立新的奋斗目标,激发起战胜疾病的坚强意志,使其对前途充满信心,或可介绍一些他人战胜疾病的例子来鼓励和安慰患者。护士可以说:"您要有信心,您看老李比您的病还重,现在都好转了,如果您积极配合治疗,您的病会尽快好起来的。"

(七) 影响和阻碍护患交谈的行为

多数情况下,交谈是人与人之间面对面的互动,很多情境直接或间接地影响和阻碍着交谈的行为。

1. 不恰当地转移话题 两个人进行交谈时,一人针对一个话题谈得正起劲,另有一人突然插话将话题转移,对方则很不愉快,这样不但影响交谈效果,也容易使交谈中断。例如,护士早晨查房时,一位患者问:"护士,今天我还输液吗? 我今天是不是该换药了?"护士回答"准备一下,我一会儿带你去拍片子啊。"这样的回答,让患者心里很不舒服,觉得护士不愿意正面回答他的问题。成功的交谈需要随机应变,但话题的改变要选择恰当的时机,这样才不致影响交谈效果。

2. 轻率或不恰当地保证 护士为了宽慰患者或使患者受到鼓励,轻率地做出一些不恰当的保证。例如,"要不了几天我们就能治好你的病。""我保证,你一周后肯定能出院。"又如对病情严重的人说:"我肯定你的病不重,你别担心。"其实有些患者心里有数,这样说只能让患者感觉你没对他说实话,有事瞒着他,原本想安慰患者,反倒增加了患者的心理负担。

3. 过早地进行个人判断　护士有时会带着说教式的口气与患者交谈,并轻易地进行个人判断。例如,患者说:"我今天感到胃里不舒服,想下床活动活动。"护士:"你肯定是吃多了家里带来的东西,吃了什么?不是跟你说过要在床上休息,不要乱动的嘛。"这种谈话方式会使患者感到护士主观和武断,不愿再表达自己的感受,护士对患者的了解也无法深入。所以护士说话要有依据,不能主观武断并且过早地进行个人判断。

4. 依据不足地提供答案　护士与患者交谈时应耐心倾听,善用提问、核实等沟通技巧,让患者充分诉说,在真正找到主要或重点问题后再作解答。如果患者问护士:"我今天感觉不太好,我的病是不是加重了?"护士说:"你的病不会加重,是你想得太多了或是幻觉。"或患者问:"我的病这么长时间还不好,请专家给我会会诊吧!"护士不假思索地说:"专家会诊也是这样。"其实这是没有任何根据的说法。如果经常这样沟通,则会影响护士的威信,不利于护患关系的健康发展。

5. 随意打断患者讲话　护理交谈中随意打断患者的谈话或不耐心倾听患者的陈述,可能会招致患者的不满。患者住院治疗,首先一个愿望就是被人理解,希望医生、护士能倾听他的陈述。例如,一位老年患者说:"护士呀,能不能让我少花点钱哪,我家很困难,你看,我儿子为了挣钱都没工夫来看我……"护士说:"你别说这些了,我要给你打针,你准备好了吗?"这样讲既不礼貌又拉远了与患者的心理距离,以后患者有什么心里话再也不会和护士说了。

二、演说

(一) 演说的概念和特点

1. 概念　演说又称演讲。是一种以口头语言表达为主,借助手势、表情、语音语调等非语言表达手段,通过面向听众发表自己的见解和主张,以达到感染人、说服人、教育人的目的的艺术化的语言交际形式。

2. 特点　演说和表演不同。演说是演说者通过口头语言面对一定场合的听众,就人们普遍关注的某种有意义的事物或问题直接发表意见的一种社会活动。演说一般具有以下特点:

(1) 针对性:演说是一种社会实践活动,它以思想、情感、事例和理论来感染听众,征服群众,必须有现实的针对性。首先是作者提出的问题是听众所关心的问题,评论和论辩要有雄辩的逻辑力量,能让听众接受并心悦诚服;其次是要清楚听众有不同的对象和不同的层次,根据不同场合和不同对象,为听众设计不同的演说内容。

(2) 可讲性:演说的本质在于"讲",而不在于"演",它以"讲"为主,以"演"为辅。演说要诉诸口头,拟稿时必须以易说能讲为前提。

(3) 鼓动性:演说活动是进行宣讲教育的有力方式。好的演说自有一种激发听众情绪、赢得好感的鼓动性。这要依靠演说思想内容的丰富、深刻,见解精辟,有独到之处,发人深省;也需要语言表达形象、生动,富有感染力。

(二) 演说与交谈的区别

1. 基本表现形式不同　人们日常交流思想、联络感情、协调行动,常常是讨论式的,你一言我一语,互为前提,相互引发,交织进行,有许多随机成分和散漫性。而演说总是一个人系统地把自己的思想观点有计划、有组织地分别传向一定数量的听众。

2. 主客体之间的关系不同　交谈中的主客体具有互换性,是在双向信息交流中进行的,交互性强。而演说则是以单向交流为主,不可主客体互换。实际上是一人讲、众人听的口语表达方式,因此演说者的语言总是独白式的,经过认真组织、仔细斟酌的,有很强的内在逻辑性。

3. 目的不同　交谈,特别是社交性交谈,存在即兴性和灵活性,要求交谈具有灵巧的应变能力,切合时宜地寻找和转移话题。而演说有明确的目的性,使听众通过演说语言受到感染教育而达成某些共识,通过叙事、抒情、说理论证、精巧的语言来感染听众,说服听众。

(三) 演说的构思技巧

演说前的构思是必不可少的。包括主题确定、材料准备、演说稿的结构等,均需要演说者在演说前进行精心地构思。

1. 确定演说主题　演说主题是由演说目的确定的,演说者根据演说目的选择议题,确定中心。议题即是演说的内容,演说者是通过阐述、分析、论证议题来表达情意的。演说的选题包括选择论题、明确主题、确定题目。

(1) 选择论题:就是选择演说所要阐述的主要问题,即"讲什么"。要把论题选好,必须遵循两条基本原则:一是需要性原则,二是适合性原则。需要性原则就是要选择现实需要有待回答的论题。一篇生动的演说,究竟能在多大程度上帮助听众弄清社会现实中的复杂现象,并在多大程度上有助于解决迫在眉睫的社会问题,这是演说艺术的本质特征。因此,每准备一次演说,都要从客观实际出发,要认真考虑自己所选择的论题是否符合现实需要,是否属于听众所有待得到解答而又有意义的问题。如果论题本身毫无价值,客观上又不需要,那就不要选它。适合性原则就是要选择适合听众、时间、场合和演说者实际的论题。论题为客观现实需要,但如果不考虑听众的文化水平、思想修养、职业特点、阅历、心理和愿望,不考虑规定演说的时间、场合和环境,不考虑演说者的年龄、身份、气质、能力等,其论题再好,也无法搞好演说。

(2) 明确主题:主题是演说者在演说中所要表达的中心思想或基本观点。它体现演说者对所阐述问题的总体性看法。为了使演说真正起到宣传群众、教育群众、鼓舞群众的作用,要求演说的主题必须正确、鲜明、集中、深刻。所谓正确,即演说的主题必须符合党的路线、方针、政策,符合四项基本原则,符合客观实际和人民的利益,顺应民心。所谓鲜明,即演说的主题必须旗帜鲜明,肯定什么,否定什么,赞颂什么,贬斥什么,要清楚、明白,绝不可似是而非,模棱两可。所谓集中,即演说的主题必须凝练、单一、集中。一般说来,一篇演说只能有一个主题、一个中心。如果贪多求全,这也想讲,那也想说,使主题分散,形成多中心,缺少贯穿整个演说的主线,势必造成演说的头绪纷繁,结构松散,话说得不少,听众却不知道演说者到底要讲什么,达不到演说的目的。所谓深刻,即演说的主题必须具有普遍而深刻的教育意义。抓住了事物的本质,主题就具有了强烈的感染力,就会深刻;抓住了事物的特征,主题就具有鲜明的个性,就会显现其新颖。

(3) 确定题目:演说题目是演说者给全篇演说树起的一面旗帜,它不仅与演说的形式有关,更重要的是与演说的内容、风格、情调有直接关系。所以,训练有素的演说者,都是很重视演说题目的确定的。题目的选择一般要符合以下 4 条原则:文题相符,大小适度,遣词得体,合乎身份。要经过深思熟虑、反复推敲,才能为自己的演说找到一个美好、生动、有力而又适度的题目。

2. 构思演说稿的基本结构 演说稿的结构分开头、主体、结尾 3 个部分,其结构原则与一般文章的结构原则大致一样。但是,由于演说是具有时间性和空间性的活动,因而演说稿的结构还具有其自身特点,尤其是它的开头和结尾有特殊的要求。

(1) 开头要抓住听众,引人入胜:演说的开头,也叫开场白。好的演说,一开头就应该用最简洁的语言、最经济的时间,把听众的注意力和兴奋点吸引过来。演说稿的开头有多种方法,通常用的主要有:

1) 开门见山式:这种开头是一开讲,就进入正题,直接提示演说的中心。运用这种方法,必须先明晰地把握演讲的中心,把要向听众提示的论点摆出来,使听众一听就知道讲的中心是什么,注意力马上集中起来。

2) 叙事式:这种开头可以迅速缩短与听众的距离,使听众急于了解下文。用新近发生的奇闻轶事、令人震惊的重大事件或生动感人的故事开场为进一步向听众提示论题作了铺垫。

3) 设问式:这种方法是根据听众的特点和演说的内容,提出一些激发听众思考的问题,以引起听众的注意。

除了以上 3 种方法,还有释题式、悬念式、警策式、幽默式、双关式、抒情式等演说开场的方法。

(2) 主体要环环相扣,层层深入:主体是演说稿的主干部分,既要紧承开场白,又要做到内容充实、主旨鲜明,要处理好层次、节奏和衔接等几个问题。

1) 层次:安排层次就是对演讲材料进行归类。层次是结构的基础,安排时应从整体考虑,做到层次内容主次分明,详略得当,层次结构布局合理,错落有致,给人以清晰明确的感觉。此外,用过渡句,或用"首先"、"其次"、"然后"等语词来区别层次,也是使层次清晰的有效方法。

2) 节奏:演讲稿的节奏变化可以通过变化内容来实现。在演讲稿中适当地增加轶事、诗歌、散文、幽默或故事等内容,可以使演讲稿的起伏有度,节奏更加鲜明。

3) 衔接:衔接是指把演说中的各个内容层次连接起来,使之具有浑然一体的整体感。正确地使用过渡,可使演讲的层次清楚,结构严谨。一般在演讲内容转换、演讲方式转换时要使用过渡形式。常用的过渡形式有 3 种:一是使用过渡词语,如"因此"、"由此而知"、"综上所述"等;二是使用过渡句子,一般放在演讲稿的前一段之后或后一段之前;三是使用过渡段,两个段落或两个层次之间包含一些具体内容的独立成段的话。

(3) 结尾要简洁有力,耐人寻味:结尾是演说内容的自然收束。它要再现题旨,使听众加深认识;要收拢全篇,使之统一完整;要鼓起听众的激情,促使其行动;要耐人寻味,给予听众美的感受。演说稿的结尾没有固定的格式,或对演说全文要点进行简明扼要的小结,或以号召性、鼓动性的话结束,或以诗文名言以及幽默俏皮的话结尾。但一般原则是要给听众留下深刻的印象。

(四) 演说的表达策略

演说的表达策略,就是演说内容通过演说者传达给听众的方式。

1. 演说的语言表达策略 语言的运用是演说成功的决定因素之一。

(1) 句子精炼:句子要精炼,用最少的字句,表达最丰富的内容。演讲的每一句话都是稍纵即逝的,要尽量避免长句和复杂的句子,减少修饰和限制的成分;演说中要多用短句,力求简洁明快、生动有力。演说语言要尽量做到口语化和通俗化。演说用词要能够确切地表达讲述的对象,指出它们的本质及相互关系,以免发生歧义和引起误解。在演说中要避免使用似是而非、模棱两可的话,避免重复论证,避免客套话。

(2)语句口语化:语言要口语化,词句流利、准确、易懂。演讲语言要尽量做到生动形象,同时具有较强的瞬间感染力。可以使听众易于理解和接受,也有助于活跃会场气氛,调动听众的兴趣。要避免使用生僻的词语和隐晦的思想,更不能多次反复。句式要短小,使用通俗易懂的常用词汇,使用音节清晰、易于接受的词汇。为适应听众智力变化过程,应多选择一些引导性、启发性的内容。

(3)语言形象生动:要运用鲜明生动的语言,使抽象的事物具体化,深奥的道理浅显化,概念的东西形象化。要求演说者用形象的语言调动听众的全部感觉器官如听觉、视觉、嗅觉、感觉、味觉等,使听众身临其境。展示鲜明、生动的语言方法是讲究修辞手法的运用。运用引用、排比、反复、比喻等修辞手法,会使演说妙语生辉,大放异彩。

2. 演说的非语言表达策略　非语言表达手段主要配合有声语言来生动形象地表达演说者的思想感情,包括表情、眼神、手势、姿态和动作等。

(1)表情和眼神:面部表情是演说者和听众之间思想情感交流的纽带和桥梁。因此,演说者应善于通过面部表情来提高演说的效果。演说时面部表情要随着演说内容和演说者情感的变化而变化,即顺乎自然,又富于变化。切忌拘谨木讷、表情呆滞;精神紧张,惶恐不安;矫揉造作,自作多情。

眼神的表情达意功能在演说中也起着关键的作用。演说者应学会用眼睛说话,用眼神与听众交流。演说时眼神首先要做到看着听众演讲,演讲者走上讲台后,应以前视为主,适当地环视全场,始终与听众保持目光接触,对坐在后排的听众应给予更多的目光关注,让更多的听众感到演讲者是在对他讲话,要避免只低头看稿或死盯住一个地方凝视不动的现象。其次,与听众的目光构成实质性接触,看着听众演讲分虚视和凝视。凝视能增强双方的感情联系,与听众建立起灵敏的信息反馈。但凝视时间过长或过多,会对听众形成一定的压力,因此演讲者交替使用虚试和凝视,会使听众感到自然舒适,提高演讲效果。再次,多种眼神并用,不同的眼神传递不同的信息和情感。演讲者可以通过眼神、有声语言,以及手势、姿态的协调作用将演讲内容的波澜起伏,情感的抑扬顿挫完整地表达出来。一般情况下,视线向上表示思索或傲慢,视线向下表示忧伤、悔恨、羞怯,环顾左右表明精神惆怅、心绪不宁。听众可以根据演讲者的眼神,领悟演讲者想表达的主要思想。

(2)姿态与手势:姿态是指演说者的形体动作。从演说者的体态来说有站、行、坐3种。站姿的体位较高有利于统摄全场,站姿要自然端正,挺胸收腹,两脚自然平立,也可一脚在前,一脚稍后,成45°角,重心在前,身体微微向前倾;行姿指演说者身体的移动,正确的行姿应是:步伐稳健、轻捷、速度适中,身体移动应目的明确,是出于内容表达需要,还是活跃气氛,移动时要做到心中有数;坐姿体位较低,动作的幅度较小,给人以随和、稳重、自然的感觉,适合于表达平稳、庄重的内容。

手势专指演说者手的动作。手势是体态运用中最具表现力的非语言手段,具有很强的象征性。不管用什么手势,都应该与演说的内容情感及演说者的身份一致才会使人感到自然得体。

（3）仪表与风度：演说者的仪表风度是最先为听众所感知的印象。一个仪表端庄、风度优雅大方的演说者容易受到听众欢迎。演说者的衣着应整洁大方、朴素庄重、轻便协调，款式、搭配、色彩应适合自己的体型、性格、气质、教养，颜色要与演说者的思想感情和演说内容的特点协调一致，同时应与现场气氛相宜。

（五）演说的心理准备

1. 调整认识　建立正确的认识，坚信自己有能力迎接挑战，并在专家指导下进行针对性的训练，有效减轻怯场心理。

2. 充分准备　怯场心理大多是因对准备工作心中无数而产生的。演说的结构要充分准备，在演说前熟练地演练，增加自信，演说时才能轻松自如，举止适度。

3. 表现得体　演说者要保持良好的仪表风度，着装要与演讲内容、环境氛围相吻合，讲求庄重、整洁、朴素；举止雍容大方、彬彬有礼、不卑不亢；演说过程应该稳健潇洒、干练英武，给人以胸有成竹、生气勃勃的印象；还应给听众诚实的印象，用轻松的姿势、熟练的手势、愉快的情绪，并看着听众等来赢得听众信任与支持。

三、书面语言沟通

书面语言沟通是指以书面语言为沟通媒介的人际信息交流传递，它是对有声语言沟通的文字标注，是有声语言沟通由"可听性"向"可视性"的延伸和扩大。

（一）护理书面语言沟通的含义

在护理工作中，护患之间及医护人员之间通过文字、图画、表格等形式达成的沟通就是护理书面语言沟通。护理书面语言沟通应用于护理工作中的各个方面，包括交班报告、各种护理病历及护理记录等，是护理工作中不可缺少的沟通方式。护理人员除了熟练掌握护理理论和技术外，还要掌握书面语言的沟通技巧。

（二）护理书面语言沟通的作用

1. 信息储存与交流　通过书面语言可以保证各类信息正确、完整、清晰地储存起来。同时书面语言又突破了时空条件的限制，可以在更大程度上扩大语言作为人际沟通工具的能力。例如，病史报告和临床护理记录等护理文书，可以为不同班次的医护人员真实而及时地反映患者的全面情况，使大家都能不受时间限制地阅读了解病情的发展变化和治疗护理效果，从而保证医疗护理工作的连续性和完整性。至于一些有学术研究价值、有典型意义的护理文书，更可以实现信息的多向传递，在更大范围内和更长时间内交流沟通。

2. 考核与评价　系统完整的护理文书清晰而全面地展现了护士的思维过程、工作态度、工作方法，不仅可以反映护士的工作质量，而且可以体现他们的专业技术水平。因此，护理文书是考核评价护理人员工作业绩和水平的基本依据，同时也是评价医院服务质量和管理水平的依据。

3. 教育与教学　由于护理文书确切完整地反映了护理活动过程，因而是临床教学的理想教材，学生从中可学到许多在课堂上学不到的知识技能。护理教学时，教师也可从中选取各种新鲜生动的临床实例，以激发学生的学习兴趣，促进理论与实践的结合，使之尽快掌握专业知识和技能。

4. 科学研究　许多护理文书真实科学地反映了病情和治疗护理的经过，为护理科研提供了丰富的临床资料,为研究者对某些问题进行创造性的护理实验和理论分析及运用逻辑思维方法揭示其规律提供客观依据。

5. 司法凭证　护理文书可作为司法的证明文件,特别是出现医疗事故和纠纷时,护理记录等原始资料便是医疗事故鉴定中审查医疗行为和医疗过程的客观证据。

6. 统计作用　护理文书可为流行病学及其他医疗卫生统计提供必要的数据资料。

(三) 护理书面语言沟通的原则

1. 准确　护理书面语言沟通直接关系到患者的健康和生命安全,因而各类护理文书的书写、记录一定要做到真实可靠、准确无误,绝不能包含任何个人的猜测、臆造和偏见。护士在书写护理记录时,对于各项护理措施都必须严格按实际实施的时间、情况如实填写,记你所做的,做你所写的,未做的事不能记录。也不能代别人记录或让别人代写。实事求是应是护士的基本素质。

2. 规范　护理文书和表格的设置,大多有通用的格式,具体项目和书写方式都有一定的规范要求,书写时各有一套规范用语,这是护理科学性的体现。护理目标必须是患者的行为目标。护理措施一定要有针对性和科学性。其他如医学术语和数据的运用。计量单位的书写等,均须合乎规范,才能使沟通顺利进行。如果记录内容不按系统顺序填写,栏目不全,次序颠倒,势必会影响到沟通的效率和目标的达成。

3. 完整　护理文书应该是一个严密的整体。例如,在护理记录中,每制定一项护理措施,就必须有相应的实施记录和效果评价,互相连接,环环相扣,缺一不可。尽管前后书写的时间和记录人可能有变化,但是书写的项目内容仍要保持连贯与完整。一份完整的护理记录,项目、页码都应该按规定填写完整,内容不能涂改,否则便会失去其法律凭证的效应。

4. 科学　准确性、规范性、完整性原则都是科学性原则的基本要求。此外,科学性更高的要求是写作护理文书时不能违背护理专业本身的科学原理和科学规则,特别是写作学术论文,凡未经查实的数据不应使用。技术上不过关,理论上不成熟,或未经验证的材料,不能轻易得出结论。

5. 及时　无论是交班报告还是护理病历都应该做到及时、准确,不允许提早或推后。抢救危重患者时,对抢救过程中的病情变化,如呼吸或心跳停止的时间、气管切开的时间、除颤的时间及效果等所有相应的抢救措施都应做到内容准确、时间清楚。特别是抢救过程中的用药,一般多为口头医嘱,抢救过程中和结束后应与医生核对,保证用药的准确无误和做出完整、详细的记录。

6. 符合伦理　有些临床护理论文,常涉及具体的患者或志愿者,交流发表时应注意保护他们的隐私权,不要损害了他人的名誉。

(四) 护理书面语言沟通在护理工作中的应用

1. 护患交流　用于护患交流过程,常见于一些健康宣传资料和指导性文字。

(1) 黑板报和宣传栏:应该突出鲜明,内容具体生动,注意贴近患者的生活实际,避免空洞说教。文章应短小精悍,适合一般文化层次的读者阅读,不能使用专业性太强的术语和生僻用语。此外,还应做到报头醒目,版面活泼,为群众所喜闻乐见。

(2) 健康教育计划及记录:内容要切合实际,能根据患者的病情及治疗护理的需要及时适时地进行相关内容的宣传教育,健康宣传教育的措施、实施效果评价也须及时记录。

（3）规章与制度：规章制度具有管理功能，应该格式规范、主题单一、语气得体、词句稳妥、引用正确、表达周密、简洁平实，以能起到法规作用。

2. **医护交流**　医护人员交流过程主要是用在护理文件记录方面。

（1）护理表格：运用符合要求的词组在固定的表格中填写的护理记录。包括体温单、医嘱单、治疗单等。护理表格简明实用，在临床护理工作中应用广泛，在填写中要做到字迹清楚、项目齐全、准确及时。

（2）护理记录：以简明扼要的文字为主要表达方式所书写的护理文件。一般包括病史交班报告、整体护理病历、特别护理记录、护理计划等。这些记录也常采用表格的形式，但书写的内容要以完整地句子表述，有的还需要扩展为段落。护理记录与患者的病情发展、疾病康复息息相关，同时也反映护士的文化素养、知识范围、工作能力等。

（五）书面语言沟通能力提高的技巧

1. **勤于阅读**　阅读是获取知识技能、提高素质的一种重要手段，也是增强书面语言沟通能力的有效途径。阅读是表述的基础，一个合格的护士一定要养成阅读的习惯，围绕护理学科博览群书，既要读业务书籍、专业期刊，也应涉及美学、社会学、心理学等人文学科，不断充实自己的知识结构，学习各类文章的写作方法和技巧，切实提高护理书面语言沟通的能力。

（1）提高阅读的速度：在阅读中，慢读与速读的效率差距很大。前者表现为发音器官的读，即使不出声嘴唇也会翕动，甚至带有指读、来回读；后者是直接感知文字意义的快速阅览。前者每分钟只能读 400～500 字，后者可达 600～700 字，甚至上千字，速读实在是一种很实用的技能。

（2）理清思路，品味语言：要读懂文章，深入理解文中蕴含的思想内容，就要重视对语言的品味，对文章语意的细心揣摩和辨析。阅读中，要仔细探究文章作者的思路、理清文章的脉络结构，通过阅读文章中作者精心组织的材料，去选择和把握文章的主要精要。同时，要注意不同文体的各种特点，因为文体不同，其反映客观事物的方法和手法都不相同，文章的思维方式和文章的结构也都不同。

2. **勤于积累**　积累应是多方面的，无论是术语词汇还是成语典故；无论是名言警句，还是精辟观点，或者是典型事例、数据都可作为积累的对象。积累最好是围绕一个方面或一个问题，坚持不懈地作广泛而连续的资料收集，持之以恒，定能聚沙成塔，成为某一方面的行家里手。

（1）讲究效率：积累要讲究效率，要讲究信息筛选的准确迅速，这就要做到泛读与精读相结合。一般的资料性读物可采用泛读，"观其大略，择期吸收"，即可；对于经典著作、教科书等采用精读，"熟读精思，深刻领会"。两者有机结合，适用得当，定能大大提高阅读效率。

（2）讲究方法：读书要眼到、口到、心到、手到。手到就是要做批注，写读书笔记，做卡片、札记。笔记、卡片都是记忆的存储器，是思考的激发器。人们阅读时容易性急，笔记、卡片能迫使你静下心来读精一点，读书时思想闪出火花，笔记能及时搜集起来；读书后一时茫无头绪，笔记能帮助清理出要点与线索。在积累了丰富的资料后，还应加以分析综合，分类归纳整理。以达到"举一反三，闻一而知十"的要求，这就能思考联想、激发创造了。

3. **勤于写作**　写作是一种特殊的创造活动，是艰苦的脑力劳动，护士只有在做中学、学中做，通过自己的亲身实践提高写作能力。

（1）"练脑与练手"相结合：练脑就是要进行思维训练，开动脑筋思考问题，使脑子更灵敏。遇到一件事,脑海里就可以有意识地构思一下,哪些内容应当写,哪些不写,应该如何写?这样可以培养写作的眼光,训练写作的意识。练手就是执笔行文、修改,让思考的成果以"文字"形式展现出来。写作时要与细致认真地观察、由表及里的判断推理、分析综合全面情况结合起来。久而久之,心灵手巧,写作水平自然就提高了。

(2)"多写与精写"相结合:多写就是训练的次数要多,写的速度要快,要锻炼思维的敏捷性;精写就是要追求文章的质量。重点文章要反复推敲,反复修改,"慢工出细活",要锻炼思维的精密性。

四、现代传播媒介与沟通

现代传播媒介包括电话、网络、广播、电视等多种形式。从传播理论来看,传播可分为人际传播——人与人(包括人与电脑)之间双向交流信息和公众传播。人际传播的信息内容由发送者和接收者直接控制,如信件、电话、电报、传真等,称为无中介传播。公众传播不是发送者和接收者之间的直接交流,是通过某种中介机构进行的传播,如书刊、报纸、广播、电视等,因而又称为中介传播。网络媒介的出现使传播媒介发生了根本性变化。网络媒介把人际传播和公众传播同网络融合在一起,使原来比较容易划分的两类不同传播变得复杂起来。如个人自由地在网上发布自己的作品是无中介传播,但如果通过出版社、网络公司或网站等中介机构来出版,则是中介传播。网络媒介作为当今媒介的主体已被人们广泛应用于各个领域,本节只介绍在医学及相关领域应用较为广泛的几种主要网络媒介。

(一)远程会诊

远程会诊是指利用电子邮件、网络、信件、电话、传真等现代化通讯工具为患者完成病历分析和诊断,确定治疗方案的一种新型的就诊方式。远程会诊为扩大医疗区域和提高服务质量提供了坚实的基础和有利的条件,也为规范医疗市场、评价医疗质量、完善医疗体系、交流服务经验等方面提供了新途径和新方法。远程会诊的程序如下:

1. 申请会诊 首次参加远程会诊的患者,可点击会诊方首页中的电子病历,按照提示操作即可享受远程会诊服务,并同时获得会诊方提供的电子回复。已经参与过远程会诊的患者,可以在医患栏内参加会诊医院提供的远程会诊服务,也可在首页的疗效反馈栏内按照提示操作,享受会诊方的远程会诊服务。

2. 会诊过程

(1)会诊医院收到患者的电子病历资料后,即在当日进行病历资料整理、归类以及编号存档;

(2)会诊医院将要求会诊患者的电子病历资料送给相关的专家阅读;

(3)对不完整的病历资料,专家会根据患者提供的联系方式询问并补充缺项材料,确保全面、准确地掌握患者的详细资料;

(4)在准确详细地掌握了患者的病情资料后,专家即开始对患者的病情进行会诊,包括具体的治疗方案以及在治疗中要注意的问题等。

3. 会诊结果 会诊完成由专业人员回复会诊结果。

(二)网络化远程教育

网络化远程教育也称现代远程教育,是通过综合运用现代通信技术、多媒体计算机技术和现代网络技术实现交互式学习的一种新型教育方式。在这种教育方式中教师和学生同时处于时空上的分离状态,教与学的行为主要是通过各种教育技术和媒介资源实现。"网络教育"强调基于网络进行的教育,主要是指通过局域网(校园网)开展教学,也包括通过校园以外的广域网进行远距离的网络教育。而"远程教育"主要是指经过广域网进行远距离教育,两者之间没有本质区别。远程教育主要有 3 种常用模式。

模式一:设立教学光盘播放点,即通过一台电视机、一台光盘播放机和一套教学光盘,把优质的教育资源送到各地所在的学校,即电视+光盘+DVD。

模式二:通过卫星接收系统建立网络计算机教室,即卫星接收站+电脑机房+多媒体教室。

模式三:创建卫星教学收视点,即在模式一的基础上,配备卫星接收系统和教学光盘,通过中国教育卫星宽带传输网,快速大量接收优质教育资源,即卫星接收站+电脑。

(三)医院信息系统

医院信息系统是指利用先进的电脑技术和网络通讯手段实现信息的收集、加工、储存、传递、应用和反馈,并在自动化、标准化、网络化的基础上,科学有效地支持医院全方位的运作与管理,包括医疗、教学及科研等。

(四)网上办公

网上办公是指办公自动化系统,是通过先进的电子信息技术和现代办公设备构成的人机信息处理系统,由办公机构、办公人员、办公设备、网络环境、办公信息等几个基本要素构成,能够辅助管理人员进行各种办公活动。

(五)电子邮件

电子邮件是应用最广的 Internet 服务系统。通过网络的电子邮件系统,可以以低廉的价格和快捷的速度,与世界上任何一个角落的网络用户联系。电子邮件可以包含文字、图像或声音,人们通过电子邮件可以得到大量免费信息,实现轻松的信息搜索,这是任何传统沟通模式都无法达到的。

(六)电子商务

电子商务是指利用计算机技术、网络技术和远程通信技术,实现整个商务过程中的电子化、数字化和网络化。人们不再是面对面地看着实实在在的货物,靠纸质单据进行买卖交易,而是通过网络,通过琳琅满目的商品信息、完善的物流配送系统和方便安全的资金结算系统进行交易。

第二节 非语言沟通

在人际沟通中,信息交流除了通过语言传递外,还可以通过手势、接触、肢体语言、姿势、面部表情、目光接触等方式进行。比如一个人痛哭流涕、捶胸顿足,表示自己的难过与悲痛。相反,眉开眼笑、手舞足蹈,表示兴奋和快乐;再如宴席上主人频频举杯敬酒是对客人的尊敬与欢迎;久别的朋友相见时紧紧拥抱,表示两人深厚的情谊,这些都属于非语言沟通的方式。

非语言沟通可以占到沟通信息量的 2/3,即使在使用语言沟通时,也往往包含非语言沟通的元素,例如副语言(包括声音质量、语速、语调、声响和说话风格等)以及韵律特征(如节奏、抑扬、重读等)。当肢体语言所传递的信息与语言不相符时,就会产生矛盾或错误的信息,且往往肢体语言反应的是更真实的信息。非语言沟通可以强化两个人见面时的初次印象,而与一个人的初次见面和沟通的印象会强烈影响对对方总体的感觉,如护士在迎接新患者住院时,护士良好的仪容仪表和言行举止将直接为建立良好的护患关系奠定基础。当沟通双方在互相交流信息时,双方通过 5 个途径获得信息:83%通过视觉,11%通过听觉,3%通过嗅觉,2%通过触觉,1%通过味觉。此外,书写过程也包含着非语言沟通的元素。例如,书写风格、字体间距和页面风格等。但是一般来说,非语言沟通的研究往往集中于面对面的交流,它包含了 3 个主要的方面:交流的环境、交流者的身体特征和交流者在沟通过程中的行为。

一、概述

(一) 定义

根据荷兰福利、健康与文化事业部的 Sitaram 和 Cogdell 在 1991 年给非语言沟通下的定义是:非语言沟通是由一系列信号、标识和姿势组成的,通过肢体动作特征,本能地在交流者之间传递信息或特定意思。非语言沟通是一个沟通环境中的所有非语言性的促进因素,由传播者自身或者通过其对环境的使用产生的,为传播者或受传者提供潜在信息价值的行为,简单地说就是"不用语言的交际",被称作"无声的语言",具有增强有声语言表达力和感染力的重要作用。非语言沟通在人类交往中非常重要,因为它最能反映一个人的情感或情绪状态。

其最早的技术性研究专著是 Charles Darwin 于 1872 年出版的 *The Expression of the Emotions in Man and Animals*,书中大量的关于面部表情和肢体语言的描述被后来的研究者所印证。此后,Silvan Tomkins (1911~1991),Rudolf Laban (1879~1958)和 Warren Lamb (1923~　)分别在人类情感和肢体动作分析等方面进行了研究。Ray Birdwhistell (1918~1994)是另一位在非语言沟通领域做出重大贡献的学者,他是曾长期执教于美国宾夕法尼亚大学的人类学家,他指出,人的姿势与动物的区别在于人所表达的意思是多义的,它们在不同的环境下可以被解读成不同的意思;他坚信,肢体语言可以通过某种方式进行精确解释;他认为在一个面对面的对话中,语音的成分只占 35%,而非语言因素则占到 65%。伊朗裔的加州大学洛杉矶分校心理学荣誉教授 Albert Mehrabian 是当代最重要的语言沟通和非语言沟通方面的专家之一,他最著名的理论之一就是 7%—38%—55%规则,即信息接收的全部效果,7%来自于字面,38%来自口头(包括语音语调和其他声响),55%来自非语言因素。

多数研究者通常认为语言起着信息传递载体的作用,而非语言沟通协调着人际间的态度。例如,一个女子如果要吸引一个男子的注意,根本不需要开口就能准确传达她的意思。无论文化背景如何,语言和动作携带着相同的信息并被表达出来。Birdwhistell 认为一个受过训练的人可以通过听一个人的说话声辨别出他会做什么动作;只要简单地观察一个人的姿势就能猜到他在说什么话。护理人员应努力培养这一技能,提高对患者病情和反应的观察能力及对患者需求的预见能力,以更好地为患者提供高质量的护理。

（二）特征

非语言交往的信息是不间断的,只要人与人在一起,就会自然而然地传递信息,整个过程无法切割。

1. **本能性**　一个人的非语言行为更多的是一种对外界刺激的直接反应,基本都是无意识的本能的反应。例如,与自己不喜欢的人站在一起时,保持的距离比与自己喜欢的人要远些;有心事,不自觉地就给人忧心忡忡的感觉。正如弗洛伊德所说,没有人可以隐藏秘密,假如他的嘴唇不说话,则他会用指尖说话。

2. **普遍性**　语言声音信号的意义,是通过长期学习逐步建立起来的,在没有共同语言经验的人之间,进行语言沟通是不可能的。但是,体态语言沟通几乎可以在任何文化背景的人之间发生。许多身体语言信号都具有跨文化的功能,它们在不同文化背景中的意义是相同的或高度接近的。由于人的生理构造相同,表达痛苦、悲哀的感情,几乎都用哭的形式;表达高兴、喜悦的感情,几乎都用笑的形式;愁眉苦脸大多表示苦恼;暴跳如雷表示极度愤怒。这些表情动作和行为,无论哪国人,哪个民族,无论大人还是小孩,几乎是相同的。所以,非语言沟通是极具普遍性的,借助这些体态语言信号,护患之间可以实现相当有效的沟通。

3. **民族性**　虽然体态语言有一定的普遍性、通用性,但其在很大程度上受种族、地域、历史、文化、风俗习惯等影响,形成了很大差异,每种文化都有自己独特的体态语言。由于体态语言具有民族性,有些不同的动作表示同一意义,而有时同一种姿势又表示不同意义,如果不了解这一点,在人际沟通中就容易造成误解。如同样用拇指和食指组成一个圆圈,其他三个手指竖起,在中国常表示"0"即"没有"的意思,在美国则表示"OK",有"好啦"、"可以啊"的意思,而在巴西,这个手势竟是"肛门"。可见不同民族、不同文化背景的人在一起交谈,要充分注意体态语言表义的差别。

4. **情境性**　与语言沟通一样,非语言沟通也展开于特定的语境中,情境左右着非语言符号的含义。相同的非语言符号,在不同的情境中,会有不同的意义。例如,同样是拍桌子,可能是"拍案而起",表示怒不可遏;也可能是"拍案叫绝",表示赞赏至极。

5. **模糊性**　模糊性是指体态语言的不确定性。语言沟通表达的意思清楚明白,社会规范性较强,相比之下,非语言沟通表达的意思朦胧含蓄,社会规范性较差。其模糊性表现在同一动作的多解性方面,在实际运用中容易造成曲解或误会。例如,交谈中的"沉默",可能表示无言赞美,也可能表示为无声抗议。

6. **可信性**　当患者说他毫不畏惧的时候,他的手却在发抖,那么我们更相信他是在害怕。英国心理学家阿盖依尔等人的研究发现,当语言信号与非语言信号所代表的意义不一样时,人们相信的是非语言所代表的意义。由于语言信息受理性意识的控制,容易作假,人体语言则不同,人体语言大多发自内心深处,极难压抑和掩盖。

7. **个性化**　一个人的肢体语言,同说话人的性格、气质是紧密相关的,爽朗敏捷的人同内向稳重的人的手势和表情肯定是有明显差异的。每个人都有自己独特的肢体语言,它体现了个性特征,护士们时常可以从一个人的形体表现来解读他的个性。

二、非语言沟通的分类

世界上许多研究者对非语言进行了研究和分类,一般认为非语言沟通包括肢体语言、副语言和环境语言三大类。肢体语言包括外表与服装、肢体动作、手势、目光、面部表情、姿势和肢体接触；副语言包括沉默、音调、音量和非语义声音；环境语言则包括空间、时间等。

（一）肢体语言

肢体语言主要是指四肢语言，它是人体语的核心。通过对肢体动作的分析，可以判断对方的心理活动或心理状态。

1. **手臂语**　一般来说，站立或走路时，双臂背在背后并用一只手握住另一只手掌，表示有优越感和自信心；如果握住的是手腕，表示受到挫折或在控制自我感情；如果握住的部位上升到手臂，就表明愤怒的情绪更为严重；手臂交叉放在胸前，同时两腿交叠，常常表示不愿与人接触；而微微抬头，手臂放在椅子上或腿上，两腿交于前，双目不时观看对方，表示有兴趣来往；双手放在胸前，表示自己诚实、恳切或无辜。如果双手手指并拢放置于胸前的前上方呈尖塔状，则通常表明充满信心。

2. **手势语**　手势是身体动作中最核心的部分。手势可以是各民族通用的，如摇手表示"不"。手势也会因文化而异，如在马路上要求搭便车时，英、美、加等国人是面对开来的车辆，右手握拳，拇指跷起向右肩后晃动。在人们的日常生活中，有两种最基本的手势，手掌朝上，表示真诚或顺从，不带任何威胁性；手掌朝下，表明压抑、控制，带有强制性和支配性。在日常沟通中其他常见的手势还有：不断地搓手或转动手上的戒指，表示情绪紧张或不安；伸出食指，其余的指头紧握并指着对方，表示不满对方的所作所为而教训对方，带有很大的威胁性；两手手指相互交叉，两个拇指相互搓动，往往表示闲极无聊、紧张不安或烦躁不安等情绪；将两手手指架成耸立的塔形，一般用于发号施令和发表意见，而倒立的尖塔形通常表示听取别人的意见。在英语国家，人们喜欢将两手的食指和中指向下比划，意思是所谓的、自称的或是假冒的，在表示讥讽某人时，也常用这个动作。

手势语不仅丰富多彩，甚至也没有非常固定的模式。由于沟通双方的情绪不同，手势动作各不相同，采用何种手势，都要因人、因物、因事而异。手势对于护士表达思想和情感方面起了重要的作用，表达得当会增强语言表达的效果，手势也可以使护士表达信息更完美，帮助患者正确理解。

3. **腿部语言**

（1）站立时两腿交叉，往往给人一种自我保护或封闭防御的感觉，相反，说话时双腿和双臂张开，脚尖指向谈话对方，则是友好交谈的开放姿势。

（2）架腿而坐，表示拒绝对方并保护自己的势力范围；而不断地变换架脚的姿势，是情绪不稳定或焦躁、不耐烦的表现；在讨论中，将小腿下半截放在另一条腿的上膝部，往往会被人理解为辩论或竞争性姿势；女性交叉上臂并架脚而坐，有时会给人以心情不愉快甚至是生气的感觉。

（3）笔直站立，上身微前倾，头微低，目视对方，表示谦恭有礼，愿意听取对方的意见。

（4）坐着的时候无意识地抖动小腿或脚后跟，或用脚尖拍打地板，表示焦躁、不安、不耐烦或为了摆脱某种紧张感。

4. **服饰**　服饰是"无声的语言"，有时候直接影响陌生人对自己的第一印象。就像莎士比亚所说："如果我们沉默不语，我们的衣裳和体态也会泄露出我们过去的经历。仪表是一面镜子，能折射出你的一切。"衣着的搭配直接关系到你对颜色的品味以及你对事物的欣赏力，对方通过你的着装也可以得出你的社会地位、性格等各方面的信息。护士的仪表影响患者对护士的印象,护士衣着整洁、化妆适度可以缩短护患间距离。

(1) 衣着的颜色:在选择服饰的色彩搭配时,要求和谐、美观,否则会给人以不悦之感。服装色彩的搭配有两种有效的方法,即亲色调和法和对比色调和法。亲色调和法是一种常用的配色方法。这种方法要求色调相近似,使深浅浓淡不同的颜色组合在一起。如深绿与浅绿搭配,红色与深红搭配等。对比色调和方法的特点是在服装色彩搭配上以其中一种颜色衬托另外一种或两种颜色,各种颜色不失各自的特色,相映生辉。3 种颜色对比搭配,如红黄蓝、橙绿紫等。在着装颜色搭配上,切忌上下身采用鲜明的颜色,这样会显得很刺眼,令人不舒服。服装穿着要根据不同的地区环境和不同的社交场合搭配色彩。认识了色彩的搭配规律,我们在服装上将会更好地运用色彩。

根据有些专家,如两名康奈耳大学心理学家的研究认为,穿黑色衣服的运动员更显野蛮。1970～1986 年,28 个足球联赛队所受裁罚的记录表明,12 个受处罚最多的球队中,有 5 个队的制服以黑色为主色调;同样,这 17 年间 3 个受罚最多的全国曲棍球联盟队也身着黑色。上面的发现促使心理学家对黑色衣着进行了一系列实验:将两盘足球比赛的录像带放给由球迷和裁判组成的小组观看,一盘带子上,防卫者身穿黑色球衣,另一盘带子上,防卫者穿白色球衣,观众认为虽然动作相同,但身穿黑色球衣的比身穿白色球衣的更具“攻击性”,也较野蛮。

(2) 服饰的搭配:在不同的交往情境中,服饰的搭配可以展示一个人的品位和素质,也象征一个人的身份和地位。服饰的搭配包括衣服样式、颜色和身上的饰品的搭配。从一个人的衣服的样式可以知道此人究竟是时尚还是传统;从颜色可以知道此人性格外向还是内向或者人是否沉稳。身上的饰品同样也要很讲究。比如男士在穿西装时,整体着装从上至下不能超过 3 种颜色,这样从线条整体上看会更流畅、更典雅,否则会显得杂乱而没有整体感。款式不一定是要流行,但是要看着简洁大方;同时还要注意和袜子的搭配,穿西装时一定要搭配深色的西装裤,切记搭配白色的袜子。因为这样有可能会导致在坐着的时候,白色的袜子从西装的裤腿和西装皮鞋中间露出来,这样会显得很不和谐,通常白色或者浅色的袜子是用来搭配休闲服和便鞋的。女士一般在出席正式的场合时都是套裙,裤子是工作服或者是便服,但是要注意套裙的鞋子和袜子的搭配问题,在生活中也常常出现“凤凰头,笤帚脚”。比如上面是很正规的套装或者是工作服,下面却是旅游鞋,有的女士穿着非常高档的套裙,下面却是没有后帮的拖鞋式凉鞋,这些会给人很差的形象从而造成沟通的障碍。着装统一的护理人员会给患者信赖感,要求服饰大方整洁,以表现“白衣天使”的仪表美与心灵美的完美结合。

5. 目光　目光接触指两个人同时目视对方。它是我们进行交往,表达兴趣、注意和参与性的主要非语言沟通方式之一。研究发现,人们不仅局限于已知的眨眼和皱眉的频率等来表达他们的兴趣,而且还能表达一种社交行为。

男人和女人使用目光接触的方式并不相同。如果男士对某位女士感兴趣,他会盯着她看,女性比较喜欢在屋里四处打量。如果在一个社交环境中没有目光接触,则往往意味着缺乏兴趣。有时候,人们会不自觉地观察别人的眼睛和面部来获取积极或否定的信号。总的来说,两人之间目光接触的时间越长,其中亲密的成分就越多。

目光接触包括伴随听和说两个方面的行为。每次对视的时间长短、对视的频率、注视的方式、瞳孔变化以及眨眼速率都是非语言沟通的重要因素。“好感随着对视的增加而增加”。

当人们对某事物不感兴趣的时候,负面的信息也会被观察到。有研究得出,当一个人说谎时,他的眨眼频率会加快。因此,眼睛可以用来判断说谎与否;同时如果厌恶对方,就会逃避与对方目光的接触。当然害羞及其他情况则另类。总的来说,目光接触和面部表情提供了重要的社交与情感信息,目光有接触的人会比没有接触的人获得更多的信任。

目光语主要由视线接触的长度、方向以及瞳孔的变化三方面组成。

视线接触的长度是指说话时视线接触的停留时间。视线接触时间的长度,除关系十分亲密者外,一般连续注视对方的时间为12秒钟以内。与人交谈时,对方视线接触你脸部的时间应占全部时间的30%～60%,超过这一平均值的人,可认为对谈话者本人比对谈话内容更感兴趣;而低于这一平均值的人,则表示对谈话内容和谈话者本人都不太感兴趣。不同的文化对视线接触的长度是有差别的。在中东一些地区,相互凝视为正常的交往方式。在澳大利亚的土著文化中,避免眼睛接触是尊重的表示。当然,在大多数国家里,特别是在英语国家里,沟通中长时间地凝视和注视及上下打量,被认为是失礼行为,是对私人空间或个人势力圈的侵犯,往往会造成对方心理上的不舒服。但并不是说在跟他们谈话时,要避免目光的交流,事实上,英语国家的人比中国人目光交流的时间长且更为频繁。他们认为,缺乏目光交流就是缺乏诚意、为人不诚实或者逃避责任,但也可能表示羞怯。

视线接触的方向很有讲究。说话人的视线往下(即俯视),一般表示"爱护、宽容";视线平行接触(即正视),一般多为"理性、平等"之意,如护士与患者保持目光的平视,可以传递给患者平等尊重的感觉;视线朝上接触(即仰视),一般体现"尊敬、期待"的语义。

瞳孔的变化是指接触时瞳孔的放大与缩小。瞳孔的变化是非意志所能控制的。在高兴、肯定和喜欢时,瞳孔必然放大,眼睛会很有神;而当痛苦、厌恶和否定时,瞳孔会缩小,眼睛会无光。

眼睛是心灵的窗户,目光的接触也是灵魂的接触。读懂对方的眼神,也就是读懂了他的内心。

护士应学会用目光启动交往,用眼神表达对患者非语言行为的反应。护士还可以用自己特有的细腻和善解人意,领悟患者眼神中所包含的服务需求,主动加以满足。护士与患者交谈时,目光要平和亲切,要把目光虚化,不要把目光聚集在对方脸上的某个部位,眼睛应笼罩对方的整体,这种笼罩应该是聚精会神的、慈祥的、和蔼的,面带微笑,目光亲切,这样可稳定患者的情绪,使患者产生温暖、安全感,唤起患者战胜疾病的乐观情绪,使患者主动自觉地配合治疗和护理。

6. 面部表情 面部表情是另一种可完成精细信息沟通的体语形式。如在护患沟通中,护理人员真诚热情的微笑往往能消除患者的陌生感、恐惧感,增加他们对医护人员的信任,从而缩短医患间的距离。人的面部有42块肌肉,可产生极其丰富的表情,并能准确传达各种不同的心态和情感。来自面部的信息,更容易为他们所接受。经过训练,个体能较为自如地控制自己的表情肌,因而面部表情表达的情绪状态有可能与实际情况不一致。面部表情可表现肯定与否定、接纳与拒绝、积极与消极、强烈与轻微等情感。由于它可控、易变、效果较为明显。个体通过面部表情显示情感,表达对他人的兴趣,显示对某事物的理解,并表明自己的判断。因而,面部表情是人们运用较多的体语形式之一。

任何一种面部表情都是由面部肌肉整体功能所致,但面部某些特定部位的肌肉对于表达某些特殊情感的作用更明显。一般地说,表现愉悦的关键部位是嘴、颊、眉、额;表现厌恶的是鼻、颊、嘴;表现哀伤的是眉、额、眼睛及眼睑;表现恐惧的是眼睛和眼睑。在一般情况下,人们目光与面部表情是相互一致的,均与其内在心态对应;但在特殊情况下,个体的目光与面部表情会出现分离。此时表达个体真实心态的有效线索是目光而非表情。

眉毛也可以反映许多情绪。当人们表示感兴趣或疑问的时候,眉毛会上挑;当人们赞同、兴奋、激动时,眉毛会迅速地上下跳动;处于惊恐或惊喜的人,他的眉毛会上扬;而处于愤怒、不满或气恼时,眉毛会倒竖;当窘迫、讨厌和思索的时候,往往会皱眉。

嘴巴的动作也能从各个方面反映人的内心。嘴巴紧抿且不敢与他人目光相接触,可能心中藏有秘密,此时不愿透露;嘴巴不自觉地张着,并呈倦怠状,说明他可能对自己和对自己所处的环境感到厌倦;咬嘴唇,表示内疚;当对对方的谈话感兴趣时,嘴角会稍稍往后拉或向上拉。值得注意的是,在英语国家,用手遮住嘴,有说谎之嫌。中国人在对人讲话时,为了防止唾沫外溅或口气袭人,爱用手捂住嘴,很容易使英语国家的人认为他们在说谎话。

1957年,美国心理学家爱斯曼做了一个实验,他在美国、巴西、智利、阿根廷、日本等5个国家选择被试者。他拿一些分别表现喜悦、厌恶、惊异、悲惨、愤怒和惧怕等6种情绪的照片让这五国的被试者辨认。结果,绝大多数被试者"认同"趋于一致。实验证明,人的面部表情是内在的,有较一致的表达方式。因此,面部表情多被人们视为是一种"世界语"。在面部表情中,应该特别注意眼、脸部肌肉、眉的变化。

在日常生活中和一般的商务交往中比较常见的面部表情有挑衅的、傲慢的、厌烦的、不满的、着迷的、高兴的、震惊的、惊讶的、怀疑的、沾沾自喜的、同情的和气馁的。每一个面部表情所代表的意思会在对方用言语表达内心感受之前更加正确地传达给接收者。

护士的表情是护士的仪表、行为、举止在面部的集中体现,对患者的心理影响较大。微笑是人间最美好的语言,自然而真诚的微笑具有多方面的魅力,护士的微笑对患者的安抚作用有时能胜过药物的作用。护士从容、沉着、和蔼的表情易得到患者的信任和好评,愁眉苦脸或惊慌失措易引起患者的误解,难以赢得患者的信任。因此,护士应善于控制自己的感情,不能把任何不愉快的表情流露到脸上,而影响患者的情绪。

7. 姿势　姿势可以通过手、胳膊或身体其他部位来表达,它同样包括了头部、面部和眼睛的运动。例如,眨眼、点头或转眼球等。虽然对姿势的研究尚处萌芽阶段,一些研究者们对此进行了大致的分类。最广为人知的包括所谓的象征性或引用性的姿势。这些历史悠久、具有特定文化特征的姿势可以被用来取代语言。例如,在西方文化中挥手可以表示"你好"或"再见"。同一个象征性姿势在不同的文化背景中可以被解读成截然不同的涵义,从恭顺尊敬到强烈冒犯。当然也有很多被普遍认可的姿势,比如耸肩等。

护士与患者交谈时,要注意手势大方得体,不宜指手画脚、拉拉扯扯、手舞足蹈等,这些都是失礼的表现,会令人感到不得体和缺乏教养等,应采用轻松自然的姿势。另外,不要频繁改变姿势,以免让患者觉得漫不经心和不耐烦,伤害患者的自尊心。如患者和护士交谈时,护士对所理解的内容等及时反馈给患者,灵活运用手势、点头等动作,能维持和调节交流的进行。

(二)副语言——沉默

中国有句话叫"沉默是金"。沉默确实是沟通中很厉害的武器,但是必须有效使用。否则,无论是在平时的日常生活还是商务沟通中,很容易使另外一个沟通者无法判定行为者的真实意图而产生惧怕心理,从而不能达到有效的沟通。在护患交流时,适时的沉默,集中精力、全神贯注倾听患者陈述,是获取信息的来源,同时也是表示同情、尊重对方愿望的方式。沉默可能是对方想结束谈话,也可能是对对方的观点保持不同意见抑或是想争取时间来准备自己的观点和思考自己的问题,当然也可以是纯粹的交流感情。当你对一个想和你交谈的人沉默,可能会伤害个人的感情从而影响到重大决定。比如,由于受到中国儒家文化传统的影响,中国人讲究韬光养晦,在商务谈判中,中国的谈判小组会深深隐藏自己所关心的利益和要求,在谈判中严守讨价还价的原则,对对方所出价格闭口不谈。这也就给自己争取了谈判的机会。但是在同美国人谈判的时候沉默可能并不适合,因为美国人做事坦率、自信、真挚和热情,希望通过自己的滔滔不绝套取有价值的信息,这点正好和中国的谈判风格相抵触。因此,在和不同的患者交谈的时候要把握好自己沉默的度,不然会造成沟通失败。总之,沉默是一种强有力的沟通武器,但必须巧妙使用。

另外,不同的音调、音量和非语义声音等其他副语言,也能传递出不同的信息。

(三) 环境语言

1. 空间 不管我们生活着的环境人口密度有多大,我们仍然有自己的生活空间并且是随身携带,我们随时保护着自己的空间不被外界侵犯,并对侵犯我们空间的行为作出相应的反应,这都是我们生活中常见的现象,比如,在幽静的公园里,有人坐在一条长椅上独自沉思或者看书,如果你也想到长椅上坐一会,你一般会坐在哪里呢?往往你会不假思索地坐在离他尽可能远的一端,尽管这条长椅能容纳三四个人。这样你才会觉得舒坦一些。可你是否想过是什么因素支配着你的这种无意识的活动呢?如果这次你故意靠近那人坐下,甚至已接触到那人身体,那么会发生什么情况呢?结果往往是,那人开始不自然地尽可能往一旁挪动,或者皱起眉头瞅你一眼。如果你还是不知趣地往他身边靠近,他就可能站起来,不满又无可奈何地瞪你一眼,拂袖而去。如果是女士,很可能会喊"非礼"。那么你又有没有想过他的心理上又是什么原因在起作用呢?

而且在我们的医院工作环境中可以发现,院长或者是身份地位比较高的人的办公室总是会有一张比较大而宽的桌子,在你和他交谈的时候两个人的距离总是桌子的宽度甚至更远;还有的医护人员办公室的布局就是把每个人的工作空间隔开,以此来增加工作人员的空间距离。可能你觉得这是司空见惯的事,可是却包含着深刻含义。

(1) 气泡学说:美国推销学家罗伯特·索默经过观察和实验研究发现,人具有一个把自己圈住的心理上的个体空间,它就像一个无形的"气泡"一样,为自己割据了一定的"领土"。一旦这个"气泡"被人触犯,就会感到不舒服或不安全,甚至恼怒起来。

人们都有一种保护自己的个体空间的需要,这并非表示拒绝与他人交往,而只是想在个体空间不受侵占的情况下自然地交往。个体空间实际上是使人在心理上产生安全感的"缓冲地带",一旦受到侵占,就会做出两种本能的反应:一是觉醒反应,如手脚的许多不自然动作,眨眼的次数增加;二是阻挡反应,如挺直身子,展开两肘呈保护姿势,避开视线接触。觉醒反应是引起的紧张状态,阻挡反应是对待情境的一种方式,如果实在忍无可忍,只要有机会,就会退而避之了。

(2) 个体空间的距离:由于气泡的存在,大多数人都有领土感。因此在实际沟通活动中,我们应该根据交往对象、交往内容、交往场合、交往心境等一些主客观因素确定交往过程中双方的空间距离(表5-1)。

表 5-1 空间距离的类型

距离名称	物理距离(m)	适用范围
亲密距离	0~0.5	情感亲密人之间
个人距离	0.5~1.25	朋友之间
社交距离	1.25~4	公务之间
公众距离	4 以上	公共场所、陌生人之间

1) 亲密距离:这种距离在 0~0.5 m 之间,用于表示爱情、亲密的友情和儿童抱住父母或儿童相互拉抱,但它也应包括摔跤和打架。在西方文化中,女人之间和有亲密关系的男人与女人之间处于这种状态是可接受的,但在男人之间或没有亲密关系的男人与女人之间处于这种状态则可能是令人尴尬的。然而,在阿拉伯文化中,男人们在大街上边走边相互搂着肩膀则是完全正常的。因此,除非像拥挤的电梯或地铁车厢这样的场合迫使人们如此以外,以这种距离接触只适合于亲人、爱人或知心朋友之间。在一般的交往当中,如果有人闯入这个空间范围是不礼貌的,会引起对方的反感,也会自讨没趣。

2) 个人距离:这在人际间隔上稍有分寸感,已少有直接的身体接触。近距离在 0.5~0.75 m,远距离在 0.75~1.25 m 之间。在护理工作中多使用个人距离,使患者感到亲切又不会太过亲密。一般的个人交往都在这个空间内,它有较大的开放性。任何朋友和熟人都可以自由地进入这个空间,同时也可以提醒或者阻隔陌生人进入自己的亲密距离之内。当在交谈中和对方的关系有一定进展时,也能给对方接近自己的机会。

3) 社交距离:这已经超出了亲密或熟人的人际关系,而是体现一种社交性的或礼节上的较正式的关系。近状态在 1.25~2 m 之间,一般出现在工作环境和社交聚会、洽谈协商场合;远距离在 2~4 m 之间,表现了一种更加正式的交往关系。有些大公司的董事长或总经理往往有个特大的办公室,这样在与下属谈话时就能保持一定的距离。企业或国家领导人之间的谈判、工作招聘时的面谈、教授和大学生的论文答辩等,往往都要隔一张桌子或保持一定距离,这样就增加了一种庄重的气氛。在社交距离范围内,已经没有直接的身体接触,说话时,也要适当提高声音,需要更充分的目光接触。如果谈话者得不到对方目光的支持,他(或她)会有强烈的被忽视、被拒绝的感受。这时,相互间的目光接触已是交谈中不可或缺的感情交流形式了。

4) 公众距离:在这个空间内,人与人之间的直接沟通大大减少了。其近状态在 4~8 m 之间,其远状态则在 8 m 之外。这是几乎能容纳一切人的门户开放的空间。人们完全可以对处于这个空间内的其他人视而不见,不予交往,因为相互之间未必发生一定联系。

由上可见,空间距离对于交往双方都是很重要的。在管理者如何与自己的下属进行有效沟通或者管理者希望促进自己下属之间进行有效沟通时,缩小两个人之间的空间距离可能是比较有效的沟通方法。

护士应有意识地调节与患者之间的距离。抚摸可缩短护患之间的空间距离,增进护患的感情交流,是向患者表示关心、体贴、理解、安慰和支持等情感的一种重要方式。如一位正在分娩的产妇,护士可站在患者一旁,一手握住产妇的手,另一手抚摸产妇的额头,从心理上减轻产妇临产时产生的疼痛,消除心理恐惧,增强生产的信心。给小孩护理时触摸孩子的头、手等能满足他们的爱心,转移其注意力,给他们安全感、信任感,消除恐惧心理等。但抚摸也应得当,它是一种表达非常个体化的行为,其影响因素有性别、社会文化背景、抚摸的形式、双方的关系及不同国家民族的礼节规范和交往习惯等。但护士也要重视给患者提供合理的空间范围,最大限度地保证其个人空间的私人性。

2. 时间　时间作为非语言表现形式主要是因为我们可以根据沟通者对待时间的态度来判定沟通者的性格、观念和做事的方式,从而达到有效的沟通,准确地了解沟通者,作出符合自己利益的决策。

(1) 不同民族、社会、文化对时间感受不同:我们往往容易作出人人都以同样的方式感受不同时间的假定。毕竟一小时就是一小时,不是吗? 然而不同的民族、不同的社会和不同的文化对时间的感受是不同的。

在西方人们信奉基督教,故而将复活节、感恩节、圣诞节这样一些宗教节日视为民族大节,非常重视,开展大量庆典活动。而在我国历史上,老百姓比较喜欢按照阴历计算日子和节日,因此诸如中秋节、春节等才是中国老百姓喜欢过的传统节日。在多元文化护理中,针对人际沟通的主要障碍,护士掌握并灵活应用非语言沟通交流技巧,不断提高观察、理解、判断非语言信息的能力,可获得护患双方良好的心境,增加护患间沟通的有效性,提高护理质量。

(2) 即使在某种文化之内,不同社会团体将时间分为不同时段:工商界关注从周一到周五的工作日,而零售店的经营者则更多关系周末的工作日;像宾馆、酒店等从事第三产业的经营者会把黄金销售期定在黄金旅游季和双休日,而农村可能不怎么关心工作日和周末,他们会根据农业活动和季节(如耕作季节、播种季节和翻晒季节)安排时间。

(3) 人们对时间有不同估价:由于时间观并不总是明确的,所以更重要的或许是每个人都有不同的时间划分。根据他们的地位和所处的环境,人们对时间有不同的估价。如一个大公司的总经理和退休老夫妻对于时间的态度会有很大区别。

对人际沟通产生明显的影响也包括使用时间的方式。如果你在上午10时安排一个约会,却在上午10时半露面,那么你可能在传递着你对约会的态度,或对自己的态度和时间对你的重要性的信息,如果你提前出席一个讲座,可能说明你的兴趣和热情,你可能在利用时间表达你的热心。

(4) 人们在时间的使用上有不同文化:在北美国家,"时间就是金钱",他们会记录约会日程并按日程计划和时间表生活,因此准时和及时对于北美国家是很重要的;在欧洲一些国家的时间观念会比北美国家差一点,但是准时也是他们的特征。在德国,公共交通工具从来都是按照时刻表准确运行的,一旦因为晚点而给乘客造成损失,相关部门会给予适当的赔偿;在南美洲的国家中,人们在参加宴会或者谈判时迟到是很普遍的现象。因此和不同文化背景的沟通者进行沟通要了解和尊重对方的文化。

三、非语言沟通的作用

非语言行为除了发挥对有声语言的辅助作用外,由于其具有较强的表现力、感染力、吸引力,可令人们进行多侧面、多层次的沟通,它使人类交往变得生动而形象、深刻而含蓄。

(一) 表达情感

非语言信号经常是人们真情实感的流露,人们的喜怒哀乐都可以通过表情体态等形象地显示出来。比如,"眉来眼去"、"暗送秋波"是爱人间表达感情的形式;"横眉冷对"、"面目可憎"是仇人间的较量;"拍桌捶腿"、"笑逐颜开"是兴奋高兴的表现;"坐立不安"、"不停地搓手"是紧张为难的表现。不同的非语言体态可以表达不同的情感状态,在护患沟通交流的过程中我们应注意适时地运用这些方式并善于观察患者的体态,以便更好地沟通交流。

(二)传递人际态度

通过对个人空间范围的控制,加上适当的面部表情、姿势和肢体语言等,人们可以表达出对对方的亲昵、反感等不同的人际态度。比如目光专注可以表现出对对方的尊重;衣帽不整、不修边幅肯定是对会话的不重视;翘起大拇指一般表示对对方的称赞。

(三)加强语言效果

非语言沟通不仅可以在特定情况下替代有声语言,发挥信息载体的作用,而且在许多场合,还能强化有声语言信息的传递效果。如,当护士在和患者交谈病情时,他必须用准确的非语言沟通来体现治疗这个疾病的重要性。他应该用沉着、冷静的目光面对患者,用郑重有力的语调说明,同时脸上表现出坚定的神情。在表达"我们一定要治好这个疾病"时,要有力地挥动拳头。在表达"你的明天会更好"时,要提高语调,同时,右手向前有力地伸展,等等。这些非语言沟通大大增强了说话的分量,体现出护理人员的慎重和决心。

(四)重复

例如,人们在说"请再给我一杯水"的时候,会本能地伸出食指,做出1的手势。

(五)否认

有时人们会使用相反的意思的肢体语言,即通过非语言沟通的方式来表达相反的意思。在这种情况下,通过语言表达的意思并不是真实的意思,而通过非语言形式传达的意思才是真实的意思。非语言沟通大多是人们的非自觉行为。它们所载荷的信息往往都在交际主体身上不知不觉地显现出来。它们一般是交际主体内心情感的自然流露,与经过人们的思维进行精心构织的有声语言相比,非语言沟通更具有显现性。非语言沟通在交际过程中可控性较小,它所传递的信息更具有真实性,正因为非语言沟通具有这个特点,因而非语言沟通所传递的信息常常可以印证有声语言所传递信息的真实与否。在现实交际中,常出现"言行不一"的现象。正确判断一个人的真实思想和心理活动,要通过观察他的身体语言,而不是有声语言。因为有声语言往往会掩饰真实情况。日常护理工作中,在与患者的交流中,可以通过观察对方的言行举止,判断出对方的合作诚意和所关心的诊疗目标等等。

(六)对语言沟通的补充

人们运用语言行为来沟通思想、表达情感,往往有词不达意或者词难尽意的感受,因此需要同时使用非语言行为来进行帮助,或弥补言语的局限,或对言辞的内容加以强调,使自己的意图得到更充分、更完善的表达。例如,在演讲活动中,演讲者总是希望通过自己的穿着打扮、目光神情、手势动作来强化其演讲效果。当患者向护士描述他溃疡病发作时的腹痛时,同时面部展示痛苦状。患者也会用手势来形容他每餐用于饮水的杯子大小等。

(七)对语言沟通的替代

非语言行为有时可以完全代替语言来完成沟通任务。例如,交通警察在指挥交通时,手势完全代替了语言。因为在这种场合下,警察的声音可能完全被汽车噪声掩盖而失去作用。又例如,在要求完全安静的环境里(如图书馆),语言沟通是被完全禁止的,此时,非语言沟通成为唯一的沟通方式。除此以外,还包括聋哑人的手语,等等。

在护理工作中运用非语言沟通,要尽量生活化、自然化,与环境、心情、气氛相协调,如果运用非语言沟通时过分夸张或矫揉造作,只会给别人造成虚情假意的印象,影响沟通的质量,甚至会起到反作用。

(八) 对交流环境进行调节

例如,当教师在上课而下面的学生发出噪声,此时老师停止说话并保持安静,不一会儿,下面的学生也会跟着安静下来。当护患在交流时,患者突然情绪激动,护士也可停止说话并保持安静,待患者情绪稳定后再继续。在很多情况下,非语言沟通成了沟通者最有效,而对对方冒犯最小的工具。

四、非语言沟通的策略

(一) 服饰礼仪

服饰礼仪是对商务人员在商务交往中衣着打扮方面的要求和规范。心理学家研究在人们获得信息的时候,80%是来自第一印象。工作服的色彩、款式、质地要遵守一定的规范。

1. 色彩　服饰的色彩从来都是排在第一位的,因为色彩给人最直接的视觉感受。医护人员的服饰色彩一般都以冷色调为主,可以显示医护人员的严谨、庄重,同时又不失文雅。而且如果是套装,上身和下身衣服能尽量保持一致的颜色,同时和衣服搭配的饰物、胸牌、工作用手表的颜色也要与衣服的颜色保持和谐。

2. 款式　一般上衣不应过长或过短,过短看起来很滑稽,长了会显得不笔挺,很不精神。裤子以筒裤为正统,不能太紧也不能太宽,太紧会影响活动,同时也不雅观;太宽会显得自己挺不起来,摇摇晃晃有失庄重。护士的制服没有固定的款式,可以是上长下长、上短下短、上长下短抑或是上短下长。领子有各种样式,比如"V"字领、"U"字领、一字领、圆领等,衣扣可以是单排也可以是双排扣,裙子的款式也是千变万化的,但不可以乱搭配,不可以乱配鞋袜,同时护士的制服切忌过分暴露,过分时髦,过分可爱,过分潇洒。

3. 质地　在交往中,人们从远处走过来,首先是看到衣服的颜色,其次是衣服的款式,最后可能就是衣服的质地了。质地的高档会给人高雅和注重自身形象或者是注意细节的印象,教养体现于细节,这对促成沟通有很重要的作用。对于医护人员服饰的质地有以下要求:选择上等的材料,应该符合匀称、平整、光滑、柔软、挺括等要求,不起皱或褪色,穿着舒适。

(二) 目光礼仪

目光的礼节因为民族、文化的差异而不同。比如美国人使用目光相互打量的次数多于大多数亚洲人,如果一个美国人同一个中国人交谈,美国人可能会误认为中国人紧张,缺乏自信或失礼,而中国人会感到美国人目光有些放肆。这正是因为中国人使用目光的次数少于美国人。同时美国人习惯在正式谈话时看着对方的眼睛,如果看别处就是一种失礼的行为。

在人与人的交往中,眼睛的作用要比有声语言显得更为重要,更有表现力、感染力,因此在面对面的交往过程中,要注意针对不同的对象采取不同的目光礼节。目光礼节主要包括 4 种凝视:

1. 公事凝视　公事凝视主要用于洽谈交流、进行谈判时使用的一种凝视行为。这种凝视就是用眼睛看着对话者脸上的三角部分,这个三角以双眼为底线,上顶角到前额。洽谈业务时,如果你看着对方的这个部位,就会显得严肃认真,别人也会感到你有诚意。在交谈的过程中,如果始终落在这个三角部分,你就会把握谈话的主动权和控制权。

2. 社交凝视　社交凝视是人们在社交场合所使用的凝视行为。这种凝视也是用眼睛看着对方脸上的三角部位,这个三角是以两眼为上线,嘴为下顶角,也就是双眼和嘴之间,当你看着对方脸上这个部位的时候,会营造出一种社交气氛。这种凝视主要用于茶话会、舞会以及各种类型的友谊聚会。

3. 亲密凝视　亲密凝视主要是在男女之间,特别是亲人和恋人之间使用的一种凝视行为。这种凝视是看着对话者的双眼到胸部之间。当男人对女人或后者对前者产生特别好感时,一般是看着对方这个部位。当然用眼睛专注对方的胸部范围时只有恋人之间才算合适,对陌生人来说,这种凝视就有些过失礼。

4. 侧扫视　侧扫视是用来表示兴趣、喜欢、轻视或敌意态度的凝视行为。这种凝视行为伴随着微笑和略翘起的眉毛,是一种表示兴趣的信号,如果伴随着眉毛下垂,嘴角下撇的话,就会表示一种猜疑、轻视、敌意或者是批评性的信号。

在一般护患交流时我们多采用公事凝视或社交凝视来营造庄重或者是和谐的氛围。

五、非语言沟通的禁忌

诗人徐志摩赞美女子神韵时用过一段文字:那一低头的温柔,像一朵水莲花不胜凉风的娇羞,道一声尊重,那一声珍重里甜蜜的忧愁……。但是,在日常生活中,特别是护理中一些应禁忌的不良举止行为例举如下,应引以为戒。

(一) 头部

(1) 盲目的摇头晃脑;
(2) 经常性地挤眉弄眼;
(3) 两眼死盯住别人不放或闭眼听人讲话;
(4) 用眼睛四处搜寻别人的房间;
(5) 板着面孔斜眼看人;
(6) 冲人龇牙咧嘴,嗤鼻瞪眼;
(7) 抽鼻子、吧嗒嘴,流鼻涕、流口水;
(8) 未说话先咳嗽清嗓子,倒吸气,说话时向别人脸上溅唾沫星子。

(二) 手足

(1) 情绪一激动就手舞足蹈,忘乎所以;
(2) 有人无人把手指掰得嗒嗒响;
(3) 数钱用手蘸唾沫,甚至用舌头舔手指;
(4) 把手放在嘴里咬指甲;
(5) 在大庭广众下伸手到裤中去瘙痒;
(6) 夏天把手伸到衣服里去揩汗或搓汗泥;
(7) 随便用手刷牙、抠牙屑;
(8) 擦完鼻子往衣服上揩拭;

（9）握手时过分用力或"死鱼手"（即毫不用力,好似让对方握住一条死鱼一般）;

（10）说话时用手指点对方;

（11）坐长椅时跷起二郎腿或把腿颤动不止;

（12）把腿、脚摆到桌子上或伸到前边坐位上去;

（13）女性在交谈时将双腿叉开;

（14）跟上级或长辈说话时驻手叉腰或两腿叉开;

（15）走路时东倒西歪,摇摇晃晃。

（三）其他

（1）随地吐痰、擤鼻涕;

（2）进屋用脚踹门。

六、非语言沟通在临床护理中的运用

在医疗过程中,非语言沟通对于建立和维系护患关系,以及促进患者遵从治疗护理方案等起着非常重要的作用。非语言沟通影响着医护人员、患者和医患双方之间的关系,在提高患者治疗效果方面起着非常重要的作用。护患之间的非语言沟通是动态的、互动的、往复的。医护人员的非语言行为影响着患者,反之亦然。这类社交影响过程通常是通过微妙而无意识的暗示的方式进行,而且对医患关系和治疗结果产生重要的影响。尊重是护患建立沟通的基础,而诚心是进行有效沟通的关键。

（一）护理环境中非语言沟通的重要性

非语言交往是一种近距离交往,在感官能及的情况下不断进行。护士与患者接触频繁,这为护士充分应用非语言交往手段与患者进行心理沟通提供了有利条件。护患双方恰当地识别对方的非语言极其重要,对患者来说,其意义在于得到更正确的护理,获得更好地理解和帮助;对护士来说,则是在满足患者的要求上,进行了恰当、准确的护理。护士的非语言沟通是指在特定的护理环境中,护士所特有的以交往和护理为目的,并与护士言语紧密联系的非语言性沟通。

护患非语言沟通包括4个方面,即支持型:指伴随护士的肯定、鼓励等含义而出现的点头、微笑、鼓掌等;中间型:指护士既不肯定也不否定患者的言行表现出的非语言沟通;反对型:指伴随护士对患者的否定、失望等含义而表现出的非语言沟通;忽视型:指护士表现出对患者言行不闻不问、视而不见。

1. 患者对非语言沟通的关注　只要护士和患者在一起,就会进行这种周而复始的非语言沟通。患者的非语言表示,引起护士的非语言的反应,并参与这种动态的交往活动。患者的非语言行为跟语言表达具有同等价值,因为患者可以用非语言形式向护士表达自己的疼痛、思想顾虑及某些禁忌,所以在护理工作中,患者的非语言表达及患者和护士之间的非语言沟通是始终存在的。对患者来说,来自医护人员的非语言交流是很重要的,这种交流可以通过几方面影响诊疗的效果。例如,患者对治疗方案的遵从程度、患者的恢复,以及最终患者的生存率等。

（1）医院的卫生设施使患者和家属产生相当大的恐惧和不安,为减轻这种不安,患者和家属会特别留心周围环境的信息和医护人员的非语言暗示。如,当患者不能理解医护人员复杂的行话时,他们就把注意力集中在医护人员的非语言行为上,以此作为了解情况的方法。

(2) 患者有时认为医护人员对他们的病情不是完全诚实。患者会认为医护人员不让他们知道坏消息或掩盖他们的真实情感,因此他们能通过医护人员到床边查房时的面部表情获得一些线索,弄清他们将要得到的消息的性质。在探询关于自己的健康状况和病情诊断信息的过程中,患者不仅会关注医护人员给出的信息,也会注意和观察医护人员提供这些信息的方式。一个微妙的姿势、语音的改变,或者过多过少的目光接触,都会导致患者对一条信息完全不同的解读。因此,患者信任不信任医护人员,或者喜不喜欢他们,往往不在于医护人员说了什么,而在于他们说话的方式。医护人员的非语言交流行为还会影响到患者对医护人员的期望效果。当医护人员在同患者交流诊疗期望效果时,他们可能不知道他们是在以一种微妙的方式进行着。这些期望被患者以自己的方式揣摩着,解读着,所有这些对于患者的治疗与恢复都有重要的意义。

2. 护士对非语言沟通的关注 来自患者方的非语言交流对于医护人员同样重要。医护人员从患者的非语言信息中收集到关于患者生理和心理状况的信息,无论是对新护士,还是对训练有素的资深护士,非语言沟通都是护士和患者进行交流的重要方面。他们运用诸如嗅觉、视觉、声音、身体动作、面部表情和其他不同方式来和患者沟通,这些行为是护患沟通网络中很好的一部分。在许多临床环境中,护士只能通过非语言沟通来和患者交流,如对幼儿、隔离的精神病患者、早期恢复阶段的气管手术患者或半昏迷患者,都要求加强非语言的信息观察和非语言的帮助。当一方或双方不能进行语言沟通时,它是重要的交流方式,有助于把患者沮丧情绪降低到最低程度,护士要强调和提高非语言信号的观察技能和运用技巧。

(1) 建立护患关系:护士和患者刚开始建立护患关系时,双方都会有非语言交流,都会辨认并捕捉彼此间的非语言信号。如护士常常用眼神来迎候患者,如果觉察到他的目光为患者所回避,就可能决定用其他非语言沟通方式,如用接触的办法去接近患者、温和安详的抚摸或视线接触,有助于患者解除紧张情绪,感到对方的关心,特别是语言信息还没有交换时。整洁的仪表、微笑的面部表情,可以帮助患者镇静下来,建立起良好的护患关系。护士主动用自己的身体语言、眼神和触觉,向患者表达他们的爱护和关心,是开启患者心灵的钥匙。

(2) 保护护患关系:不论短时间的门诊还是护理长期住院的患者,护士为了保护同患者的关系,都在继续不断地利用非语言行为。如抚摸疼痛部位可以使患者得到安慰。护士以非语言方式所表达的照顾和关心,对患者是有治疗意义的,因为护士很了解患者,知道哪些情况要求不同类型非语言鼓励,也知道在哪些情况下,患者不要求照顾和帮助。护士在给患者护理时,使用适当的示范动作来补充语言,能使患者更充分地理解我们的要求和目的,更好地配合护理工作。如在收集病史资料时,常与患者进行互通信息性的交谈,交谈过程中,灵活运用手势或点头等动作,能维持和调节交流的进行,即向对方点头表示"说下去"或"我明白了"。同时护士通过观察患者的仪表,也会获得很多重要信息,如护士观察到患者"脸红",就应多方面分析原因,包括体温高、情绪激动等因素都可能会导致患者"脸红";又如,患者往往会口是心非,但他们的非语言暗示出他们内心中真实的想法,比方说,一位患者会说自己根本不紧张焦虑,但医护人员可以从非语言的暗示中感觉到这种焦虑。

(3) 结束护患关系:在结束护患关系时,护士和患者双方常常是要说话的,但只是说话往往还不能表达出感谢或关怀的感情,视线接触、抚摸和面部表情等非语言表达方式,常常用于表示护患关系的结束。如果护士感到已经正确地领会到患者的非语言暗示,她就会感到在给患者以适当的关怀和鼓舞方面,已完成了自己的使命,同时患者也会感到他已经很好地了解,并受到了很好的照顾。

(二) 护理人员非语言沟通技巧与护患关系的关联

1. 提高患者的满意度　护理人员的非语言技巧往往能预示出患者的满意度和配合程度。判断人际间沟通暗示信息越准确的护士能获得患者越高的满意度。另外,越是善于在非语言沟通中加入情感暗示的护士也越能获得患者越高的满意度和配合度,可改善患者的情绪和提高治疗的效果。因此,对于护理人员来说,非语言技巧的灵活使用对提高患者满意度和配合度都是非常重要的。

2. 创造积极而参与度高的护患关系　护理人员的非语言行为和有亲和力的行为。例如,微笑和点头这些表示积极影响的行为,会使护士的移情与能力向正面的方向做出判断。此外,高级别的直接行为,例如患者与护士之间身体部位接近、身体前倾、双臂与双腿保持张开姿势、互相面对,以及目光直视等,都与创造一种开放热情的环境,以及在护士与患者之间创造一个积极而参与度高的关系密切相关。目光接触在护士这方面,对于尊敬与真实感的级别也有积极的关系。但这些无论是过多还是过少都会造成负面的结果,在非语言暗示的信息与护患治疗效果之间可能存在着一条曲线关系。除了姿势与目光接触以外,护士动作移动的频率也会影响到他们对自己能力的判断。护士的动作越活跃,就越会被认为是更热情,更有活力,更值得信赖,更负责任,更能认同。此外,患者点头次数越多,就表示对护士的工作满意度越高。有意思的是,判断护士的移情并不需要多少信息,通过观察护士与患者在互动时的面部照片,可以准确评估护士的移情与热情程度。

(三) 护士运用非语言沟通技巧的注意点

应用非语言交往手段,未必就能达到高效的交往目的,关键在于刺激变量,即方式和方法。护士的非语言沟通技巧是个体品德、涵养的外化,是一个整体效应,往往提供给人们一种综合印象。护士应注意对自己非语言行为加以修饰。

1. 正确使用　正确使用是指要符合非语言行为的特定性、群体性以及一定的社会交际习惯。非语言表达的情况与个人的知识水平、价值观念和行为模式、地方风俗习惯等都有关联。价值观念不同的群体,不会很顺利地接受彼此,而是需要一个磨合的过程。如社会地位高的患者,不乐于表达自己的痛苦,年纪大或有子女在身边的老人常会掩饰不适的感受,如果不了解这些文化信息,患者的痛苦就有可能被忽视。临床上由于护士工作繁忙经常会见到护士一边急急忙忙走路一边回头与患者说话,使患者有疏远和被忽略的感觉,影响到以后的沟通,所以现有的部分护理文化对护患人际交流有消极影响的一面。护士要提高自身文化能力,尊重和满足患者的文化需求。例如,有位护士参加中国维和二级医院赴黎巴嫩执行维和保障任务,在如此复杂的多文化语言环境中,语言障碍成为阻碍有效沟通的主要因素,而非语言沟通在传递信息、沟通思想、交流感情中起了重要作用,护士运用时要保持敏感、谨慎,以免引起不必要的误会。

2. 控制使用　努力从不同患者的心理体验出发,扬弃自身,揣摩用什么非语言行为,什么不能用。

3. 美化使用　通过刻意的修饰,不仅让自己的非语言沟通技巧符合护士社会角色的期望,同时展示自己的优美风度,达到向患者传递真、善、美的目的,让患者在美的感受中获得良好的效应,让护患沟通有事半功倍之效。

4. 利用个人位置和空间距离使用　在人际沟通中空间位置及距离的选择,会以无声的语言表达其社会地位、心理感受、态度、希望承担的角色和义务等。在沟通中,不同距离产生不同的效果。如患者作皮肤护理时采用亲昵距离,一般为 15 cm 左右,与患者讨论一件他不愿意让别人听到的事情时采用个人距离一般为 50 cm。

(四) 培养实习护生的非语言沟通技巧

虽然部分实习护生认识到护理工作中非语言沟通的重要性,但认识不深刻,需要实践训练,以规范肢体动作。护理教育者要重视沟通理念的教育,用思想来指导行动,发挥出非语言沟通的表现力和吸引力,并使护生了解其意义,掌握其内容,自觉地进行自我约束,养成良好的行为习惯。

1. 塑造护生"白衣天使"的形象　教育护生对护士的非语言沟通十分敏感,而我们如何掌握非语言沟通技巧的过程,也是塑造自己的形象、融洽护患关系的过程。要求护生上班时仪表端庄,态度和蔼可亲,任何的皱眉、板脸和木然的表情都是不可取的,因为多愁善感的患者,他们会将你的皱眉理解成厌烦,会将你的木然理解成他们病情的恶变。所以工作中我们只能用安详、亲切的表情,防止彼此间的猜疑和误解。在带教中,我们还要重视对护生的体语教育,如当病房里有人大声说话时,我们就把食指垂直放在唇前,发出轻轻的"嘘"声,这样的动作要比用语言训斥好。在与患者交谈中,不要表现出注意力不集中、东张西望、不时地看手表,对患者的谈话内容表现出冷漠、没有反应或者反应不正确等。

2. 培养护生对非语言行为的关注能力　护士通过评估非语言交流行为来理解患者的心情和愿望。因此,我们要求护生在日常工作中学会察言观色。利用患者的表情、体态来判断他们的喜怒哀乐。如外科急腹症患者,患者痛苦的面容及腹痛造成的被动体位等非语言行为都为我们的临床护理提供了信息,虽然有时患者性格坚强,嘴里会说"还行,不痛"。所以要教会护生当发现语言性的信息和非语言的信息不一致时,通常信任后者比较安全。

3. 培养护生非语言沟通能力的内容和实践　培训内容主要有视线方向,表情显示,接近程度,身体姿势,头部活动,肌肤接触,服装配饰等。护士非语言沟通的实践需遵循的原则是服从内容表达,服从情绪表现,服从场合需要,服从审美需要。训练护生时的要求是:自然、雅观、准确、鲜明、简练、协调、富于变化、动静结合、富于个性等。训练可以从以下 4 个方面进行:系统教学;学科渗透,即教师将非语言沟通融入到各学科教学过程之中;专题研究,可以邀请专家为护生举办讲座或组织护生自行研讨;经验交流,组织、指导护生就学习运用非语言沟通的经验与体会进行交流和探讨。

非语言行为比语言行为更真实。在护理工作中熟识并正确地使用非语言交流,时时处处体现出非语言的亲切、优美、大方、自然、稳重、敏捷等诸多含义,给护理工作带来了方便,给患者带来了良好的心境,帮助患者战胜自我、战胜疾病,提高护理工作质量。护士和患者接触最广泛、最频繁、最密切,护士良好的非语言沟通,可减少患者情绪变化,减轻心理负担,有利于疾病的恢复。反之护士不良的非语言刺激,可使患者猜疑、恐惧、气愤而加重心理负担。所以在护理工作中,使用非语言沟通要掌握技巧性,同时护士应具有良好的思想素质和自身的修养,具备敏捷的思维、渊博的知识,要适应这一要求必须努力学习和刻苦钻研与医学相关的边缘学科,拓展医学视野,不断地完善自己、提高自己。

【实践活动】

一、语言沟通实践

[目标] 加强学生对交谈方法的掌握,学会并练习说服他人的技巧,激发学习兴趣。

[时间] 40分钟。

[实施]

1. 教师介绍案例资料。

2. 学生分组,每个班级学生分成4～6组,每组学生进行分工,按照给出的案例资料共同设计角色扮演的内容,然后每组选出2～3名同学进行课堂上的角色扮演。

3. 教师给予点评。

[案例资料] 案例资料一:肿瘤患者放疗时,每周测一次血常规,有的患者拒绝检查,主要是因为他们没意识到这种监测的目的是保护自己。一次,护士小张走进6床房间,说:"李阿姨,请抽血!"患者拒绝:"不抽,我太瘦了,没有血,不抽了!"小张耐心地解释:"抽血是因为要检查骨髓的造血功能。例如,白细胞、红细胞、血小板,等等,血象太低了,就不能继续做放疗,人会很难受,治疗也会中断!"患者好奇:"降低了,又怎样呢?"小张说:"降低了医生就会用药物使它上升,仍然可以放疗! 你看,别的病友都抽了! 一点点血,对你不会有什么影响的。"患者被说服了:"好吧。"

案例资料二:在沟通交流时,说出自己的想法,让对方理解你的行为,达到说服的目的。患者的女儿来到办公室,要求特许母亲使用自备的电磁炉:"护士长,我母亲好可怜,有时想吃点热饭热菜,我把电磁炉带来了,请您准许使用!"护士长说:"我也很同情你母亲,但病房是不允许使用电器的! 你看,我办公室用的微波炉也需用电许可证才能使用,这样吧,你母亲的饭菜拿到我办公室来热,可以吗?"患者的女儿:"我已经带来了,你就允许吧!"护士长:"不好意思,我不能违反原则!"患者的女儿:"那就要麻烦你们了!"护士长:"没关系!应该的!"护士长通过和患者家属交流,既说服对方遵守规章制度,又解决了患者的实际困难。

案例资料三:催款在临床工作中是一件令人头痛的事情。患者对这类问题非常敏感,话没说好,常常遭到患者的冷眼冷语,请比较护士甲乙的催款方式。护士甲问:"老王,要拿药了,什么时候去交钱?"老王烦躁地回答:"又要我交钱,前几天才交的!"护士乙问:"老王,今天要用消炎药,需要200元钱就可以把药拿回来了,您什么时候去交钱呢? 我可等着米下锅啊!"老王配合地说:"哦,好吧,我这就去交!"虽然催款令人感到不愉快,但如果在语气、语调上下点工夫,效果相比之下会好些,护士乙的话患者更能理解和配合。

——案例资料改编自 http://www.doc88.com/p-5425998901729.html

二、非语言沟通实践

[目标] 提高学生的非语言沟通能力,感受患者对非语言沟通方式的需求。

[时间] 40分钟。

[实施]

1. 教师介绍案例资料。

2. 学生分组,每个班级学生分成4～6组,每组按照给出的案例资料进行角色分配并演练,强调非语言性沟通技巧的应用。

3. 教师给予点评。

[案例资料] 案例资料一：护士小马在门诊候诊大厅办事，看见对面休息室里坐着一位老太太似乎很悲伤的样子。她就走过去坐在老太太的身边问她有什么需要帮助的地方，老太太说她的病情加重了，说着便流下了眼泪。这位护士用理解的目光注视着老太太，并轻轻地抚摸她的手。两人默默地坐了几分钟后有人叫这位护士。老太太感激地说："你去忙吧，已经好多了，真谢谢你"。

案例资料二：患者张某，女，52岁，因慢性胆囊炎急性发作经门诊诊断后由女儿陪伴搀扶着前来普外科病房住院，痛苦面容，憔悴焦躁，手按着上腹部缓缓走出电梯。因提前已接到入院处通知有新患者入院，护士小李早已等候在电梯口了，这时小李面带微笑快步迎了上来，轻轻点头，温和且清楚地说："您好！您是张×阿姨吧？我来带您到病室"，然后与家属一起搀扶着患者来到已准备好的床位。见此情景，患者痛苦的脸上微微露出了笑容，护士小李扶着患者躺上病床，又帮患者盖好被子，介绍了病房和医院的一些情况后便离开去准备入院评估所需的物品去了。

案例资料三：患者施某，25岁，男性，因急性阑尾炎于5天前急诊入院，经手术、消炎、补液等治疗，拟定今日出院，护士小吴正帮助患者办理出院手续，准备护送患者出院。

【案例学习】

案例资料：患者王某，男，19岁，因"胸骨后良性肿瘤"住院，准备行手术治疗。术前一天，刚毕业的新护士小王为患者做备皮、配血等术前准备，但患者拒绝抽血，小王再三解释患者都不接受。小王只好回到护士站向带教老师李某报告，李某听了小王的话，即到病房问患者："你为什么不抽血？"，患者说："住院以后已抽了好多次血，昨天还抽了，我本来就有病，现在又要抽那么多的血，不是要把我的血都抽干吧？而且我明天就要做手术，今天还要去办理申请用血手续，我怕抽血后会晕。"李某听了后，大声地说："抽一点血你都那么紧张，明天做手术时，还要砍断两条肋骨呢！赶快抽血！"患者听了李某的话，即刻收拾用物准备离开，他说："我不做手术了，我情愿死了算了，砍断两条肋骨我以后怎样生活啊？"。原来患者的家属因担心患者知道手术的全部情况以后，会引起情绪的变化，不利于患者的康复，故要求医生对患者有所隐瞒。医生根据家属的要求，权衡利弊后对患者要接受的手术避重就轻向患者作了说明。患者听了李某的话，才知道手术的真相，故反应非常激烈。主管医生和护士纷纷解释劝说，但患者坚持要出院，最后护士长只好把麻醉医生及患者在放射科工作的一名亲戚请来，为患者做了大量的解释工作，患者才同意做手术。术后，患者卧床不动，甚至不肯翻身，伤口拆线后仍不肯下床活动，并经常说："我断了两根肋骨，没有力气，我要很小心。"

案例分析：

1. 本案例中，护士小王在患者拒绝抽血后做了详细的解释沟通，但是没能说服患者接受抽血，属于沟通不畅，无效沟通。但是护士李某非但没有做好解释说服工作，还对患者进行训斥，在言语中透漏了患者家属和医生刻意向患者隐瞒的患者即将要接受手术的关键，从而引起患者激烈的反应，给患者带来了很大的影响，这是沟通不当，不仅未能解决问题，反而导致了患者对治疗的强烈反应。这样的沟通不当，常常会引起医疗纠纷。

2. 在本案例中，医生及患者的家属从患者康复的角度出发，对患者的具体情况作了部分的隐瞒,医生应与护士提前做好沟通,告知护士缘由。在患者不愿意抽血时,护士应做好沟通工作,向患者解释抽血的目的,对患者多次抽血会"抽干血"的担忧,护士应加以科学的解释和说明,消除患者的担忧,使患者能配合各种治疗。而不应该用简单粗暴的态度对待患者,更不能信口开河说一些对患者有伤害的话。

——案例资料摘于"医学教育网"

【赏析】

周总理妙语巧答美国记者

一次,美国记者不怀好意地问:"总理阁下,你们中国人为什么把人走的路叫做马路?"他妙趣横生地说:"我们走的是马克思主义之路,简称马路。"这个美国记者仍不死心,继续出难题:"总理阁下,在我们美国,人们都是仰着头走路而你们中国人为什么低头走路,这又怎么解释呢?"周总理笑着说:"这不奇怪嘛,你们美国人走的是下坡路,当然要仰着头走路了,而我们中国人走的是上坡路,当然是低着头走了。"记者又问:"中国现在有4亿人,需要修多少厕所?"这纯属无稽之谈,但又不便回绝,周总理轻轻一笑:"两个!一个男厕所,一个女厕所。"

【拓展学习】

护士应当熟练运用的语言

美好的语言,不仅使人听了心情愉快,感到亲切温暖,而且还有治疗疾病的作用。护士每天与患者接触,频繁交往,如果能注意发挥语言的积极作用,必将有益于患者的身心健康,大大提高护理水平。在临床护理实践中,护士应当熟练运用的语言主要有如下几种:

1. 安慰性语言 医务人员对患者在病痛之中的安慰,其温暖是沁人肺腑的,所以护士应当学会讲安慰性语言。例如,对刚进院的患者,护士主动对他说:"我是您护理组的负责护士,名叫×××,有事情找我,不必客气。"在早晨见到刚起床的患者就说:"您昨晚睡得很好吧,看您今天气色很好。"话虽简短,但患者听后感到亲切愉快,这可能会使他这一天的心境一直很好。

对不同的患者,要寻找不同的安慰语言。对牵挂丈夫、孩子的女患者,可安慰她:"要安心养病,他们会照料好自己的。有不少孩子,当大人不在的时候更懂事。"对事业心很强的中年人或青年人,可对他们说:"留得青山在,不怕没柴烧。"对于病程较长的患者,可对他们说:"既来之,则安之,吃好、睡好、心宽,病会慢慢好起来的。"对于较长时间无人来看望的患者,一方面通知家属亲友来看望,一方面对患者说:"你住进医院,亲人们放心了。他们工作很忙,过两天会来看您的。"

2. 鼓励性语言 医务人员对患者的鼓励,实际上是对患者的心理支持。它对调动患者的积极性与疾病作斗争是非常重要的。所以,护士应当学会对不同的患者说不同的鼓励性的话。比如,对新入院的患者说:"我们这里经常治你这种病,比您重得多的都治好了,您这病一定能很快治好!"对病程中期的患者则说:"治病总得有个过程,贵在坚持!"对即将出院的可说:"出院后要稍加休息,您肯定能做好原来的工作!"曾有一名23岁的男青年,因公负伤,从昏迷中苏醒过来时,发现自己半身活动困难,疑为偏瘫,极为悲痛,屡次寻要自杀。护士为此不仅加强监护,而且一再耐心劝慰,对他说:"你身强力壮,新陈代谢旺盛,只要积极配合治疗,将来再加强功能锻炼,是绝对不会残疾的。"热情的鼓励,使这名青年增强了生活的勇气,结果恢复良好。后来他经常来看望那位护士,说护士的几句话救了他一条命。

3. 劝说性语言　患者应当做到而一时不愿做的事,往往经医务人员的劝说后而顺从。例如,有位52岁的男性早期胃癌患者,因害怕手术,宁肯速死也不肯做手术。家人再三劝说无效,而护士的一席话却使他愉快地接受了手术,结果预后颇佳。

4. 积极的暗示性语言　积极的暗示性语言可以使患者有意无意地在心理活动中受到良好的刺激。比如,看到患者精神比较好,就暗示说:"看来你气色越来越好,这说明治疗很有疗效。"对挑选医生治病的患者说:"别看某某医生年轻,可他治你这种病还真有经验。"给患者送药时说:"大家都说这种药效果很好,您吃了也肯定会见效。"

5. 指令性语言　有时对有的患者必须严格遵照执行的动作和规定,护士指令性的语言也是必须的。比如,做精细的处置时指令患者"不许动";患者必须空腹抽血或检查时,指令患者不得进食;静脉点滴时指令患者"不得随便调快速度";对肾脏和心脏病患者告诉他们:"一定要低盐饮食",类此,等等。护士在表达这种言语时,要显示出相当的权威性来。

护士语言不但要注意上述几种方式,还要因人因病采用不同的谈话技巧。急性人喜欢说话开门见山,慢性人喜欢慢条斯理,思维型的人喜欢言语合乎逻辑,艺术型的人喜欢言语富有风趣,老年人喜欢言语唠叨重复,青年人喜欢言语活泼一些,儿童则喜欢言语滑稽一些。护士的言语要与之相适应。对急性或很痛苦的患者,言语要少,要深沉,给予深切的同情;对长期卧床的患者,言语要带鼓舞性;对抑郁型或躁狂型患者,言语则以顺从为宜。

——摘自于 http://www.med126.com/edu/200712/16975.shtml

【思考与练习】

一、选择题

(一) 单项选择题

1. 下列项目中不属于口头语言沟通的是(　　　)
   A. 交谈　　　　　　B. 演说　　　　　　C. 通知　　　　　　D. 讲课

2. 下列项目中不属于专业性交谈的是(　　　)
   A. 互通信息性交谈　　B. 指导性交谈　　　C. 治疗性交谈　　　D. 一般性交谈

3. 护士与患者进行小组交谈时,患者数量最好控制在(　　　)
   A. 1~2人　　　　　B. 3~7人　　　　　C. 8~10人　　　　　D. 16~20人

4. 语言沟通的主要媒介是(　　　)
   A. 表情　　　　　　B. 文字　　　　　　C. 眼神　　　　　　D. 手势

5. 在护患交谈过程中,如果护士希望得到更多的、更真实的患者信息,可采用的最佳技巧是(　　　)
   A. 提问　　　　　　B. 核实　　　　　　C. 沉默　　　　　　D. 重述

6. 在护患交谈中,护士移情是指护士(　　　)
   A. 同情患者　　　　B. 理解患者感情　　C. 鼓励患者　　　　D. 怜悯患者

7. 在护患交谈过程中,为了给自己提供思考和观察的时间,护士可采用的最佳技巧为(　　)

A. 倾听　　　　　　　B. 核实　　　　　　　C. 沉默　　　　　　　D. 鼓励

8. 下列属于非语言沟通的特征是(　　)

A. 专业性　　　　　　B. 局限性　　　　　　C. 生动性　　　　　　D. 可信性

9. 触摸应用于辅助疗法时,主要作用是(　　)

A. 缓解心动过速　　　B. 止咳　　　　　　　C. 镇痛　　　　　　　D. 降低体温

10. 肢体语言的作用不包括以下哪一项(　　)

A. 补充语言信息　　　B. 代替语言信息　　　C. 树立形象　　　　　D. 纠正语言信息

(二) 多项选择题

1. 交谈的特点包括(　　)

A. 话题灵活　　　　　B. 双向性　　　　　　C. 持续性　　　　　　D. 目的性

2. 护士的语言修养包括(　　)

A. 规范性　　　　　　B. 科学性　　　　　　C. 原则性　　　　　　D. 情感性

3. 护理专业性交谈的过程包括(　　)

A. 准备阶段　　　　　B. 启动阶段　　　　　C. 展开阶段　　　　　D. 结束阶段

4. 非语言沟通的形式包括(　　)

A. 仪表　　　　　　　B. 书信　　　　　　　C. 触摸　　　　　　　D. 副语言

5. 非语言沟通的态度要求包括(　　)

A. 真诚尊重　　　　　B. 适度得体　　　　　C. 因人而异　　　　　D. 灵活应变

二、简答题

1. 简述护患沟通提问时应注意哪些问题。

2. 何为"移情"? 护患沟通中怎样运用移情技巧?

3. 简述护理书面语言沟通的原则和常见错误及矫正原则。

4. 简述非语言沟通的定义及特征。

5. 语言沟通和非语言沟通有什么内在联系?

6. 护理人员注重非语言沟通的意义是什么?

7. 你准备从哪些方面提高自己的非语言沟通能力?

三、案例分析

案例1:某高校一位大学生,用手捂着自己的左下腹跑到医务室,对坐诊的大夫说:"师傅,我肚子疼。"坐诊的医生说:"这里只有大夫,没有师傅。找师傅请到学生食堂。"学生的脸红到了耳根。

问题:学生与大夫的对话问题出现在哪里?

案例2:急诊科护士小张值夜班时,同时涌进来2个饮酒后皮肤擦伤的患者,嚷嚷着"急诊! 快点!"与此同时,有留观室输液的患者喊着要"换水",护士随口说一句"等一会儿",扭头就到留观室给输液者更换液体去了,回来后被醉酒的外伤患者所纠缠,不依不饶,发生了摩擦。

问题:1. 护士小张在与患者进行沟通时还欠缺哪些语言修养?

2. 如果你是护士小张,你会如何运用有效交谈技巧进行沟通交流?

3. 你准备具备什么样的语言修养来面对神圣的职业?

选择题答案:

单项选择题:**1.** C **2.** D **3.** B **4.** B **5.** A **6.** B **7.** C **8.** D **9.** A **10.** D

多项选择题:**1.** ABD **2.** ABCD **3.** ABCD **4.** ACD **5.** ABCD

（万春华　朱凌燕）

第六章 护士职业形象的塑造

【学习目标】

1. 知识目标

(1) 识记职业形象和护士职业形象的概念;

(2) 掌握护士职业形象的内容;

(3) 熟悉护士职业形象与护理礼仪的内涵关系;

(4) 掌握塑造良好护士职业形象的意义;

(5) 了解护士职业形象的发展过程及护士群体形象的塑造。

2. 能力目标

(1) 能制定出塑造自身职业形象的计划;

(2) 能借助护理礼仪及沟通相关知识塑造自己的职业形象。

【情景与思考】

"最美"护士当街抢救患者

某市区的一繁华地段因突发车祸而导致交通阻塞,从被迫停在距离车祸地段大约100 m处的一辆救护车上跳下一名护士,跻身前往车祸地点。她发现一位伤者躺在血泊中,口鼻还在不断往外冒血。这位护士边吩咐旁边的人打"120"急救电话,边走向伤者并蹲下扪颈动脉搏动情况和检查呼吸情况,发现伤者情况非常危急,口鼻中积满了血,这位护士跪在地上用工作服擦拭伤者口角并俯下身,毫不犹豫地就用口吸出了伤者口中的污血,然后将伤者的头部转向一侧,立即行胸外心脏按压和人工呼吸,胸外心脏按压30次,人工呼吸2次……周而复始,直到急救车赶来,这位护士跟急救人员交接之后离开现场去完成她今天的任务——送一位患者转院。

在这个过程中,旁边围观的人群发出啧啧赞美声"这个护士不错"、"难能可贵"、"做护士真不容易"、"医生护士好伟大"、"这个护士形象真高大"、"护士好漂亮",等等。

思考:这位护士为什么能得到围观人群的赞美?她为我们塑造了一个什么样的护士形象?

随着社会的进步与发展,人们对护理工作的要求越来越高,要求护士不仅要具备扎实的医学基础知识和熟练的护理操作技能,而且要有良好的服务意识和美好的形象意识。护士的职业形象,是社会公众对护理人员在为患者提供护理活动时的综合表现所形成的整体印象,是护士素质、文化水平、职业道德和规范行为的体现,是护士外在美与内在美的和谐统一。护士的职业形象是通过护士的仪表、风度、行为举止和姿态等外在形象和护士的职业道德品质、知识、心理状态等内在素质彰显出来的。"白衣天使"是社会及人们对护士职业形象的美好期望,它形象地表达了护士职业形象美的内涵。努力塑造良好的护士职业形象,为护理对象提供优质的护理服务,是社会发展的客观要求,是建立良好护患关系的需要,也是促进现代护理学科发展的重要举措。护理人员应以专业要求和社会期望为准则,自觉创造和维护护士职业形象。

第一节　概　　述

一、形象和职业形象

(一) 形象

1. 形象的概念　形象是指形体和意象,是具体事物的外在表现及其本质特征的外在体现。形象是人的视觉所能感知的空间性的美,正如黑格尔所说:"美是形象的显现。"形象美既包括客观事物的色彩、线条、形状、音响等外在形式的美,也包括客观事物的生命力、影响力、韵律和精神等内在美。

从心理学的角度来看,形象就是人们通过视觉、听觉、触觉、味觉等各种感觉器官在大脑中形成的关于某种事物的整体印象,简言之就是知觉,即各种感觉的再现。形象不是事物本身,而是人们对事物的感知,不同的人对同一事物的感知不会完全相同,因而其正确性受到人的意识和认知过程的影响。

2. 形象的分类

(1) 自然形象:自然形象是大自然在人们面前的表象。可分为纯自然力塑造的形象和人工改造雕塑而成的形象两种。如桂林山水、九寨沟风景、张家界奇观等是未经人工改造自然形成的自然形象,就是纯自然力塑造的形象;另如杭州西湖、苏州园林、法国的艾菲尔铁塔、埃及的狮身人面像等是人们用智慧及力量在大自然的基础上改造而成的形象,就属于人工改造雕塑而成的自然形象。人的自然形象就是先天的相貌、体型等外观形象,由遗传因素决定。

(2) 社会形象:社会形象是在社会实践活动中展现出来的形象,如社会的道德风尚、政府的管理机制、职业的特点、企业的信誉、学校的风气等。可分为国家形象、民族形象、职业形象、城市形象、企业形象等。如身着职业装的护理人员在护理岗位上为患者服务时所彰显出的形象就是护士的社会形象。每位护士的言行举止表现,不仅代表其个人的形象,同时也反映出其职业或单位的形象,因为社会形象是通过社会中的个体和群体形象所反映的。

(3) 艺术形象:艺术形象是艺术创造者把生活中的形象通过艺术手段按照一定的审美要求或审美理想所塑造出的具有特殊意义的形象。包括绘画艺术形象、戏曲艺术形象、文学艺术形象及舞蹈艺术形象等。如"舞蹈诗人"杨丽萍,用她优美的舞姿谱写出动人的诗篇,将大自然的美真实、深刻地呈现给人们,给人以轻松的视觉享受和强烈的心灵震撼,充分展现出艺术形象的魅力。

(二) 职业形象

1. 职业形象的概念　职业形象是指在职业工作场所中群体或个人在公众面前树立的形象,是职场中群体或个人的素质修养、专业态度、技术和技能等的外在体现。职业形象可以通过职场人员的衣着打扮、言谈举止、职业技能等表现出来。

2. 职业形象的内容　职业形象包括外在形象、品德修养、知识结构和沟通能力四大方面。

(1) 外在形象:人的外在形象主要通过着装打扮、言谈举止彰显出来。一个人的外在形象的好坏,直接关系到他社交活动及工作的成功与失败。服饰、仪表是首先进入人们眼帘的信息,特别是与人初次相识时,由于双方不了解,服饰和仪表就在人们心目中占有很大分量。穿衣要得体,这是良好外在形象最基本的要求。言谈举止是一个人精神面貌的体现,要开朗、热情、面带微笑,让人感觉随和亲切、平易近人、容易接触。通过优雅的言谈举止可以"放大"自身形象。调查结果显示,第一印象中的93%都是关于外表形象的。

(2) 品德修养:品德修养是人的境界、涵养、素质和品位的集中体现,也是人的立身之本和真正形象。"欲登高者,须善修其身;欲涉远者,须善修其身!",优良品德修养的熏陶和润泽,能够内化为个人价值选择和价值判断的准则,可以不断丰富我们的精神世界,完善我们的人格和道德品质,成为职业发展的重要推进力量。

(3) 知识结构:知识结构是指一个人经过专门学习培训后所拥有的知识体系及专业技术能力的构成情况与结合方式。合理的知识结构和精湛的专业技术能力,是指既要有精深的专门知识,又要有广博的知识面,还应具备专业发展实际需要的最合理、最优化的专业技术。这是现代职业岗位的必要条件,也是人才成长和发展的基础。

(4) 沟通能力:沟通能力是一个人与他人有效地进行信息沟通和交换的能力,包括外在的技巧和内在的动因。一个具有良好沟通能力的人,他可以将自己所拥有的专业知识及专业能力进行充分的发挥,与领导和同事建立良好的人际关系。

3. 职业形象的原则

(1) 尊重区域文化:不同文化背景的职业对职业形象有不同的需求,对职业个体就有相应的要求。任何个体都不能我行我素破坏区域文化的制约,而应遵循区域文化的要求塑造自己的职业形象。如信仰伊斯兰教的国家,护士是穿着比较宽松的白色长袍,戴白色的头巾,只能露出手和脸。

(2) 符合集体倾向:不同职业的形象都有一定的集体倾向性,只有从业人员的职业形象符合主流趋势时,才能促进自己职业的提升。职业形象就像个人职业生涯乐章上跳跃的音符,合着主旋律会给人创意的惊奇和美好的感觉,脱离主旋律则会打破和谐,给自己的职业发展带来负面影响。如有的医院规定护士上班不戴护士帽,只需将头发按要求处理妥当即可,但就目前的大多数医院的要求来看,护士上班不戴护士帽,会被视为着装不规范。

(3) 遵循职业标准:遵循职业形象的5个标准是与个人职业气质相契合、与个人年龄相契合、与办公室风格相契合、与工作特点相契合、与行业要求相契合。个人的举止更要在标准的基础上,在不同的场合采用不同的表现方式,在个人的装扮上也要做到展现自我的同时尊重他人。如因为职业的特殊性,我国卫生部要求医务人员工作时一律按规定穿工作服,戴工作帽(包括护士工作鞋);穿着工作服装不准外出上街,不准穿回家,不准进入食堂、浴室,不准进食、吸烟等。

【链接1】

有调查发现 88.71% 的医生和 61.43% 的患者认为护士职业形象很重要,61.43% 的患者认为护士职业形象与患者康复密切相关,88.71% 的医生认为护士职业形象将影响医护质量。

二、护士职业形象

在众多社会形象中,社会及公众对护士职业形象寄予了很高的期望。如尊称护士为"白衣天使"、"生命的守护神"、"慈母"等。这些期望既寄托了人们在身患疾病时对生活的热爱,对恢复健康的渴望和对美的向往与追求,同时也给护士职业形象赋予了更高的要求。在护理工作中,良好的护士职业形象能唤起患者对护理人员的信赖感,从而增强战胜疾病的信心,不仅对患者的身心健康有着积极的影响,而且对护理专业的发展也具有极其重要的作用。

护士职业形象是指护士群体或个人在护理实践中的仪表、思想、语言、行为、知识、技能等的外在表现。它不仅体现在护士的仪表、风度、行为举止和姿态等外在形象中,而且反映了护士的职业道德品质、知识、心理状态等内在素质。

(一) 护士职业形象的形成和发展过程

护士职业形象的形成和发展,经历了早期护理阶段、中世纪护理阶段、南丁格尔时代和当代护理专业学科体系确立阶段 4 个时期,其内涵随着护理学科体系的发展而不断变化和丰富。

1. **早期护理阶段** 在早期社会,护理行为的承担者主要是妇女,她们用母爱的本能和女性的细心在家哺育孩子、照顾患者和老人。这种殷勤慈祥、无微不至的"慈母"形象就构成了护理形象的最初内涵。另外,因为医院很少,人们患病后往往求助于宗教,请教堂中的神父治疗疾病,而承担护理工作的则是教堂中的修女,修女们遵从上帝的旨意,以传递上帝的大爱为目的去关怀和帮助患病的人们,这又为护理职业增添了圣洁与仁爱的内涵。

2. **中世纪护理阶段** 在中世纪,由于罗马帝国的分裂,护理学的发展极为落后,护理工作不再由充满爱心的神职人员来承担,而主要由一些贫困人家的妇女因为生活所迫而担任,护士职业形象也曾被社会和民众视为地位低下的仆人形象。这个时期的护士职业形象的内涵,长期影响着社会各界对护理职业的认识和评价。

3. **南丁格尔时代** 19 世纪中叶,南丁格尔开创了科学的护理事业,把护理工作发展成为了一门专业。在"克里米亚"战争中,南丁格尔带领着护士们以崇高的献身精神、善良的心灵、科学的知识救护了大批伤员,从死神的手中夺回了成百上千士兵的生命,在全世界人们面前塑造了崭新的、美好的"白衣天使"般的护士职业形象。从此,改变了社会各界对护理职业的认识和评价,使社会和公众认识到了护理工作的重要性。南丁格尔所主张的"护士必须具备一颗同情心和一双愿意工作的手"和倡导的护士必须具备"精湛的护理技能和献身精神"成为了这一时期护士职业形象的内涵。

4.当代护理专业学科体系确立阶段　自从南丁格尔创立护理专业以来,护理从此摆脱了宗教色彩,逐步走向科学发展的轨道和正规的教育渠道。南丁格尔在护理实践中意识到"从事护理工作要有高尚的品格,相当的专业知识,专门的操作技能",所以大力推动护理教育。教育跟上后,专业发展迅速,逐渐确立了近代护理专业的社会地位和学科地位。在近一百多年来,经过护理老前辈们的不断努力、发展、充实和提高,护理学已发展成为了一门独立的学科。2011年3月8日,国务院学位办颁布了新的学科目录设置,其中护理学从临床医学二级学科中分离出来,成为了一级学科。伴随着学科的发展,护士职业形象也得到了不断的扩展。

(二) 护士职业形象与护理礼仪及人际沟通的内涵关系

1.护士职业形象与护理礼仪的内涵关系　护理礼仪是一种职业礼仪,是护理工作者在进行护理工作和健康服务过程中所遵循的行为标准,是护士素质、修养、行为、气质的综合反映,它既是护理工作者修养素质的外在表现,也是护理人员职业道德的具体体现。良好的护理礼仪不但能使护理人员在护理实践中充满自信心、自尊心和责任心,而且其优美的仪表、端正的态度、亲切的语言、优雅的举止,可以创造一个友善、亲切和健康向上的护士职业形象。因此,护士职业形象和护理礼仪具有相辅相成的辩证统一的关系。

(1)良好的护士职业形象是护理礼仪追求的最高境界:规范护士工作中礼仪的最终目的在于培养和提高护士的职业修养,塑造良好的护士职业形象。当前各大医院都非常重视对护士工作礼仪的培训,希望能借助良好和规范的护理工作礼仪,提升护士群体的形象,进而提升医院的整体形象,这就充分显现出护理礼仪的作用。

(2)护理礼仪是护士职业形象的表现方式:护理人员的形象礼仪,不仅反映个人精神面貌,更重要的是代表护士整体的形象和医院的形象。护士每天接触和护理各种各样的患者,规范的护理礼仪会产生积极的内在效应,能使患者在心理上得以平衡和稳定,给患者留下了良好的印象,同时对患者的身心健康将起到非医药所能及的效果。护理人员的礼仪也反映了医院的管理水平和服务质量,其对护理服务工作的影响是不可低估的。美观整洁、端庄大方的护理人员的形象,能使患者产生心理的好感,取得良好的治疗效果,有助于护理质量的提高,有利于患者的及时康复。

护士职业形象的塑造是要靠礼仪训练来促进和完成的,而良好的形象则又能反映出护士具有良好的礼仪素养。所以,在护士的学习与工作中,就必须注意礼仪修养,展现护士的良好形象。

2.护士职业形象与人际沟通的内涵关系　人际沟通是建立良好人际关系的基础,是人与人之间进行交流和传递信息的过程。护患沟通是护理实践活动中最基本的人际沟通,这一沟通的良好与否直接影响到护患关系的建立和护士的职业形象,进一步就会影响整个护理领域实践活动的展开与良性运转。

(三) 完美的护士职业形象是护士与他人良好沟通的基础

良好的护士职业形象可以给他人留下美好的第一印象,为开始良好的沟通打下了坚实的基础。第一印象在人际交往过程中起着重要的作用,倘若一开始便留下出色地第一印象,会在未来的人际交往过程中事半功倍,反之,则可能要费尽心思,并会改变别人心目中的形象。安·戴玛瑞斯(Ann Demarais)和瓦莱丽·怀特(Valerie White)在她们所写的《第一印象》(First Impressions)中提出了决定第一印象的几大因素是:容貌、语言、态度、穿着和身体语言,这些因素都是构成形象的重要因素。所以,护士要塑造微笑在脸上、仪表整洁在身上、文明在嘴上、娴熟动作在手上的良好职业形象,才能与服务对象进行良好的沟通。

(四) 良好的人际沟通是塑造完美护士职业形象的需要

现代的医院尽管拥有许多先进的医疗设备和精湛的医疗护理技术,但在护理服务过程中,如果缺少为患者提供精神的、文化的、情感的服务,就会影响护士的形象和医院的形象。所以加强护患沟通,与患者建立良好的关系,是塑造护士和医院形象的需要。整体护理活动的实践表明,护士需要70%的时间用于与他人沟通,剩下30%左右的时间用于分析问题和处理相关事务。很显然,如同其他职业一样,护理不仅需要专业知识和技能,而且越来越需要与他人沟通的能力。

(五) 塑造护士职业形象的意义

形象是当今社会文化的核心概念,职业形象有助于其专业在社会中的发展,可以作为专业发展的时代特征呈现出来。塑造护士职业形象的意义在于:

1. 有助于我国卫生事业的发展 医学模式的转变、全球性人口老龄化、疾病谱的改变和人们对健康服务需求的提高等时代性的变化,对卫生服务事业的发展不仅带来了机遇,同时也带来了挑战。发展卫生事业,必须注重卫生工作人员综合素养的提升。护理人员得体的举止、恰当的言谈等良好的礼仪行为不仅能提高卫生工作人员的形象,还能给对服务对象的心理和健康产生积极的影响,促进服务对象恢复和维护身心健康,发挥其促进我国卫生事业发展的作用。

2. 加快护理专业的发展 护理专业的历史发展过程,充分说明了护士职业形象对护理专业生存和发展的重要性。负面的护士职业形象,不仅会影响人们对护理专业的选择,也会影响有限医疗卫生资源的分配以及社会对护理专业的认识和评价,进而影响护理专业在社会中的地位,导致专业发展缓慢。因此,塑造良好的护士职业形象是每位护士的责任和义务,我们应不断加强素质修养,开辟美的职业精神境界,让护理事业在高层次服务领域得以开拓和发展,促进护理专业的自身发展。

3. 有助于护士个人的发展 良好的护士职业形象不仅能够提升护士个人品牌价值,而且还能提高自己的职业自信心。护士个人的容貌、魅力、风度、气质、化妆、服饰和谈吐等外在的形象,可以随着工作的过程和职业的形象的塑造而得以更大地开发和利用。我们日常接触到的种种形象特点,就像标点符号写在每个职业人的脸上、身上,是个人职业生涯的标点,对职业成功有着重大意义。

第二节 | 护士职业形象的塑造

护士职业形象是外在美和内在美的统一,护士应具有内外兼修的完美形象。苏联作家奥斯特洛夫斯基说:"人的美不在于他的面貌、衣服和头发,而在于他的本身,他的心要是没有内在的美,我们反而会厌恶她漂亮的外表。"有学者调查显示,患者所期望的理想护士形象是:服务态度好、性格温柔、情绪稳定、善于忍耐、技术精良、工作负责。所以,护士不仅要有外在美,更重要的是心灵美。因为一个心灵美的人,必然会反映在她的行为之中。因此,一个完美的护士职业形象就是内在美与外在美的高度统一。

一、护士内在形象的塑造

内在美是指人的内心世界的美,也称之为心灵美。内在美是人的精神、道德、情操、性格、学识等内在素质的具体体现,是美的本质与核心。护士的内在美是护士职业形象美的根基。南丁格尔说:"护士其实是没有翅膀的天使,是真善美的化身。"这种美激发患者的美感,是保持良好印象的关键。护士的内在美是外在美的灵魂,是做好护理工作的前提。

(一) 高尚的品德

道德是一种社会意识形态,它依靠社会舆论、内心信念和传统习惯的力量,来调整人们相互之间及个人和社会之间关系的行为规范。护理工作要求护士必须具备高尚的道德修养、道德意志和道德情操。

1. 树立良好的职业道德　护士在工作中直接面对的是生命、是有灵魂的人类,应把救死扶伤看作是自己的天职,尊重患者,爱护患者。护理学科的创始人南丁格尔十分重视护士的品德教育,她说:"我们要求妇女正直、诚实、庄重,没有这三条,就没有基础,则将一事无成。"护士良好的职业道德表现在护士对患者的爱心及对待工作的耐心细致和诚恳热情,表现在对患者极端负责的精神,只要是患者的需要,无论事情多么微不足道,护士也应尽力予以帮助。

2. 确立正确的价值观　护士的工作状态,能直接反映出护士对护理事业和他人利益、集体利益的根本态度,"健康所系,性命相托",这就是护士应有的价值观。患者把自己的生命托付给了我们的医护工作者,把病中的需要照料、安慰及康复的希望寄托给了护士。护士该如何面对渴望帮助的患者,如何对待疾病和生命,这与一个人的价值观密切相连。护士应在平凡的职业中不断提高自己的精神境界,创造自身美好的内心世界。

3. 培养高尚的情操　情操是高层次的一种人类感情,是情感的一种升华,是人的重要心理品质。中华民族都把高尚的情操视为至高无上的精神追求。孟子对高尚情操的界定是"富贵不能淫,贫贱不能移,威武不能屈"。范仲淹认为"先天下之忧而忧,后天下之乐而乐"就是情操高尚。对于护理人员来说,热爱自己的专业,修身、养性,真心地关怀和无微不至照顾患者就是高尚的情操。

(二) 诚实的心灵

1. 诚实　护理工作要求护士具备高度的工作自觉性和责任感,具备诚实的心灵,诚实地对待工作和服务对象,具有诚实可信之美德。

2. 慎独　慎独是儒家用语,意思是在独处时,自己的行为依然谨慎不苟,是道德修养的重要内容。护士应具备慎独的美德,特别是在无人监督的情况下也要一丝不苟,能够恪尽职守,以自己的道德信念为约束力,忠诚维护患者的利益。护士为患者进行治疗和护理常常是独立完成的,是否按照操作规程去做,取决于护士工作的责任心和自觉性,这是一道无形的警示牌,要永远牢记在护士的心中。所以,护士必须要具有慎独的美德。

(三)良好的性格

1. 护士应具有乐观、豁达、谦和、宽容的性格 马歇尔博士对一位患者说:"最好的药物是愉快的心情。"一位智者曾言:"一种美好的微笑胜过十剂良药。"所以说,具有乐观、豁达性格的护士,都会让患者感受到光明和快乐,寒冷会变成温暖,痛苦会变成舒心。人们一般都喜欢谦虚、温和的人,因为谦虚的人容易与人建立亲切谦和的关系,使人感受到美好和快乐。谦虚的人总能找到生活中的幸福,也就是说,一个人的幸福在很大程度上就取决于个人本质上的善良、宽容和体贴的品格。

2. 学会缓解压力 护理工作是具有一定压力的工作,护士所承受的压力已经成为一种职业性危险,并可能给护士身心带来严重的影响。因此,护士不仅要能胜任工作,为患者提供高质量的护理服务,自身也应具备健康的心理素质、良好的性格、稳定的情绪,学会转移各种不良刺激和压力。保持热情、愉快、稳健的情绪,才能帮助护理对象产生乐观向上的情感,增强战胜疾病的信心。

3. 培养健康的职业性格 心理学家告诉我们,良好的职业性格可以通过现实的影响和有意识的教育培养而获得。所以在学校的教育中,就应该有意识地培养和造就健康心理素质和职业性格,养成温厚耐心、心胸开朗、真诚待人、善解人意、勤奋认真、吃苦耐劳的性格品质。

(四)丰富的知识

知识是素质的基础。随着护理学科的发展,护士的职能已由单纯执行医嘱转变为"以人为中心"的护理,要为护理对象提供生理、心理、社会及文化全方位地照顾,这就对护士的知识水平和技术能力有了更高的要求。护士应做到以下几方面。

1. 树立终身学习的理念 由于护理工作的特点决定了护士应具有与众不同的知识和智能,并必须具备灵活地将理论知识运用于为患者服务的能力,如专业操作能力、分析力、鉴别力、创造力及思维能力等。所以说,作为一名护士不但要保持终身学习的理念,还需要在当今社会高速发展的进程中,不断学习新思想、新理念和新技术,依据医疗科技的发展需要,实时更新自己的知识和技能。从而在不断学习和积累中,创新护理工作的服务质量,显示出护士职业的美好,更好地把护理知识、自然科学、社会科学、人文科学及美学知识贯穿和应用。

2. 丰富自己的知识结构

(1)护士的知识结构内容:南丁格尔曾经说过:"人是各种各样的,由于社会职业、地位、民族、信仰、生活、习惯、文化程度的不同,所患的疾病与病情不同,要使千差万别的人都能达到治疗或康复所需要的最佳身心状态,这本身就是一项艺术"。要保证这种艺术的成功,护士就必须要拥有广阔的知识结构。包括以下几个方面:①基础医学和临床医学的基础知识;②丰富的护理理论知识;③要有相关的人文护理方面的知识,如社会医学、护理行为学、护理服务学、心身医学、护理心理学、护理伦理学、护理美学与礼仪等;④要有熟练、精湛的护理操作技术及良好的人际沟通能力。

(2)护士知识结构的特性:护士应博学多识,所掌握的知识应该具有:①知识累积的超前性。护士要使护理工作有更高的起点,就要使自己知识的累积具有超前性,以适应未来护理市场的需求。②知识学习的动态性。事物是在运动中发展的,护理专业的发展无论是硬件,还是软件都表现出极快的速度,因此,护士的知识智能也应随之不断充实提高并随之发展,而不能总是"用老眼光去看待新问题"。③知识应用的务实性。为更好适应现代的发展,护士应对护理专业倾注爱心,不断学习、刻苦钻研、精益求精,用自己所学的知识,实实在在地为患者提供最佳服务,切实解决患者的需要。

(五) 健康的人格

健康的人格是不断进行自我"修炼"的结果。护士优秀的职业人格,是护士自觉加强品德修养、知识修养和行为修养的结果。护士的人格美往往体现在护理工作的细微之处。如护士对患者的心态、情态及身体状况的悉心观察和照料,有时甚至比患者自己考虑得还要周到。宽容是为人的美德之一,对护士来说更为重要。护士要对患者在不同的情境中的心态和情态有较深的了解和理解,并在此基础上能够谅解患者的言行,用正确的方式使患者平静下来,从而美化患者的心境,使护理工作目标得以实现。

树立护士职业形象美是护士不断提高个人修养的过程,是护士良好职业素质的一种自然的表露,而非做作和模仿所能达到的。护士要塑造良好的护士职业形象,就要不断地加强职业道德修养,塑造美好的心灵,拥有美好的情感、情操及健康的人格,确立对人,特别是对患者的正确态度,使自己的内在美与外在美有机地结合起来,以塑造出最佳的护士职业形象。

二、护士外在形象的塑造

护士的外在形象是护士的仪容、仪表、举止、行为、语言等外在表现形式的总称。护士端庄、稳重、健康的外在形象能增强患者的信任感,可以建立良好的护患关系,增强患者战胜疾病的信心。护理人员应用自己的言行举止来展示自身的知识与价值,树立良好的职业形象。

(一) 护士的仪表形象

仪表,是指一个人的外部形象,是其容貌、衣着、修饰的统一,也是人的精神面貌的反应。护士的职业仪表,是指护士工作时的着装、表情面貌。患者在接受护理服务时,首先接触的是护士的仪表。美的仪表能唤起患者的美感,赢得患者的信赖,更好地发挥护理作用;同时,美的仪表也是护士尊重自我、尊敬他人的一种行为规范。

1. 护士的仪容美

(1) 仪容美的含义:仪容通常是指人的外貌、外观。在人仪表中占有很重要的位置。它有3层含义:仪容的自然美、仪容的修饰美和内在美的外显。先天的相貌、外观是仪容的自然美;依据个人条件和规范加以设计、修饰、塑造的个人仪容美是修饰美;内在的素质、情感、知识、文化的外在表现,是内在美通过仪容而外显的美。外貌先天的缺憾可以通过修饰和提高个人文化、艺术素养、思想情操来加以弥补。

(2) 护士仪容的规范:护士的仪容美可以通过面部修饰和头发修饰表现。简单的面部修饰就是化妆,护士应化淡妆上班。护士化妆,既要维护护士自身职业形象,又要体现护士爱岗敬业的精神,更要尊重患者。护士的妆容,应以自然、美观、得体、协调为原则,以激发患者对美好生活的向往为追求,为患者尽力创造安宁、舒适、欣赏美、享受美的心理氛围。护士的头发应前不过眉、后不过领、侧不掩耳。切忌前额头发高于燕帽,更不能佩戴夸张的头饰。

2. 护士的仪态美

(1) 仪态美的含义:仪态美是指护理活动中的护士表情、姿势和动作等综合表现。它作为护士的一种无声语言可以传递一定的信息,成为在护理活动中的重要沟通方式之一。从狭义的角度理解仪态美,主要指的是面部表情,由人的眼神和笑容构成。美国心理学家柏拉比安曾提出过,人类全部信息表达＝7％语言＋38％声音＋55％表情。恰当的表情应该是友善坦诚、得体大方、温文尔雅的。

(2) 护士仪态的规范:在人与人沟通中,眼神能传递最清楚、最正确的信号。护士在与服务对象交流时,应多采用正视,以表示尊重、理性、平等。不要斜视、扫视、窥视,因为这样表示轻浮或鄙夷,让患者产生被瞧不起而受辱的感觉。笑容是指人含笑时的面容。在护理工作中,护士应用微笑的表情面对患者。微笑属于肯定性情绪,是礼貌的表示,是爱心的表现,是优质服务的重要内容。"一个美好的微笑胜过十剂良药"。对新住院的患者报以微笑,可以消除患者的紧张感和陌生感;对手术患者报以微笑,可以增强他的安全感;对康复患者报以微笑,可以鼓励他更加坚强。

3. 护士的服饰美

(1) 服饰美的含义:服饰是指人们的衣着及其所用饰品,是仪表的重要组成部分。孔子说"人不可不饰,不饰无貌,无貌不敬,不敬无礼,无礼不立。"服饰又是一种无声的语言,传递着人的思想和情感,显示着一个人的文化品位、审美意识及生活态度。莎士比亚说:"服饰往往可以体现人格。"在医疗卫生行业,护士规范的着装,不仅能代表个人良好的职业形象,更能反映出行业或单位的整体形象及管理水平。

(2) 护士服饰的规范:护士上班应着职业装。护士的职业装能体现出护士特有的精神风貌和职业荣誉感,更是一种职业的责任感。护士服清洁、适体、平整,无污渍、整齐,代表护士的尊严和责任,它体现了护士严格的纪律和严谨的作风。清雅、宁静的外观,使患者感觉安全、可亲、可信赖,充分表现了护士纯洁、高雅、严谨和干练的职业素能。护士燕帽,像白色光环,更像燕子飞翔的翅膀,圣洁而高雅,规范地佩戴着燕帽,凝聚了护士全部的信念和骄傲,是护士职业的象征。在为患者进行护理操作时,护士应该戴口罩。口罩要戴正,完全罩住口和鼻,并及时清洗或更换。

衣、裤、裙、帽、鞋、袜等相互呼应,协调配合。不得佩戴戒指、项链、耳环等饰物,以免妨碍各项操作。通过护士的着装,要表达出护士的职业修养与职业情感,使人们随处都可以感受到护士的职业之美。

(二) 护士的体态形象

体态,主要是指身体呈现的样子。护士的体态是一种无声的语言,是传递信息的一种符号,是护理活动中重要的沟通方式之一,是显现雅俗的重要标尺。训练有素的举止、优美的体态、得体的风度,能显示出护士良好的素质和职业特点,也是护患有效沟通的基础。有患者说:"优美的护士体态给我们以美的享受,使我们心情舒畅,对疾病的康复也有了信心。"护士应具有以下几种体态。

1. 端正的站姿　护士良好的站姿,在与患者、家属、医护人员之间进行交谈、问候、安慰、询问、嘱咐等有关活动中,可体现出护士稳重、端庄、礼貌、有教养,显示一种亭亭玉立的静态美。端正的站姿,是培养优美形象的起点,也是发展和创造不同动态美的基础。

2. 稳健的行姿　稳健的行姿就像一首动人的抒情诗,给人以美感,并能激发联想。护士行走时应步态轻盈、步幅适中、步韵轻快。遇有危重患者抢救或病房传出呼唤时,可采取短暂的快步走,步履快而有序,使患者感到护理人员工作忙而不乱,从而增加安全感。

3. 端庄的坐姿　坐姿高雅端庄,不仅能给人以沉着、稳重、冷静的静态美感,而且也能展现护士的气质和风范。无论从正面、侧面还是背面走向座位,通常都讲究从左侧走向自己的座位,从左侧离开自己的座位;无论是移动座位还是落座、调整坐姿,都应不慌不忙、悄然无声,这本身也体现了一种教养。

4. 优雅的蹲姿　蹲姿也是护理人员常用姿势的一种,如整理下层床旁柜、插取电源和拾物等,一般会用蹲姿。下蹲时,要求侧向人蹲,臀部要向下,不能面向人或背向人蹲,以表示对他人和自己的尊重。

护理工作是通过各种护理技术操作来完成各项治疗和护理的,是一门实践性非常强的工作。在操作过程中,护士应始终把握科学、协调、节力、优美的基本原则,表现出和谐有序、舒展大方、干净利索、规范娴熟的护理艺术美。

(三) 护士的行为形象

行为美是人在行动中所表现出的美,是心灵美的表现形式之一,可反映出心灵美的内容。护士的行为美是护士整体形象的一个重要组成部分。"促进健康、预防疾病、减轻病痛、恢复健康"是护士的基本职责,是护士一切行为的出发点。维护生命和健康的行为是美好的、高尚的行为。护士的行为美主要体现在以下3个方面。

1. 服务中体现护士的行为美　护士的行为美主要体现在全心全意为患者服务的行为和过程中。护士温文尔雅、落落大方的仪态,可以激发患者的愉悦情感,建立向往美好生活和战胜疾病的信心;良好的慎独修养,处处体现出的诚信美德,可以促使患者发挥主观能动性,改善治疗行为,增强机体抵抗疾病的能力;体贴入微的照顾、发自内心的关怀,可以增进患者社会适应能力,改善患者的生命质量。在护理工作中要不断总结护理行为对患者产生的影响,使患者在接受护理的同时感受到人性中最美的一面。

2. 人际交往中体现护士的行为美　护理工作是一个有机的整体,同事之间交往中,要互相尊重、相互支持,待人处事中要体现出宽宏大量的美德,宽以待人、谦虚谨慎、平等友爱。例如,同事孩子生病了,在不影响工作的情况下,通过护士长的调班,可以相互调换上夜班时间。这样的细节,可以反映出同事之间的友好互助,印证出一个人的内在修养和道德品质。

3. 细微处体现护士的行为美　护士的行为美,不是刻意做作的表现,而是护士美好心灵的自然流露,是护士职业美的体现。如用听诊器听诊前,用手把听诊器胸件捂热这样的一个细微的动作,反映出护士心里处处为患者着想,能够体现出护士的整体水平与服务意识,可以让患者感觉到浓浓的暖意。

培根说:"人的思考取决于动机,语言取决于学问和知识,而他们的行动,则多半取决于习惯。"所以,在紧张繁忙的护理工作中,护士必须培养良好的行为习惯,以"细节成就完美",树立良好的护士职业形象。

(四) 护士的整体形象

护士整体形象是形式和意象的有机结合,是护士内在美与外在美交映生辉的结果。美好的形象不仅仅是美丽的外表,更重要的是护士品德修养和知识素养在言谈举止中的自然流露。只有包含了丰富的内在情感的外在表现才能真正传达出美,才能有打动人心灵的力量。在临床护理工作中,时时处处存在沟通,护士形象整体美是进行良好护患沟通的前提,也是现代医学模式和以患者为中心的整体护理的具体体现。

护士的形象是护士良好职业素质的具体表现,它代表着医院的形象和文化建设,与患者的康复和医疗护理质量密切相关。良好的护士形象能使患者感受到更多的关怀,让患者增强战胜疾病的信心及建立患者对护士的依赖感。护士的外在形象和内在形象两者紧密相连,不可分割。"质胜文则野,文胜质则使,文质彬彬然后君子"。只有内外兼修的护士才能达到患者、医院及社会的要求。

三、护士群体形象的塑造

护士的群体形象需要通过每位护士的言行举止、工作态度、服务质量等共同塑造。护士应处理好护士群体内部之间的关系、护士群体与医疗机构中其他群体的关系。互相尊重,相互爱护,本着"患者第一"的原则,明确分工,协调一致,团结协作,密切配合,通过展示自己各方面的才能,体现出护士良好的职业素养和修养,展示护士美好的形象,使护理工作处于和谐有序状态,从而不断提高护理质量。护士群体形象的塑造应注意以下几方面。

1. 树立正确的人生观、价值观 这是塑造良好护士群体形象的思想保证。要想摆脱社会、传统观念的束缚,首先必须选择属于自己的人生,确立正确的人生观、价值观,摒弃不良传统观念。对护士进行系统规范培训,使每一位护士都能完善自我形象塑造,努力去争取属于自己的美好人生,从而提高护士对人生价值的认识,树立为人类健康与幸福而不懈努力奋斗的坚定信念,将自己人生的视角拓展到人类生活的每一个角落,从而更深层次地理解自己、关怀他人,使自己生存得更有价值、更有意义,兢兢业业地做好护理工作,用自身的良好言行及工作作风赢得人们的信赖和尊重,树立良好的护士形象,扭转人们对护士及护理工作的偏见,让更多的人理解护理工作的重要性和尊重护士的工作。

2. 提高护士知识水平 这是塑造良好护士群体形象的根本保证。护士们要认识到学历不足是我们不断求学的内在原因,医疗科技的发展是我们不断更新知识的外在动力,督促护理人员自强不息、不断进取、刻苦钻研专业知识,以满足工作的要求和患者的需要。首先,认识到通过努力学习来积累知识,才能提高自身素质和业务能力,并认识到做一个合格的护士必须具备的生物、心理、社会、精神等多方面的知识。护士们都应认识到,只有靠不断学习获取更多的知识来丰富自己的头脑,提高自身素质及业务能力,才能适应现代护理模式的需要;才能为患者提高供优质、高效的技术服务,得到患者及家属的认可;才能真正树立"白衣天使"的形象,在平凡的护理工作中做出平凡而伟大的业绩。只有站在巨人的肩膀上登高远眺,并结合自己的工作实际,才能创造性地形成个人的护理学术观点,有所发明、有所建树,使当代护理学科的发展为世人瞩目。

3. 树立集体观念 这是塑造良好护士群体形象的基本保证。塑造良好的护士群体形象应从每个护士做起,从每一件小事做起。在护理工作中,护理管理者要帮助护士提高群体观念的认识,正确处理个人利益与集体利益的关系。对护士不良行为给予正确引导,帮助她们树立女性自强、自重、自爱、自信的信心和爱岗敬业的精神,使护士们都认识到遇到大事小事应从大局着眼,从群体利益出发,在点滴的小事上都要严格要求自己,避免因自己的不良行为,使护士的群体形象受辱,对人对事要心怀坦荡、宽容大度。工作上真正做到活泼而不轻浮、谨慎而不胆小、自信而不自负,对自己的性别角色充分予以认识,扬长避短,才能将自己塑造成为一个有修养的现代女性,维护良好的护士群体形象。

四、塑造护士职业形象的途径

(一) 依托多方力量共同塑造

护士职业形象的塑造需要依托各种力量,而不只是学校、医院或者社会单一方面的责任。如侧重一方,很可能会导致培养形象的不完整。由于学校和医院、社会在定位上的不同,使得对护士的要求和培养方向不同,不同的环境应该分别从不同的侧面塑造护士职业形象,最终才能塑造出人们所期望的美好护士形象。

1. 学校方面　学校的教育,是塑造良好护士职业形象的基础。护士职业形象是由内在修养和外在仪表、礼仪构成。职业素养不是天生形成的,它需要刻意去培养、小心呵护、长期坚持锻炼养成。首先,学校在招生上可侧重考虑招收基础知识较为扎实、有志于护理专业的学生;其次,在专业课程设置上,注意开设相应课程,除传统的护理课程外,适当增加护理科研、护理心理学、护理礼仪、护理美学、护理管理学、护理人际沟通、伦理学、社会学、专业外语、法律等课程,有针对性地塑造良好的护理职业形象;再次,在辅助培训上,学校还可通过进行相应的训练来提升护士职业形象,如形体训练、人际交流训练、艺术赏析训练、护理管理实践、德育养成、心理素质培养、大量阅读人文知识等活动。同时,还可以通过学生的各种社团活动,融入审美修养、护理礼仪及人际沟通的内容,让学生们在活动中得到锻炼和提高,为塑造良好的护士职业形象打下扎实的基础。

2. 医院方面　医院的训练和规范是塑造良好护士职业形象的有力保障。

(1) 在护生实习过程中,医院可实行导师制,帮助护生获得更多专业知识的指导,增强学生的独立性和适应性,学会时间管理与人际处理等技能,从各方面提高护生的能力,进而获得更多的自信心,促进和提高她们的职业形象。

(2) 在护士执业过程中,进行定期和不定期的专业培训。医院除举办传统的护理技能比赛外,还可进行专门知识培训,如急救知识、ICU知识、救灾常识等,也可进行礼仪、社交、化妆与色彩、法律维权等短期培训。检验效果可采取护士形象展示比赛,也可采用开放式多元化考试评估。经过培训的护士,其形象价值常在不经意中就会被体现出来。

(3) 在护士的定位和培养目标上,可以着重培养一些临床护理专家、专科护士。护士应该具有独立思维和评判性思维能力,加深专业理论知识的学习,不断提高自己的学业水平和提升自己的专业实力,开展护理科研,探索专业发展的方向,不断发展创新。

3. 政策及社会舆论　国家的相关政策及社会舆论和媒体的宣传,是塑造良好护士职业形象的重要导向。

职业形象的塑造,除了自身努力外,还要积极利用一切可利用的社会资源。法律政策因素可以保证某种职业的行业地位,从而影响社会观念的改变。好的政策利于提高护士地位及护士职业形象。如温家宝总理签署的《护士条例》第三条规定:护士人格尊严、人身安全不受侵犯。护士依法履行职责,受法律保护,全社会应当尊重护士,这为保证护士应有的地位提供了有力的保证。世界上没有哪种职业形象会离开公众的支持仍能保持完好,它就像一双无形的手在影响护士职业形象的好与坏,所以应该高度重视舆论导向,积极正向引导媒体对职业人员的宣传。如今网络信息发达,偏逢医患关系、护患关系紧张,稍有某个医院存在不正之风或有个别护士素质较差,就有可能被媒体过分渲染,其散播速度极快也极广,而"非典"时期媒体对医护人员的宣传,尤其是宣传护士的高风亮节,让不少人流下了感动的泪水,使得社会大众对护士这一群体有了更深刻的认识和更高的评价,这也激励着无数奋战在"非典"前线的护士对其职业的认可。职能部门及社会对护士的关心和重视可增加护士对本职业的热爱,从而促使其更自觉地保持和提高护士职业形象。

(二)促进护士提升自身综合素质

1. 提升个人素质 护士自身素质的培养对护士职业形象的塑造起着决定性的作用,包括护士的外表、仪态、衣着、行为,以及沟通技巧等方面的发挥都影响着自身形象,不仅如此,护士的品行、职业操守等在更深层面发挥着影响作用。护士既要培养自身的外在形象,更要培养自身的内在修养;既要自觉养成美容修饰的习惯,也要注意养成独立、尊重他人、善于思考的习惯;还要自觉注重职业情感、良好职业心态、感知患者情绪的能力,以及良好心理素质等品质的培养。

2. 提高护理技术水平 丰富的专业知识和稳定、熟练、准确、规范的护理技术操作是高质量完成护理工作的根本,是正面提升护士形象的动力。应避免因护理技术及护理沟通等质量低下而导致的负面影响,杜绝一切安全隐患,谨防护理差错事故的发生。形成一个不断改进、作风优良、技术过硬、团结协作的优质护理团队。

3. 提高护理质量 为患者提供优质服务,也是塑造良好护士职业形象的途径。转变一些不良的服务观念、实施一系列的人性化措施,更多地从患者的角度考虑问题,实施温馨工程。这样做的结果不仅能提升护士职业形象和整体素质,还能提高患者满意度和信赖度,提高护理质量,使护理健康发展。

(三)加大医德医风教育,自觉维护良好的护士形象

塑造良好的护士形象,要靠全体护理工作者的共同努力。首先要加强思想教育及医德教育,建设群体先进文化,树立热爱本职工作、无私奉献的主人翁精神。把为患者解除疾苦作为自己的神圣职责,用真心、真情为患者办事。调动护士的积极性,培养护士关心、体谅患者的情感,要积极宣扬各种先进事迹,倡导积极向上的精神追求,争当模范先进,把塑造良好的护理形象作为共同的目标。

护士职业形象的塑造是一个长期的任务,需要护理人员充分挖掘自身的潜力,加强对自身素质和职业道德的培训,不断学习新知识、新理论,树立品牌意识,不断更新和完善自己的职业形象,以知识的魅力、能力的魅力和人格的魅力完成人类赋予护士的保护生命、促进健康的神圣使命。护士职业形象既能影响给予患者的服务质量,也能影响护士自身的职业地位,与医院的形象及效益密切相关。因此,提升护士职业形象不仅可以增强护士对自身职业的认同;也可以改善医院的服务质量,树立医院的品牌效应,提升医院在市场中的竞争力。更重要的是,护士职业形象的提高,能使广大患者受益,这正是患者及社会大众的期盼。因此,护士、学校、医院都应该重视护士职业形象的培养。

【链接2】

影响职业形象的表现

1. 脸红 虽然脸红让你看起来清纯、可爱,但它也传达了你不成熟和不坚定的心态。纽约大学私人语言顾问埃雷恩.斯尼德建议:当你感到脸红的时候,"别太在意,继续

做你该做的事"。你越是在意你发热的面颊,你就越容易给人留下不好的印象。

2. **哭泣** 在工作时哭泣不但使你显得脆弱、缺乏自制力,而且让人怀疑你会破坏公司形象。在工作时玩哭泣游戏,输的永远是你。"在你的老板面前,如果你为与工作有关的事而哭泣,这表明你不具备对付工作压力的能力。"所以,应该学会控制情绪。

3. **言语敷衍** "嗯"、"呵"等装饰词只能说明你犹豫不决,紧张而缺乏智慧。"你的语言是他人判断你的重要依据之一。""你说话的方式告诉别人你的智力与整体能力。"因此,如果说话时喜欢用这一类的装饰词,会把你带出事业成功的圈子。

4. **着装不当** 不成功的着装所传达给老板的惟一信息是:重要的任务不能放心交给你去做。一般来说,上班时应该配一套较为正式的服装,同时配搭合适的发型和化妆,给人稳重、利落的职场人员的感觉。

5. **怯场** 当你表现出怯场,就是在告诉老板,你缺乏最基本的职业技巧。"摆脱怯场的关键是要意识到怯场只不过是多余的能量没处用——像早已经开了水的壶一样。"语音训练教师王平说:"你需要想法子重新支配过剩的精力,建议你在公开发言之前,做些体育活动,比如散散步,跳跳绳。"

——摘自"百度经验"

【实践活动】

[**目标**] 能制定出塑造自身职业形象的计划。

[**时间**] 20分钟。

[**实施**]

1. 回顾"最美护士当街抢救患者"案例;

2. 每5~6名学生为一组,分组讨论这位护士为什么能得到围观人群的赞美?

3. 每组选派一名同学汇报本组的讨论结果,教师给予点评;

4. 课后书写一份塑造自身职业形象的计划。

【案例学习】

案例资料:一天,眼科来了一位新病人,是一个叫王雨的14岁的小女孩,小女孩的眼睛在上学的路上被飞来的异物打伤,诊断为眼球顿挫伤,需要手术治疗。接诊的吴护士牵着她的手领她去病房,吴护士感觉女孩的手一直在颤抖,就亲切的问:"上几年级了? 眼睛疼不疼?"小女孩始终没说一句话,她那怯生生的、忧郁的眼神让吴护士心疼。

全科的医生护士都很关心这个不爱说话的小女孩,忙完了,都要到她那里去看一看,陪着她说几句话,但大多数情况下,她只是个听众。她好像一直很郁闷,情绪低落,除了在治疗上必须要说的话以外,她的家庭、学习,她从来都没有提过一个字。一次,吴护士看见她枕头下压着一本书,当小女孩发现护士看见了,连忙把书往里放了放,虽然只是露出一个角,但吴护士还是认出了这是一本世界名著,小女孩用手摆弄着衣角,好像并不情愿让护士知道。

吴护士正好也非常喜欢并熟悉这本书，她便轻轻地为小姑娘背诵起该书中的一段话，小姑娘吃惊地抬起头，看着护士，嘴角轻轻向上一翘，冲着吴护士嫣然一笑，眼里却分明闪着泪花。吴护士长长地舒了一口气，她知道，在这一瞬间，小姑娘心中的冰雪开始融化了。吴护士根据小姑娘喜爱文学的特点，经常把自己喜欢的名句背诵给她，从小姑娘的眼睛里护士知道，许多名句都是她们共同喜欢的。护士和小姑娘之间有了一种别人不知道的默契。一次她给小姑娘输好了液体，帮她盖好被子，正要离开，小姑娘突然说："阿姨，你的手真温暖，像我妈妈的手。"这是小姑娘入院以后第一次主动同她说话。一天吴护士上夜班去查房，她走到小姑娘床边时，小姑娘闭着眼睛，以为她睡着了，正要起身，小姑娘突然说："阿姨，别走"。吴护士用双手握着小姑娘的手，温柔地看着她说："明天就要手术了，是不是害怕了？""我想妈妈了"，小姑娘说完把头扭到一边。吴护士蹲在那里，紧紧地握住小姑娘的手，她知道，这时候，小姑娘不需要再听什么了。"睡吧！有阿姨在"。就这样，等到小姑娘慢慢入睡她才离去。第二天，小姑娘的手术非常成功，很快就康复出院了。

分析：案例中患儿因与父母分开，产生了恐惧和孤独心理，对疼痛的耐受性差。因此，该护士留意观察患儿的行为、活动和情绪变化，针对患儿喜欢文学的特点，与之交流，并建立了良好的感情，像对待自己的孩子那样照顾、体贴和爱护患儿，态度温和，表情亲切，同情、爱护、关怀、体贴病孩，突出地塑造了护士的"慈母"和"天使"形象，对患者恢复身心健康有很大帮助。爱是一种精神按摩剂，是一种治疗；有时可以起到药物所起不到的作用！

【赏析】

"不让患者无助是我们的天职"——护士的自白

"非典"盛行时期，一位记者曾问医院护理部主任："面对这么多的'非典'患者，你不怕吗？"

"说实话，没见到患者以前，觉得这个病特别可怕。可一到了病区，见到患者，看见他们那么虚弱，那么痛苦，就忍不住该干吗干吗了。或许，这就是护士的天职在起作用吧！"

一位护士说："这些'非典'患者，身患重症，旁边却连一个亲人也没有。许多还是年迈老人，我们再不好好照顾他们，心里怎么能过得去呢？"

"患者无医，将陷于无望；患者无护，将陷于无助。"我国首位南丁格尔奖得主王琇瑛的这番话曾激励着一个又一个护理人员勤奋工作，不让患者陷入无助的境地。即使是现在，面对着传染性极强的患者，也正是这样的天职让她们能够挺身而出，做着原本平常，现在却异常危险的工作。

于是，我们理解了为什么一名又一名护士辞别亲人，义无反顾地走上抗击"非典"第一线。于是，我们理解了为什么一名又一名护士把自己的生死置之度外，却把患者的安危冷暖看得比天还重。

然而，她们都认为这些只是自己应该做的，她们说得最多的却是家人的支持和患者的理解与信任。

护士们最喜欢的是冰心老人的一段话：爱在左，同情在右，走在生命的两旁，随时撒种，随时开花，将这一长途，点缀得香花弥漫，使穿杖拂叶的行人，踏着荆棘，不觉得痛苦，有泪可落，却不悲凉。她们认为这是对护士天职最好的诠释，也默默地用自己的行动为它做出注脚。

——摘自"新华网"

【思考与练习】

一、选择题

(一) 单项选择题

1. 护士的职业形象属于(　　)
   A. 自然形象　　　　B. 企业形象　　　　C. 社会形象　　　　D. 艺术形象

2. 护士职业形象内涵理解错误的是(　　)
   A. 护士职业形象与护士个人无关
   B. 护士职业形象与护士群体或个人有关
   C. 护士职业形象来源于社会评价
   D. 现代护士的形象,应具有学者、教师的形象

3. 护士上班不能浓妆艳抹和佩戴首饰,体现出职业形象的(　　)
   A. 展现个性特点原则　　　　　　B. 尊重区域文化原则
   C. 遵循职业标准原则　　　　　　D. 符合集体倾向原则

4. 护士必须具备"精湛的护理技能和献身精神"是指(　　)
   A. 早期护理阶段护理职业形象的内涵
   B. 中世纪护理阶段护理职业形象的内涵
   C. 南丁格尔时代护理职业形象的内涵
   D. 发展期护理阶段护理职业形象的内涵

5. 护士夜班时独自严格遵照操作流程完成每项护理操作,体现出了护士的(　　)
   A. 高尚品德　　　　　　　　　　B. 慎独品质
   C. 诚实品质　　　　　　　　　　D. 健康人格

(二) 多项选择题

1. 职业形象的内容包括(　　)
   A. 外在形象　　　B. 品德修养　　　C. 知识结构　　　D. 沟通能力

2. 下面对内在美正确的叙述是(　　)
   A. 内在美就是心灵美
   B. 内在美是精神、道德、学识等的具体体现
   C. 内在美是美的本质
   D. 内在美包括行为美、语言美

二、问答题

1. 解释职业形象和护士职业形象的概念。
2. 护士职业形象的内在形象和外在形象有哪些内容?两者有什么联系?
3. 护士职业形象与护理礼仪有什么内涵关系?
4. 塑造护士职业形象的意义是什么?
5. 你准备从哪些方面塑造自己的护士职业形象美?

三、案例分析

　　案例:我是监护室的一名护士。两年前的一天下午,一个幼小的身躯呈现在我的面前:

孩子4岁,体重却只有12千克,两年前就已经查出有房间隔缺损,但是因为家庭经济条件比较差而延误治疗,现在病情加重已无法再做手术。她满头大汗,呼吸急促,口唇及面色发绀,喘憋极其严重,胸廓严重畸形,双肺布满大量干湿性啰音。工作人员立即给予面罩吸氧、输液抗感染、强心利尿等处理。孩子的母亲束手无策,显现极度的无奈和凄苦,眼睁睁看着这么幼小的生命,还没来得及享受生活的美好,就一步步走向死亡的深渊!

面对这一家人的苦痛,我无法坐视不理,于是我给孩子买来水果和玩具,还和刘主任一起发动科室工作人员为她捐款。在我们的倡议下,同事们纷纷伸出了援助之手,从家里带来了食物和玩具,并自愿为其捐款900余元。虽然这一点点钱对于这个贫寒之家来说是杯水车薪,但是我知道如果无所作为一定会让我的良知感到不安。

面对这么多玩具和食物,不谙世事的孩子脸上露出了灿烂的笑容。她还不懂得人生的悲欢离合和世情百态,精美的玩具和食物就会让她暂时忘记身体的苦和痛而展颜一笑。那笑容是多么美丽明净和满足啊!让每个见到的人都为之心疼,提醒我们牢记作为医者的职责和医者的良心!

分析:1. 案例中的"我"身上展示出了哪些护士职业形象?从她的形象和行为中你有什么样的感悟?

2. 作为一位护士,经常会面对无奈、痛苦、死亡……你准备用什么样的形象去面对?

——案例改编于 http://www.pingdu.gov.cn/html/2012-05/120509196605286.html,作者:徐学慧

选择题答案:
单项选择题:**1.** C **2.** A **3.** C **4.** C **5.** B
多项选择题:**1.** ABCD **2.** ABC

(唐庆蓉 叶 萌)

第七章 护理工作中的沟通和礼仪

【学习目标】

1. 知识目标

(1) 掌握治疗性沟通的概念和原则；

(2) 熟悉阻碍治疗性沟通的因素；

(3) 理解健康及健康教育的含义；

(4) 理解和掌握交接班及查房的沟通方法和礼仪。

2. 能力目标

(1) 能将各种礼仪融合于护理工作中；

(2) 能区别一般人际沟通和治疗性沟通；

(3) 能针对不同疾病患者进行有效沟通；

(4) 能对不同患者进行有效的健康教育。

【情景与思考】

在临床护理工作中，护士会遇到各种各样的患者和状况，需要进行处理和解决。如有这样一位患者：何先生，62岁，因儿子意外车祸身亡，突发心肌梗死并伴严重房室传导阻滞，曾一度心跳停止、意识模糊，在急诊抢救情况下实行了冠脉支架术并安装了人工心脏起搏器。术后，患者必须在6小时内饮水2 000 ml，排除体内的造影剂，防止造影剂对肾功能的损伤。何先生心功能差，不宜用加快输液速度来补充水分，因此只有多喝水。责任护士端来一杯水，并准备好吸管请患者喝，但还没有等护士说明原因，患者就用力推开杯子，水洒在护士身上。旁边的何太太连忙拿毛巾替护士擦身上的水。患者却说："我不渴，喝什么水？水喝多了要小便，身子不能动怎么办？……儿子没了，我活着还有什么意思？喝水有什么用？"说完就背转脸不理人了。

思考：你作为一名护士，如果遇到这样的患者你会如何应对和处理，才能达到满意的结果？

第一节 治疗性沟通和礼仪

一、概述

治疗性沟通(therapeutic communication)是人际沟通的一种特殊形式,是医护人员与患者及其家属之间在特定形式下进行相互交流的一种方式。

(一) 治疗性沟通的概念

治疗性沟通的概念有广义和狭义之分。广义的治疗性沟通是指通过护患、医患、医护之间的沟通和交流,能在一定程度上解决患者某些生物、心理、社会和环境等与健康相关的问题,达到恢复和维持患者健康的目的。狭义的治疗性沟通是指医护人员在进行治疗和护理操作时与患者的沟通,主要目的是为了让患者更好地配合医护人员进行某项具体的临床治疗和护理。

目前关于治疗性沟通概念的描述有许多种学说,其中最能说明其主要涵义的是以下两种:

1. 理论应用及目的说 治疗性沟通是一般人际沟通原则在护理实践中的具体应用,其信息发出者是护士,接受者是患者,要沟通的事物是属于护理范畴以内的专业性事物(不仅限于在医院内,也包括家庭和社会的所有与健康照顾有关的内容),并且治疗性沟通的目的是为患者健康服务,满足患者合理需求。

2. 集合和功用概念说 治疗性沟通是帮助人们应对应激,掌握与他人和睦相处的一种技巧,重点在于帮助服务对象——患者进行心理调适,帮助患者由疾病状态向健康的方向发展,同时也是护理人员为了解决患者现存的健康问题所进行的一系列特定的护患沟通。

总而言之,治疗性沟通是一般性沟通在护理实践中的具体应用,其信息的发出者和接受者分别是护士和患者,沟通的内容属于护理范畴内与健康有关的专业性内容。治疗性沟通有别于一般人际沟通(表7-1)。

表7-1 治疗性沟通与一般人际沟通的区别

项目	治疗性沟通	一般人际沟通
目的	协助患者恢复、促进及维持健康	满足双方需要
目标	护患共同制定满足患者需求的特定目标	无明确目标,彼此愉快满意
观念	护士非批判性的接受患者的观念	观念一致或分享彼此观念
责任	护士以目标为导向并维持治疗性关系	两人共同负责
时间	特定的时间、地点,规则或有计划	随机的或有计划的
交谈焦点	护患双方均知道	不一定都知道
话题相关性	与患者的健康相关	任意话题
情感运用	护士鼓励患者分享感觉和自我表露	因人而异,并不固定
关系的长短	有时限性,根据目标达成情况而定	因人而异,有弹性
关系的结束	经过计划与讨论	没计划或无法预测

（二）治疗性沟通的临床意义

良好的护患沟通可增进护理人员对患者的了解,降低护理差错及护理事故的发生,提高护理质量。同时,护士也可通过有效的沟通去识别和满足患者的需求,促进患者的康复,为其提供优质的护理服务,提高患者对临床护理的满意度。

（三）治疗性沟通的目的

治疗性沟通的目的是与患者建立良好的护患关系,以患者为中心,治疗者接受患者意见,并不断反省,通过评价和改进沟通方式,获得更好的治疗效果。

护士通过与患者的沟通应达到以下目的:

(1) 建立一个互相信任的、开放的良好护患关系,以利于护理工作的顺利进行。

(2) 收集患者的有关资料,进行健康评估,给患者提供必要的知识和教育,提高其自我护理能力。

(3) 通过观察非语言行为,如兴奋、激动、紧张、急躁等,了解患者的情绪和态度,或通过护士的非语言行为表达对患者的支持和理解。

(4) 与患者共同讨论确定需要解决的问题,促使患者积极参与临床治疗和护理,与医护人员共同制定一个目标明确、行之有效的计划,从而达到预期的护理目标。

(5) 为患者提供心理社会支持,促进身心健康。

（四）治疗性沟通的原则

1. 有目的、有特定专业内容　内容大多以收集患者的资料、确定和解决患者的健康问题为主体。

2. 注意运用心理、社会原则　根据患者不同的年龄、职业、文化程度、社会角色来组织内容,运用不同沟通方式进行沟通。

3. 注意建立良好的护患关系　护理程序的第一步就是评估患者的健康状况,在收集资料的方法中,最常见的就是交谈。交谈策略的运用可促进良好护患关系的建立。

（五）阻碍治疗性沟通的因素

在治疗性沟通中由于护士和患者两方面的多种原因可影响到沟通的有效性。

1. 护士方面　在治疗性沟通中,护士居于主导地位,有时会因为说话简单或其他原因不自觉地阻碍了与患者的有效交谈和沟通。护士应避免产生以下情况:

(1) 急躁、匆忙下结论或提出解决办法:护士为了尽快解决患者的问题,有时不等患者说完就提出意见,往往不能解决患者的真正问题或全部问题,反而使患者感到自己受到了误解或不受重视,并对护士的能力产生一定程度的质疑。

(2) 改换话题或打断患者谈话:护士直接改变话题或对无关的内容做出反应会改变沟通的重点,从而忽视患者存在的主要实际问题。随意改换话题或打断患者的表达会让其产生不受重视和被敷衍的感觉,并对护士产生不良的印象,拒绝进行深入沟通。

(3) 说教或主观武断:护士用说教的口气对患者的处境和感情发表个人的见解会影响患者继续表达自己感受的意愿,甚至让患者产生反感和抵触情绪,不利于沟通的进行。

(4) 虚假的或一般性的安慰:为了使患者高兴,肤浅的安慰会导致患者感到护士是在敷衍了事,而不是真正想了解他的感受。

(5) 不适当地隐瞒真情:不适当地隐瞒真情会阻碍患者进一步说出自己的顾虑,不能科学地对待疾病。

2. 患者方面 对自己的疾病、健康状况、治疗措施不了解或记不住医嘱；或者由于理解能力有限，与医护人员缺乏共同的认识，使双方发生沟通障碍。

二、治疗中的沟通和礼仪

(一)护理手术患者的沟通方法和礼仪

1. 手术前 护士应耐心地与患者进行沟通，听取患者的意见和要求，建立良好的护患关系，取得患者的信任，帮助患者解决术前的疑问，稳定患者的情绪。护士在接待患者时可以说："您好，我是负责这台手术的巡回护士，有什么需要请您告诉我"；"您是第一次手术吗？您有什么不舒服请随时告诉我，我会帮助您"；"我现在就要做准备，帮您移到手术台上好吗"；"您一定要有信心，我们一起努力，手术一定会成功"。

2. 手术中 手术开始后医护人员应避免议论病情，以免加重患者负担。局麻手术时，医护人员言语更要谨慎，举止要得当，说话语音要轻柔，不讲与手术无关的事情，以免给患者造成不良的心理负担；保证手术室环境安全、肃静，术中尽量减少手术器械碰撞声，消除患者不安；尽量减少走动，以保证患者在安静、安全的环境下接受手术。

3. 手术后 手术结束后，护士准备将患者送回病房时，多数患者虽然清醒，但身体尚处于麻醉状态难以活动。此时护士要更关心、体贴患者，用激励性语言表达对患者的关怀和支持。如："您的家人在门口等候您，他们见到您一定会很高兴的"，"请您回病房后一定要好好休息，祝您早日康复"。同时观察患者的面部表情、肢体语言，了解患者的感受，给患者盖好被子注意压好被角，推车平稳，尽量减少震动等。

(二)护理危重患者的沟通方法和礼仪

1. 危重患者的心理特点 危重患者是生理功能处于不稳定的患者，人体内重要器官功能的任何微小改变即可导致机体器官系统的不可逆的功能损害或死亡。危重患者由于基础疾病严重、人工气道的建立、机械通气的应用、医护人员工作繁重和不自由的特殊环境，以及家属不能陪伴等因素而存在诸多的心理问题。如：恐惧和焦虑、悲观和孤独、失助感、自尊心受损、期待、语言沟通障碍、情感需要得不到满足等；麻醉和昏迷患者在清醒后存在着认知障碍、ICU 综合征等。

2. 危重患者对治疗性沟通的愿望及要求 对于危重患者来说，每天处于无人陪护的陌生环境，每天都要面对全副武装的医护人员与冰冷的机器，他们更渴望知道自己的病情、家属的去向，以及自己是否能得到有效的治疗与护理；还有一些失语患者(如气管插管或气管切开使用呼吸机等)不能正常表达需求，更是感到孤独和苦闷。因此他们渴望与医护人员沟通，以获得心理上的安慰和情感上的支持，定期有效的沟通能使患者的心理得到疏导，缓解郁闷情绪。不同性别、年龄、文化程度的患者对沟通的要求内容不尽相同，内容主要涉及环境的介绍、疾病的相关知识、病情的转归、各种仪器的作用、监护的目的、家属的去向、检查的结果和治疗的效果等。一般患者的文化程度越高，对相关的信息需求程度也越高。

3. 与危重患者进行治疗性沟通的方法 大多数危重患者病情危重，意识状况比较差；有些患者有气管插管，表达能力受限；有些患者可能出现导管脱出和坠床，四肢被约束在病床上，导致肢体语言受到限制。因此，针对危重患者采用的沟通方法主要有语言性沟通和非语言性沟通。

(1) 语言性沟通:希波克拉底曾经说过,医护人员有两种东西能治病:一是药物;二是语言。诚恳、体贴、礼貌的语言对患者犹如一剂良药。护士良好的语言能使患者心情舒畅、情绪稳定,由此而信任护士,并积极配合治疗。对没有意识障碍的患者主要采取语言性沟通;对有意识障碍的患者在其耳边小声地说话,或播放患者喜欢听的音乐和声音;在患者意识清醒后,护士应当使用通俗易懂的语言适当地向患者介绍周围的环境(尤其是在 ICU),亲属不能陪伴的原因,以消除其紧张焦虑的心理。在患者的病情稳定后,对有关健康问题的求知欲很强,护士应做好解释工作,满足患者的知识需求,增强其对医务人员的信任感。有不少患者信赖那些运用他们能理解的语言交流的护士,语言沟通时,护士要注意用准确的语言,避免模糊和专业的术语,并且注意暗示性沟通。在患者病情严重或处于危重状态时,护士与患者沟通时应尽量缩短时间,不要超过 10~15 分钟,不加重患者负担。提问以封闭式问题为好,或更多地使用非语言的方式来进行沟通。对意识障碍的患者,护士可以以同样的语调反复与患者交谈,以观察患者的反应。对昏迷患者可以就具体情况增加刺激,如触摸患者等方法加强沟通效果;与患者交谈以观察患者是否有反应。

(2) 非语言性沟通:危重患者大部分失去自理能力及语言的交谈能力,非语言性沟通是最主要的交流方式。主要交流方式有书面沟通、目光交流、面部表情、适当的触摸、手势等。对于一些意识清楚,但不能表达的患者主要采用非语言性沟通,如书写、画图,或开放性提问、手势动作等。在机械通气患者中,非语言性沟通起着非常重要的作用,在患者插管未拔除时,除了写字板交流,在护理操作时应与患者保持眼神交流,这样可以给患者很大的心理安慰。触摸作为在 ICU 与建立人工气道患者沟通的技巧也很重要,有的患者认为护士用触摸等非语言性方式进行沟通能流露出真诚,因为它反映了护士对患者情感的支持和理解及对患者的尊重。

所有这些都要求护士除了具备娴熟精湛的技术外还要具备丰富的疾病知识,同时要具备一定的心理学知识、人文关怀的知识及敏锐的观察力,并能针对患者的需求及时调整沟通策略。

4. 护理危重患者的礼仪

(1) 尊重、热爱生命:在临床治疗护理中,维护和挽救生命是医疗护理工作的首要任务。当生命与形体美不可兼得的时候,必须全力抢救生命。不可因一味追求美学效果而贻误抢救时机。例如,当患者发生窒息时,应及时协助医生进行气管切开,虽然手术破坏了患者颈前的正常组织结构,皮肤留下了不可避免的瘢痕,损害了人体美,但却能保住患者的生命。

(2) 沉着、果断、敏捷、精湛:ICU 是危重患者集中的区域,抢救患者是一项重要而严肃的任务,护士应保持镇定自若、沉着稳重、处事果断、技术娴熟、有条不紊的工作态度,显示临危不乱的风度。

(3) 敏锐的洞察力和较强的分析、解决问题的能力:ICU 患者病情复杂、变化快,护士要根据病情果断判断,争分夺秒处理病情。要善于总结经验、捕捉信息,不失时机地采取有效的治疗护理措施。

(4) 非语言交流:由于患者病情危重、生活不能自理,接受多种仪器监测,心理压力严重,不能进行语言交流,护士"零距离"接触患者,应多采取非语言交流方式进行沟通,如与患者的目光交流、皮肤接触等,即便在患者床旁记录监护仪参数等,也别忘了给患者一个点头、一个微笑。

5. 与危重患者进行治疗性沟通时的人文关怀　人文关怀是护患沟通的桥梁,在治疗性沟通中有效运用人文关怀,可以促进护患之间的情感交流,增加患者的安全感,消除其孤独空虚情绪,化解其忧虑和悲伤,从而使患者精神振奋,维持正常的精神心理健康状态。具体体现为:抢救危重患者时放下周围的隔帘,尽量减少对其他患者的影响,调节监护仪的音量,当仪器报警时及时排除报警原因,能根据患者的需要播放一些音乐,病情允许时患者可以带报纸、手机、MP3 等娱乐产品,缓和 ICU 的紧张气氛;在为患者擦浴、导尿、灌肠、处置患者大小便等操作时,随时给予拉帘遮挡,使患者感到自己的尊严被维护和尊重;保持病室内适宜的温度和相对湿度,并予适宜的光线,降低设备及工作人员所产生的噪声,减少外界对患者的视、听、触等感觉器官的刺激;由于 ICU 封闭的环境和光线的作用,患者难分昼夜,病室内挂上醒目的钟表,可以让患者一眼就看到时间,以减少患者因环境改变和刺激带来的不适感和焦虑感;护士尽量合理安排护理工作,设置有昼夜规律的环境,同时可根据治疗情况,适当让家属参与,给患者信心和支持。

（三）护理儿童或老年患者的沟通方法和礼仪

1. 儿童护理的沟通方法和礼仪　由于儿童具有身体发育不全、语言表达能力有限、疾病变化快等特点,护理人员应根据儿童不同年龄段采取不同的护理沟通方法和礼仪。

（1）对 12 个月以内的婴儿,护士应像母亲一样爱抚患儿,对他们轻拍、抚摸、搂抱及逗笑,使患儿产生安全感。

（2）对 1～6 岁患儿,护士与患儿一起看图片、玩玩具、讲故事、做游戏等活动,建立相互信任的护患关系,用赞美性语言鼓励患儿勇敢克服困难,战胜疾病。

（3）对 6 岁以上患儿,护士用言语进行沟通,适当解释住院和诊治的原因,争取患儿的信任和配合,帮助患儿学习功课,了解疾病知识,使患儿主动参与治疗护理工作。

2. 老年患者护理中的沟通方法和礼仪　近年来,由于我国人口逐渐进入老龄化,老年患者的比例也在逐年增加,而老年患者的心理反应大多缓和而深沉,有与其他患者不同的心理特征。因此,在心理护理方面应针对老年患者特有的心理特征及需求,采取与其他年龄段患者不同的护理措施。

（1）老年患者特点及护理沟通方法:从生理学角度来讲,老年患者存在多器官功能下降的特点,可能有多种躯体疾病;从心理学角度来讲,老年患者比年轻人更渴望被关心、被尊重。为此,护理人员应该多学习老年患者基础护理、临床护理及心理护理的相关知识,从生活上多给予关心,精神上多给予安抚,给患者营造一个轻松而愉快的治疗环境,有助于患者以积极的心理状态配合治疗护理。与老年患者沟通的方法主要有语言沟通和非语言沟通两种形式。

1）语言沟通:倾听是与老年患者沟通交流的重要步骤。诚恳的倾听可以起到鼓励老年患者的作用,取得其信任,引导患者宣泄情感,打开其内心世界,护士能真正了解和掌握老年患者的健康问题和需求,做好个性化护理,提高对老年患者的护理质量。在与老年患者交谈过程中,护士应注意力集中,不轻易打断和转变患者的话题,从患者的语言表达中捕捉患者的生理、心理变化,不要有不耐烦和厌恶的情绪,避免让患者感到不被尊重和重视,听完患者讲述,用适当的语言表达自己的理解和支持,给患者以信心。患慢性疾病的老年患者大多对自己的病情及用药比较清楚。如因病情需要,更改了用药,他们会立即提出质疑,这时护士应给患者耐心的解答。一句不恰当的语言,会给患者带来不必要的伤害,使患者丧失安全感;而一句体贴入微的话,有时能起到比良药还好的效果,可以让患者体会到医护人员的尽心尽力,患者因而会主动积极配合治疗和护理。

2)非语言沟通:在与老年患者沟通时,护士应该注意不要长时间注视患者双眼,要善于细心体察患者的面部表情,通过面部表情与患者进行沟通。在医院这一特殊环境中,护士紧握危重患者的手,身体检查后为患者整理衣物,就寝前为患者掖一下被子,都会给患者带来安慰。护士的言行举止将直接影响着患者对你的信赖程度。

(2)老年患者的护理礼仪:护士要注意选择老人认同的话题和理解的事情进行沟通。护士在对老年患者问话、答话和解释问题时,应注意语气要耐心亲切、语速要放慢、吐字清晰、音量要大些,同时配合肢体语言,使老年人真正理解并感受到重视。对待每一位老者,必须和蔼而有礼貌,既不能叫床号,也不能直呼其名,应称呼"张老","王老"等。老年患者获得被尊重的感觉对疾病的治疗效果也是有重要而积极意义的。医护人员要主动与患者建立融洽的人际关系,在病情许可的情况下,要与他们进行言语交流,从而满足他们的心理需要。

(四) 与特殊患者(情绪愤怒、抑郁、哭泣、感知觉障碍者)的沟通

1. 愤怒的患者　有时我们会面对一些愤怒的患者,护士应首先证实患者是否发怒,然后以语言或非语言行为,表示对他的理解,再帮助患者分析发怒的原因,有效地对待患者的意见和要求,重视和满足愤怒患者的需要是较好的解决办法,引导患者通过合适的方式宣泄情感。导致患者愤怒的原因有很多种情况,常见的原因可能是患者知道自己患有某种严重的疾病,遭受身心的痛苦的同时,对治疗失去信心,因而通过发脾气的方式来发泄自己的害怕、悲哀、焦虑或不安全感。面对这种患者,护士应清楚患者的目前状况,给予理解和及时的疏导。有些患者表现得比较过激,稍有不满意就会大发脾气,愤怒地指责别人,甚至会拒绝治疗护理、大声吵闹、拔掉输液器或者破坏护理仪器,或不断地要求护士立刻为他提供各种护理。在这种情况下,护士应保持冷静,不要被患者的过激言辞或行为激怒,更不要对患者采取任何个人攻击性或指责性行为,护士应该注意倾听,了解患者的感受及愤怒的原因,对患者所遇到的困难和问题及时做出理解性的反应,并及时满足患者的正常需要,减轻患者的愤怒情绪,使患者的身心尽快恢复平衡。

应对愤怒患者的方法如下:

(1) 倾听,保持镇静并让患者心平气和;

(2) 在冲突中避免防御、退缩或是过激的行为;

(3) 保持语调低平,控制语速,慢慢地、轻柔地讲话;

(4) 避免过度地微笑和厌恶的反应;

(5) 对所说的话澄清、重复以求验证;

(6) 认可信息的情感因素;

(7) 愤怒爆发后停顿片刻,使愤怒情绪逐渐消退;

(8) 同患者一起解决问题;

(9) 用清晰、自信的反应来表达可能解决问题的行为;

(10) 如果患者不能控制自己的愤怒,或存在身体受伤的威胁时,应寻求可能的帮助。

2. 抑郁的患者　抑郁的患者常语速较慢,反应迟缓,觉得自己对家庭、社会没有价值,悲观失望,甚至有自杀倾向及行为,护士应以亲切和蔼的态度提出一些简短的问题,并以实际

行动使患者感到医护人员真诚的关心。患者往往是因为对疾病的治疗以及未来的生活失去了信心,因而医护人员应在治疗护理的过程中,通过积极关注来鼓励患者,同时对家属进行健康教育,给患者以治疗的信心。

与抑郁患者的沟通方法如下:

(1) 主动交流,如"您看起来不高兴";

(2) 表示理解、关心、接受患者的行为(包括哭泣和愤怒);

(3) 关注患者的能力,增强他们的真实感和抱有希望的态度;

(4) 不鼓励患者做任何重大生活决策;

(5) 鼓励简单的活动(如散步、洗衣服),作为减轻抑郁的开端;

(6) 重视任何自杀的想法和行为(如"结束它"、"我自己来"或"给他们好看"),为了保护患者,应立即给予干预,并且指导患者做进一步专业的评估和治疗。

3. **哭泣的患者** 遇到患者哭泣时,最好能陪他待一会(除非他愿意独自呆着),可以轻轻地安抚他,在哭泣停止后,用倾听的技巧鼓励患者说出伤心的原因,可以鼓励患者及时表达自己的悲哀,也可以通过与患者家属的沟通来了解原因。允许患者通过独处、发泄、倾听、移情、沉默等来进行情感表达,护士应关心及支持患者,尽可能地陪伴患者,使患者及时调整悲哀心理,恢复平静。

4. **感知觉障碍的患者** 对感觉障碍的患者,应有针对性地加以个性化护理。如听力障碍者,讲话时应让患者看到你的脸部和口型,并可用手势和脸部表情来加强信息的传递;对视力不佳的患者,在走进或离开病房时都要告诉患者,并告知你的姓名,及时对对方所听到的声音做出解释,避免或减少非语言性信息;对语言障碍的患者,因无法表达,应尽量使用一些简短的句子,可以用"是"、"不是"或"点头"来回答,给对方充分的时间,态度要缓和,不可过急,也可用文字进行交流。

感觉障碍的患者往往有自卑感,也可表现为不愿与医护人员配合,不服从治疗,不与人讲话,不敢面对现实,失去对生活的信心。此时,护士可推荐患者阅读具有激励性的人物事迹,以此作为鼓励;也可运用亲切的语言、适当的关怀,创造良好气氛,然后采用针对性、有效的方法努力达到有效的沟通,帮助患者重拾生活的信心,使患者能积极配合治疗与护理,争取早日重返社会。

(五) 护理临终患者的沟通和礼仪

生老病死是任何人都无法抗拒的自然规律,每个人都要经历从生到死的自然过程,死亡是一种不可避免的客观现象。临终是人生的必然发展阶段,在人生最后的日子最需要的是关爱和帮助。支持和照护临终患者,使之有尊严地、平静地死亡,同时对临终患者的家属给予安慰和支持,缓解家属的悲伤情绪,保持其身心健康,是每个医护人员的职责。

1. **临终与临终关怀的概念** 临终是指由疾病或意外事故造成人体主要器官的生理功能趋于衰竭,生命活动即将结束、濒临死亡的状态和过程。临终患者的临终过程大多以走向死亡为终结,但时间有长有短。短则数小时、数天、数周,如突发意外事故造成的主要脏器严重损伤或心血管病的急性发作;长则数月,如慢性疾病导致的器官功能的逐渐衰竭或癌症晚期等。

临终关怀(hospice 或 palliative care)并非是一种治愈疗法,而是一种专注于患者在将要逝世前的几个星期甚至几个月的时间内,减轻其疾病的症状、延缓疾病发展的医疗护理。临终关怀不追求猛烈的、可能给患者增添痛苦的或无意义的治疗,但要求医务人员以熟练的业务和良好的服务来控制患者的症状。临终关怀是近代医学领域中新兴的一门边缘性交叉学科,是社会需求和人类文明发展的标志。

临终关怀的目标是提高患者的生命质量,通过消除或减轻病痛及其他生理症状,排解心理问题和精神烦恐,令患者内心宁静地面对死亡。同时,临终关怀还能够帮助病患家人承担一些劳累与压力。其主要任务包括对症治疗、家庭护理、缓解症状、控制疼痛、减轻或消除患者的心理负担和消极情绪。所以临终关怀常由医师、护士、社会工作者、患者家属、志愿者以及营养学和心理学工作者等多方面人员共同参与。

2. 临终患者的心路历程　当患者得知自己的生命已到尽头,其心理活动是十分复杂的。一般将身患绝症的患者从获知病情到临终期的心理反应分为 5 个阶段,即否认期、愤怒期、协议期、忧郁期和接受期。

(1) 否认期:"不可能是我,那不是真的,可能是诊断搞错了。"整日心神不安,他们怀着侥幸的心理四处求医,希望是误诊,试图逃避现实。否认是一种心理防御机制,它可减少不良信息对患者的刺激,使患者有较多的时间来调整自己,从而面对死亡。此时应多给患者及家属一些时间,让他们去发展其他的防御准备。

(2) 愤怒期:"这种病为什么偏偏是我? 上天怎么对我这样不公平!"患者知道自己确实患了不治之症后,气愤,怨天尤人,不能理解。怨恨、无助和痛苦等情绪交织在一起,常常迁怒于家属和医务人员,发泄内心的不满、苦闷与无奈,责怪上天的不公平。此期患者需要有机会发泄或有人帮助他们倾诉内心的痛苦。

(3) 协议期:"你们一定要想办法延长我的生命,用什么方法都可以,我能承受得了。"此期患者已接受自己患不治之症的事实,不再怨天尤人,只是乞求医务人员想尽一切办法来挽救自己的生命,期待医护人员能妙手回春,在自己身上出现奇迹。表现为时而安静时而烦恼,对存活抱有希望,能努力配合治疗。

(4) 忧郁期:"我是不行了,听天由命吧,不会有什么希望了。"当患者意识到乞求已无济于事,死亡就要来临时,表现出悲观、生活萎靡、情绪极度消沉、压抑。患者体验到失去健康、薪水和与家人团聚的悲哀,体验到准备后事的悲哀。此时家属应全身心守候在床旁,允许患者为未知的将来悲痛。

(5) 接受期:"没有什么遗憾和牵挂的了,我已经准备接受死神,你们都不要为我难过。"患者认为自己已经走完了人生的路程,并做好了迎接死亡的准备。因此患者对死亡不再恐惧和悲伤,而有一种认命感,表现比较平静、安详、少言,并要求陪伴者和探视者保持安静。

临终患者的心理变化是十分复杂的。以上 5 个阶段不是固定不变的。每个临终患者不一定都会经历这 5 个阶段,各个阶段不一定按顺序发展,有时会交错,有时会缺失,各个阶段持续的时间长短也不一样。

在临终阶段,患者除了生理上的痛苦之外,更重要的是对死亡的恐惧。美国的一位临终关怀专家就认为"人在临死前精神上的痛苦大于肉体上的痛苦"。因此,一定要在控制和减轻患者机体上痛苦的同时,做好临终患者的心理关怀,以心理护理为主,重护理,轻治疗。

3. 临终患者的需求　患者进入濒死阶段时,开始为心理否认期,这时患者往往不承认自己病情的严重,否认自己已病入膏肓,总希望有治疗的奇迹出现以挽救死亡。当患者得知病情确无挽救希望,预感已面临死亡时,就进入了死亡恐惧期,表现为恐惧、烦躁、暴怒。当患者确信死亡已不可避免,而且瞬间即来,此时患者反而沉静地等待死亡的来临,也就进入了接受期。一般说来,濒死者的需求可分3个水平:①保存生命;②解除痛苦;③没有痛苦地死去。因此,当死亡不可避免时,患者最大的需求是安宁、避免骚扰,亲属随和地陪伴,给予精神安慰和寄托,对美的需要(如花、音乐等),或者有某些特殊的需要,如写遗嘱,见见最想见的人等等。患者亲属都要尽量给予患者这些精神上的安慰和照料,使他们无痛苦地度过人生最后时刻。

4. 与临终患者沟通的策略　护理人员应根据患者的不同心理特点、文化素养、生活习惯、宗教风俗等,采取合适的方法,与患者谈论恰当的内容,最大限度地满足患者的需要。1993年,世界卫生组织提出了以下病情告知的策略:制定计划,留有余地,分多次告知,给患者希望,不欺骗患者,给患者以支持,保持接触。我国的医护人员在临床护理实践中也摸索出了一些病情告知的原则和方法,即区别病情的轻重、因人而异、渗透渐进、寻求亲属的配合。

临终患者有其特殊的生理变化和心理表现,尤其是在心理方面的特征,更值得护理人员注意。良好的沟通是一剂能够慰藉患者心灵的良药,护理人员只有掌握了临终患者的身心特点及适当的沟通技巧,且能够根据患者的个体差异灵活地运用这些技巧,才能更好地发挥护理人员在临终护理中的作用。

(1) 沟通内容:求生是人的本能,临终患者内心痛苦的根源主要来自于死亡,临终患者对死亡普遍存在着一种恐惧。护理人员对患者进行"优死"教育,死亡教育对临终患者及其家属非常重要。死亡教育是引导人们科学、人道地认识死亡、对待死亡。宣传现代科学发展的前沿知识,利用宗教信仰使临终患者减轻痛苦。启发和帮助临终患者做生命回忆,怀念曾经历的人和事,以此调节心理平衡。亲情对临终患者是相当重要的,护理人员可以帮助临终患者实现他的愿望。

(2) 基本要求:临终阶段是人生的最后阶段,临终患者的生理与心理状况明显不同于一般的患者。因此,与临终患者的沟通需要特殊的要求。真诚地对待患者,要从患者的角度考虑问题,设身处地地为患者着想,关注患者的每一个细小变化,尽自己最大的可能去满足患者的需要,减轻患者的不适。由于临终患者的心理承受能力相对较弱,容易受到伤害。因此,护士要谨慎运用语言,避免对患者身心造成伤害。应与患者建立一种相互了解、心灵相通的情感关系,成为患者的知心朋友。

(3) 沟通方法及策略:在临终护理过程中,与患者进行有效沟通的目的是帮助患者应对并适应当前不能改变的现状和环境,克服心理上的障碍。

1) 沟通要点:在整个沟通过程中,真诚、尊重和移情是其中最重要的3个要点。

一是要真诚对待患者,给予理解和支持:在沟通过程中,护士应该以一个真实的自我去和患者相处。要发自内心地去帮助患者。当患者体验到护士的真诚时,便会主动地向其敞开心扉,去表露和倾诉自己的心理问题。当患者处于否认期时,不宜急于把病情真相告诉患者,可以慢慢地用渗透的方法,根据患者承受能力和心理准备情况,决定何时,怎样告诉患者。应坦诚温和地回答患者对病情询问,并且注意护士对患者病情的言语要一致。要经常陪伴在患者身边,耐心倾听患者的诉说,主动表示愿意和他一起讨论死亡,在交谈中因势利导,循循善诱,使患者感到没有被抛弃并且使其逐步面对现实。当患者处于愤怒期时:护士应提供时间和空间让患者发泄,不责怪,不制止,注意倾听并给予较多的时间陪伴,关心和疏导患者,保护患者的自尊,满足患者的心理需求,千万不要有厌烦、逃避患者的念头。当患者处于协议期时:护士应主动关心患者,尽可能满足患者合理的要求,并给予真诚的帮助,使患者更好地配合治疗,以减轻痛苦。尽可能满足患者的祈求心理要求,不让患者感到绝望。在交谈中,应鼓励患者说出内心的感受,尊重患者的宗教信仰和风俗习惯。当患者处于忧郁期:应多加安慰和鼓励,增强其生活的勇气,并设法转移患者的注意力,应让其适度地发泄自己的哀伤情绪。护士应静静地陪着他,握住他的手,对他的悲伤、哭泣提供支持,同时也让患者知道他的表现是一个正常情绪的发展过程。安排亲朋好友见面、相聚,并尽量让亲属陪伴身旁。让患者和亲属倾诉衷肠,指导和鼓励家属参与一些护理患者的工作,有助于家属对患者的心理安慰。劝家属要控制情感,不要再增加患者的悲痛。当患者处于接受期时:护士应尊重患者,不要强迫与其交谈,给予临终患者一个安静、明亮、单独的环境,减少外界干扰。应设法帮助患者了却未了的心愿,告慰其心灵,尽量不让患者留有任何遗憾。

　　二是要尊重患者的权利:患者有权利知道自己的病情和治疗护理的情况。如果患者已谈不上生命质量,剩下的只是不可避免的痛苦,此时应注意控制症状,改善余生,在法律允许的情况下尊重患者对死亡时间、死亡地点和死亡方式的选择。护士不仅需要从心理上尊重患者,更需要从沟通的过程中表现出对患者的尊重。表达尊重主要体现在对患者的关注、倾听和适当的反应。关注是指护士在沟通的过程中全身心的投入并且有目光的交流;倾听是指全神贯注地接收和感受对方在交谈时发出的全部信息,并做出全面的理解;反映是把客观事物的实质表现出来,是一种帮助患者领悟自己真实情感的交谈技巧。

　　三是可以通过移情,帮助患者减轻恐惧和痛苦:移情与同情不同,同情是对他人困境的自我情感的表现,而移情是从他人的角度去感受和理解对方的感情。也就是说,护士要用换位思考的方法与患者交谈,无条件地接受肯定患者的内心感受。处于不同心理阶段的临终患者对死亡都有不同程度的恐惧和痛苦。这种恐惧不是来源于死亡本身,而是对死亡的种种可怕想象。害怕死亡往往比死亡本身更不堪忍受。帮助患者减轻恐惧及痛苦,也是临终关怀的主要任务。护士应首先弄清患者恐惧及痛苦的原因,再针对原因,用适当的方法进一步减轻患者的恐惧和痛苦。真正让患者从恐惧及痛苦中解脱出来,关键是帮助其树立正确的人生观、生死观。生老病死是客观的自然规律,死亡是人生旅途的必经之路,每个人都要走向死亡,护士本身也应有正确的生死观,有一定的哲学、伦理学、心理学知识及良好的语言素养,才能深入浅出地给患者讲清这些人生哲理。

　　2) 临终护理的沟通方式:与临终患者沟通时,除了通用的口头语言、书面语言和体态语言方式以外,还可以应用视觉沟通、触觉沟通、语言沟通、关注以及倾听等特殊沟通方式。

　　a. 视觉沟通:主要指的是医护人员在与临终患者沟通时眼神、身体的姿势和面部表情。不同的眼神可以起到不同的作用,如关爱的眼神可使人感到愉快,鼓励的眼神可使人感到振奋,责备、批评的眼神可使人产生内疚的感觉,安详的眼神则可使濒死患者放松对死亡的戒备,护士要学会善于运用这些眼神。临终患者往往会用一种特殊的目光注视来看望他的人,护士一方面要善于从患者的目光中发现他的心理需求;另一方面,也要善于运用目光的接触表达对患者的关注、鼓励和希望。

　　b. 触觉沟通:通过与临终患者的恰当接触,了解患者的情绪和心理变化,可以达到沟通的效果。触摸是一种无声的语言,是与临终患者沟通的一种特殊而有效的方式。触摸式护理,是建立心理沟通的有效手段,是部分患者比较容易接受的方法。护士坐在患者床旁握住患者的手,耐心倾听对方诉说,通过皮肤的接触满足心理的需求,通过语言、神态、手势,向虚弱而无力的患者表现出理解和爱,以体现生存价值,减少孤独感。比如双手或单手握住患者的双手,对年长的患者可以搀扶、小儿可以拥抱等。触觉沟通是临床护理人员与临终患者沟通的常用方法。

c. 语言沟通:在与临终患者进行语言沟通时,语速要缓慢、语调要平和、音量适中,以免引起患者的心理紧张。谈话方式也要根据患者特点而有所不同,有开导、理解、鼓励、询问、讨论、启发等多种交流方式。

d. 关注和倾听:它是通过非语言的行为表达积极和肯定情感的一种交流方式,是自然的情感流露,能够真实、深切地体现尊重和关怀的态度,是与临终患者沟通过程中最常使用的沟通技巧。

5. 护理临终患者的礼仪

(1) 尽职尽责挽救生命:对于濒临死亡的患者,护士应以严肃镇静的态度,紧张规范的操作,争分夺秒、全心全意地抢救患者,做到忙而不乱,使家属确信医护人员已经尽最大努力。当患者死亡后,护士在协助尸体料理时,应尊重逝者,维护死者形象,体现人道美。如对于死亡的胎儿,护士也应当在精心清洁死胎、包裹后请家属确认,以体现尊重生命。同时,在对即将去世的患者抢救时,最好将患者转到单独的抢救室,或者让同房间的患者转到其他病房,这样既方便患者家属,也不会影响其他患者的情绪。

(2) 理解、同情患者家属:临终不仅给患者自身带来痛苦,同时也会引起家属一连串的痛苦心理反应,加之家属照顾临终者体力消耗,更易使他们身心疲惫。因此,护士应向家属提供相关知识,如临终患者的心理反应,与临终者沟通的技巧,可以使家属消除身心疲劳,调整好情绪,参与临终患者的照护等。亲人一旦去世,更多的家属在短时间内将不知所措,对患者的留恋之情难以控制。护士应充满同情与爱心,使家属及早从患者死亡的阴影中解脱出来,接受失去亲人的现实。如患者由于急症抢救无效死亡,家属悲痛欲绝、哽咽哭泣时,护士无需言语,得体地上前握住家属的手或轻拍家属的肩膀,可使家属痛失亲人的悲哀得以适当的宣泄。

(3) 为死亡者家属提供宣泄感情的途径与环境:面对患者死亡,家属的心情也急需疏导、宣泄,有时家属在病房大声哭泣,可能影响其他患者。此时,护士应劝告家属控制情绪,减小音量,以免惊扰其他患者。护士应积极创造温馨的、单独的环境,给死亡者家属以慰藉,体现对死亡者家属的关爱。

(4) 宽容死亡者家属过激的言行:刚刚失去亲人的家属由于心情过度悲痛,暂时无法接受现实,有时可能对医护人员的抢救产生误会,甚至出现过激言行。此时护士对家属的过激言行要宽容,富有爱心和同情心,更应冷静而耐心,讲究方式方法,委婉地劝告家属,为家属提供更多的帮助,努力化解矛盾与误会,体现护士的友善和修养。

(六) 与临终患者家属的沟通

家属是临终关怀过程中护士工作的一个重要内容。在患者临终阶段家属同样会经历着痛苦的感情折磨,也需要护士的关怀。家属对临终患者生活的质量起着重要的作用。与家属的有效沟通是影响临终患者的环节因素,相反会导致家属对医院的不信任,从而不利于对临终患者的治疗。护士在与临终患者家属沟通时能起到协调家属、医生及患者的关系。

1. 临终患者家属的身心状况

（1）多重压力：家属通常是第一个知道患者病情的人，而又拿不定主意是否应该告诉患者真相。如果家属未告诉患者，就要承受双倍的压力。除了要承受患者疾病的压力，还要自己忍受内心的痛苦，在患者面前掩饰自己真实的情绪，抑制自己的悲伤。如果家庭经济困难，还要设法考虑医疗费用的问题。这些压力对临终患者的家属来讲是沉重的，直接影响其身心健康。

（2）内疚感：在长期照顾患者的过程中，因为精神、体力和经济消耗很大，几乎拖累了整个家庭。临终患者家属往往会产生非常矛盾的心理，有时欲其生，有时又欲其死，以免连累全家。当患者病情发展变化很快，已经无法挽救时，家属往往因为自己由于工作脱不开，未能很好地照料而感到愧疚和不安。

（3）憔悴：患者在住院治疗期间，家属奔波于医院、家庭和工作单位之间，既要照顾患者，照顾家庭，又要兼顾工作，常感缺乏休息和睡眠，非常疲劳。加之过重的精神压力，使患者家属显得格外疲惫和憔悴，常常无精打采。

（4）营养失衡：精神压力和过度疲劳，使得临终患者家属没有时间和精力去考虑自己的营养问题，导致摄入的营养不能满足机体需要，抵抗力下降。而这一点常常被绝大多数临终患者家属所忽视。

2. 与临终患者家属的沟通策略　临终患者家属会出现难以抑制的悲痛心理过程，并持续很长的一段时间。这种悲痛心理过程大致分为震惊、否认、愤怒、悲伤、理智复原这5个阶段。这5个阶段存在个体差异，有可能会交错变化，因而程度也会不等。此时，家属和患者一样需要心理上的疏导。所以，护士要通过沟通来了解家属的感受，只要以真诚、尊重的态度面对家属，那么他们才会有勇气面对亲人的死亡。

（1）疏导家属的困扰和痛苦：理解家属压抑和痛苦的情感，对他们的过分言词不要计较，要能宽容和谅解他们。并善于鼓励其将内心的痛苦和真实的想法说出来，必要时可以提供适当的场所，让其发泄心中的悲伤并给予安抚。家属在患者尚未死亡之前就逐渐表达出他们的哀伤，称为"前发性悲伤"，这种悲伤是家属在面对亲人真正死亡时最好的心理防御。

（2）尽量满足家属的心理需求：当临终患者家属对患者的治疗护理提出合理要求时应尽量满足，如有些要求暂时做不到，应予以耐心的解释，以解除疑虑。

（3）关心家属的心身健康：为防止临终患者家属因长期精神压抑和过度疲劳而导致心身疾病，应和他们沟通，教会他们一些保持健康、保存精力及心理疏导的保健方法。如自我放松疗法、注重饮食调理、合理安排休息时间、积极寻求社会支持等。

（4）允许家属参与制定患者的治疗护理计划：让家属参与医疗和护理计划的制定，并且教会家属做一些护理操作。这样可以使临终患者家属了解患者的治疗和护理情况。如自我放松疗法、注重饮食调理、合理安排作息时间、积极寻求社会支持等。

（5）提供良好的丧葬服务：良好的丧葬服务是一种尊重亡者和生存者意愿的表现，也是对生存良好的心理支持和安慰。尊重临终患者家属意愿，通知其亲朋好友，举行适当形式的悼念活动和丧葬仪式，以寄托哀思和表达情感。

如何在悲痛的状态中生活对他们来说尤为重要。他们可以采取以下的方式来处理生活上的一些变化：多花些时间和能够理解你的家人或者朋友在一起；在谈论感受时不要有任何顾虑，这将有助于度过这段时间；关心自己的健康状况；和其他人一起分享美好的回忆；推迟生活上的一些重大变化,像搬家等。给自己充分的时间来适应离开他或她的生活;对自己要有耐心,不要认为这段时间会马上过去;当感到孤独或者想和别人倾诉的时候,可以求得朋友的帮助。

三、护理操作中的沟通和礼仪

良好的护理礼仪可以使护士在工作中充满自尊心、自信心、责任心,发挥"慎独"精神,确保护理质量。"有礼则雅",护士在工作中的仪态、举止、语言应用都包含着很深的修养,护士礼仪实际是护理活动中的一种外在美和形式美。人的仪表和行为举止反映了其内在的心灵。护士礼仪的核心是对患者的尊重、关爱与真诚。

(一) 护理操作的沟通与礼仪规范

护理操作是护士运用护理程序为患者执行治疗方案,落实治疗计划,观察病情变化和治疗效果等所采取的一系列护理措施,可以帮助患者获得生理、心理上的满足。随着医学模式的转变,整体护理观念的形成,促使护理工作内容从以疾病护理为中心转变为以人为中心的发展,护士在为患者服务的过程中运用礼仪知识去发现美和创造美;而患者在接收护理的同时,也从护士身上欣赏美和享受美,从而促进了其身心的康复。

护士的品德修养之所以重要,是因为她们有着特殊的使命,即保护生命、减轻疼痛、促进康复。护士道德素质的提高重在修养,道德修养的实现重在自觉,这需要道德礼仪来规范护理行为。

1. 致和　致和是个体通过深入地观察领悟,深刻认识和把握各种伦理道德规范的过程。护士在基础护理工作中,要善于学习和思考人生哲理和做人的道德,准确理解职业道德规范的内在意义。医者德为先,这个道理已经被古今中外的著名医务工作者反复印证,国际护理学先驱南丁格尔因在战场上为伤病士兵的忘我奉献而成为民族英雄,正是这种无私奉献的精神、高尚品德、远大志向,开辟了科学的护理事业。

2. 内省　内省是一种个体自觉进行道德反思的过程。孔子曰:"见贤思齐焉,见不贤而内自省也。"即见到别人好的地方,要向人家学习,见到别人不好的道德表现,要联系自己,反省检查,引以为戒。在护理工作中,护士要加强自我监督,不断提高诚、信、美的修养。

3. 慎独　慎独是护理道德美的高标和新境界。在伦理上是指人们在独自活动或无人监督的情况下,仍然坚持道德信念,按照道德规则支配自己的行动。护理工作具有较强的独立性,多数时间是在无人监督情况下进行工作的,没有慎独修养的护士则缺乏高度的自我约束,其不良行为必然影响到患者的康复。如护士护理昏迷患者,要定时给患者翻身,定量管喂饮食,满足患者最基本的生理需要,此时必须要有慎独精神。

4. 践履　践履是将道德观念、规范和理想付诸实践的过程。护士在基础护理实践工作中,只有不断学习,努力提高科学文化知识水平,总结经验,克服自己的不足,才能真正做到"知书知礼"、举止文明、技艺精湛。

(二) 护理操作中的沟通与礼仪

护士在为患者进行基础护理操作时,要向患者进行有关的解释和指导。患者有权利知道护士为他进行的是什么样的操作,目的是什么,怎样进行操作。在患者表示理解和接受时护士才能进行操作。因此,护理操作时的沟通交流要符合专业特点,这样才能提高患者的满意度,确保操作的顺利进行。

护理操作中的沟通交流一般分为操作前解释、操作中指导、操作后嘱咐 3 部分。下面借用一静脉输液的案例讲解基础护理操作过程的沟通策略。

案例:患者王先生,男,45 岁,因急性腹泻导致中度脱水入院,护士小张遵医嘱给王先生实施静脉补液操作。

1. 操作前解释　护士要通过与患者交谈说明该护理操作目的,做到真正让患者理解操作的必要性而真心配合。在交谈中,护士要善于倾听患者的叙述,耐心解释患者的提问,并以微笑、点头等非语言沟通表达对患者的关注、理解和尊重,使患者真正感受到护士的真诚和关心。护士良好的语言礼仪是成功交谈的基础,也是保证护理操作成功的前提。

亲切、礼貌的称呼患者,并作自我介绍,让患者感到护士热情、友善;根据患者及病情的具体情况,解释本次操作的目的、患者应做的准备,简要介绍操作方法和在操作中患者可能产生的感觉,减轻患者焦虑心理;真诚地向患者承诺将用熟练的护理操作技术,最大限度地减轻患者的不适;征得患者同意后,准备用物。

操作前解释:

护士:"王先生,您好! 现在感觉还好吧?"
患者:"小张,你好,入院后有你们的帮助我心里踏实多了!"
护士:"王先生,因为您脱水比较严重,医生根据您的病情,确定通过静脉输液为您补充体液,你看可以吗?"
患者:"好的。"
护士:"静脉输液一般都是首选手背的静脉,请问您愿意穿刺哪一只手的血管呢?"
患者:"就右手吧。"
护士:"好的! 请让我看看您的血管。这根血管粗、直、弹性好,无静脉瓣,并能避开关节,皮肤情况也很好,我们就穿刺这根血管,好吗? 这里痛吗?"
患者:"不痛,就打这里吧。"
护士:"好的,因为输液的时间较长,请您先去上个厕所,需要我帮忙吗?"
患者:"不需要了,我能行的。"
护士:"那么我先去准备用物,很快就来给您输液。"

---

2. 操作中指导　护士的站、立、行、蹲、持物、递物等姿态体现了礼仪规范;适当的屏风遮挡,维护了患者的尊严,也给患者带来安全感。操作中与患者亲切沟通,给患者以鼓励和赞赏,能够大大增加患者配合的信心。如果在护理操作中失败,如静脉穿刺未成功,护士要诚恳地向患者道歉,取得患者的谅解,决不推诿责任或强调客观。

操作中边操作边指导患者配合的方法,如深呼吸、放松等;询问患者有无不适,仔细观察患者的反应,对于患者的感受要给予重视,并视情况做出相应调整;使用安慰性语言,转移其注意力;使用鼓励性语言,增进其对治疗的信心。

操作中指导:

护士:"王先生,我来给您输液,请您配合我的操作。"
患者:"好吧。请你轻一点,我怕痛!"
护士:"我会的,我会尽量减轻您的疼痛的,请您放心。"

患者:"谢谢你!"

护士:"不用谢,这是我们应该做的! 还是穿刺右手我们刚才选择的那根血管吗?"

患者:"是的。"

护士:"王先生,请您握紧拳头,我要穿刺了,请您放松。穿刺时有点痛,请你做深呼吸,一会儿就好了。"

患者:"好吧。"

护士:"穿刺成功了,请您松开拳头。液体点滴通畅,王先生,穿刺处还痛吗?"

患者:"不痛。"

护士:"您真坚强! 有其他什么不舒服吗?"

患者:"没有。你的技术真不错,我没怎么感觉痛就穿刺好了!"

护士:"谢谢您的鼓励! 主要是您配合得比较好,我们才会这么顺利的。"

3. 操作后嘱咐 护士应当首先协助患者恢复舒适体位,护送患者回到病房,详细交代相关注意事项,并继续观察护理效果;对患者提出的问题、顾虑和疑虑给予耐心解释及必要的心理支持。护士小心地扶起做完检查的孕妇、搀扶老年人下床到处置室检查、把患者的鞋子递送到患者的脚下,这些微小的动作,都体现了护理礼仪。

操作结束应亲切地询问患者的感觉,观察是否达到预期效果,交代必要的注意事项,同时感谢患者的配合。

操作后嘱咐:

护士:"王先生,液体已顺利输好了,手背痛吗?"

患者:"不痛。"

护士:"输液滴数已根据您的病情和需要调整好了,请您不要随意调节;输液的这只手也请您尽量少动,有任何不适或需要请您打床头铃叫我。"

患者:"好的,谢谢你!"

护士:"不用谢,这是我们应该做的。谢谢您的配合! 那么请您好好休息,我会随时过来看您的,再见!"

(三) 出、入院过程的礼仪与沟通

1. 患者准备入院的护理礼仪与沟通

(1) 做好入院指导:患者需入院治疗时,护士应礼貌地指导患者或家属持住院证到住院处办理入院手续。如:填写登记表、缴纳住院押金等。由于患者或家属往往不熟悉医院的制度或环境,而且当获知必须要住院治疗疾病时,心情一般比较焦急,在办理住院手续过程中可能会表现出不知所措或急躁不耐烦。此时,护理人员一方面要对患者的疾病表现出同情,另一方面要耐心细致地指导患者或家属做好入院的安排,切忌表现出不耐烦、冷淡甚至恶语伤人。

(2) 护送患者进入病区:在护送患者进入病区时,要热情接待患者和家属,主动与患者和家属进行交流与沟通,尽可能了解和掌握患者更多的疾病信息,力所能及地解决他们的实际困难。对患者和家属的提问,要耐心地给予解答。护送过程中,能步行的患者可扶助步行;不能行走的或病情危重的患者可用轮椅或平车护送,同时要注意病情所需的卧位,以保证安全。护送过程中还应注意保暖,必要时满足患者输液、给氧的需要。整个护送过程中,护士的动作要娴熟稳重。送入病区后要礼貌、耐心、仔细地与值班护理人员就患者的病情、物品

等进行交接,做到服务有始有终,环环相扣。

2. 患者进入病区后的护理工作礼仪与沟通

(1)接待新入院患者:当新入院患者来到病房时,病房护士要起身迎接,面带微笑,边安排患者落座,边亲切地给予热情问候和自我介绍:"您好,我是值班护士(或办公室护士),今天由我负责接待您,请您先把门诊病历交给我",同时双手接过病历以示尊重。如果同时还有其他护理人员在场,其他护理人员也应主动向患者或家属打招呼,亲切微笑,点头示意,以示欢迎。办理完有关入院手续后,病房责任护士应该主动向新入院的患者进行介绍。介绍时要耐心、细致,且语速不宜过快,内容不宜过多。首先对自己和主管医生作简单的介绍:"您好!我是您的责任护士,我叫×××,您叫我小×就行了。您有什么事情可以随时找我,您的主管医生是××大夫,一会儿他就会来看您。"如患者病情允许,也可以同时再介绍病区环境,如护士办公室、医生、办公室、卫生间、治疗室、处置室等,之后送患者到床旁,并告诉患者他可以使用的区域及有关设备的使用方法。对住院制度进行介绍时,须注意使用礼貌用语,注意语气和措辞等,尽量多用"请"、"谢谢"等字眼,避免使用"不准……""必须……"等命令式语言。

(2)患者住院中的护理工作礼仪与沟通:在护理工作中,护士的行为举止直接影响着患者的心理,进而间接地影响患者的疗效。这就要求护理人员在进行护理活动时必须做到亲、轻、稳、准、快,同时还应注意以下几个方面。

1)自然大方:护士在病房的站、坐、行和各种操作姿态要规范,动作优美、舒展。行走时要庄重自然,轻盈快捷;推车要平稳;开关门要轻;各项操作轻快准确。从而给患者以安全、优雅、轻松、细腻、灵巧的感觉。

2)亲切温柔:患者初次进入病房,都存在一个适应新环境的过程。在这个适应过程中,护士亲切的语调、关怀的问候是使患者感到温暖,使其尽快摆脱孤独的重要因素。查房、治疗时一句亲切的问候、一个亲切的称呼,要求患者做何种事情时一个简单的"请"字,得到患者配合后说声"谢谢"等,均可使患者对护理人员产生亲近、信任和敬重之情,从而可以缩小护患之间的距离。

3)敏捷准确:快速及时、安全准确的服务无疑会获得患者的尊重和信任。护理人员在临床护理工作中,必须做到思维敏捷、动作准确无误。特别是遇到患者病情紧急的情况下,凭借科学的态度和丰富的知识经验,给予及时准确的判断和处理,是为患者赢得治疗时间的关键,也是护理人员礼仪素质的基本要求。

4)技术娴熟:患者入院后安全的需要仍然是其最基本的需求,他们会考虑到医院的医疗护理水平,特别是要考虑到负责自己的医生和护士的技术水平。护士娴熟的技术是消除其顾虑的重要因素。因此,作为一名合格的护士,要熟练掌握操作技能,不断钻研业务,掌握现代护理新理念和新技术。

5)及时满足患者的需要:护理理论家 Orem 认为人在健康状况下一般经过自己努力均可满足其自理需求,而当人经过自己的努力不能满足自理需求时,则进入了疾病状态,此时就要靠护理人员的帮助来满足其自理需求。所以,对于病房患者的不同需求,护理人员的职责就是通过不同途径满足其需求。诸如住院患者入院后急于想获知自己疾病的相关信息等,护理人员应根据患者具体情况给予指导,介绍有关知识,并适当给予解释。及时满足患者的需要,可以取得患者的配合,减轻其入院后的焦虑、恐惧感,从而有利于疾病的康复。当然,对于患者或家属的需要也不是一味地满足,而是在不违反医院的规章制度、不侵犯他人利益的基础上满足的。

3. **患者出院时的护理工作礼仪与沟通** 患者由于机体康复或其他原因需要离开医院时,护理人员千万不要误以为反正患者就要离开医院,不再和医院甚至护理人员打交道,礼仪规范就无所谓了。为了使护患关系有一个良好的结束,更需注意患者出院时的护理工作礼仪。

(1)出院前的祝辞:患者要出院前,护理人员应首先对其康复表示祝贺,感谢患者在住院期间对医院工作的支持和配合,谦虚地对自己工作的不足之处、对患者关心不到之处表示歉意,并表达出患者出院后一如既往的关怀之情,并表示随时都会为患者提供力所能及的帮助和服务。

(2)细致的出院指导:患者即将出院前,作为责任护士一定要做好出院指导。指导和帮助服务对象办理出院手续,介绍当时病情,如何继续用药,什么时间随访,如何进行康复治疗,出院后的饮食起居,出院后的注意事项及复查时间等。

(3)出院时的送别礼节与沟通:出院手续办理完毕,患者即将离开病房时,责任护士应该将其送至门口或车上,嘱咐患者多保重,并向患者行握手礼或挥手礼等告别。

出入院护理沟通示例:

入院护理沟通

病房护士:(接到入院处电话)"您好!要收一位新患者?男性还是女性?噢,女性,什么病?胆囊炎,好,我看看有没有床位。喂,有一张女床位,请患者来吧。好,再见!"

门诊护士:(送患者到病房,对病房护士说)"您好,新患者叫王梅,这是患者的病历,请收好。"

门诊护士:(对患者说)"王女士,请安心养病,我先走了。"

患者:"好的,谢谢你!"

病房护士:"您好!请坐,我是今天的值班护士李红,现在由我接待您,请先把住院证交给我。"

患者:"谢谢!"(家属把入院证递给护士)

病房护士:"您叫王梅吧,我叫您王阿姨,好吗?我给您介绍一下,这位是张小丽护士,她是您的责任护士。您的主管医生姓陈,等一会儿陈大夫会为您做详细的检查和治疗。现在由责任护士为您介绍病区环境及规章制度。"

责任护士:"王阿姨,您好!您就叫我小张吧,住院期间您有什么问题就随时找我,我会尽力帮助您的。这是您的手腕带,请您戴好手腕带。我们先到这边测量体重,您的体重为 50 千克。让我给您介绍一下我们病房环境和制度……"

责任护士:"您的病床是 401 室 1 床,就在前面。"

责任护士:(介绍同病室病友)"李老师你好!这是王阿姨。"

责任护士:"王阿姨,我们为您准备了患者服,请您沐浴后更换,另外还有面盆,热水瓶等用品,供您使用。这个床单位内还有其他物品,如床旁桌、床旁椅、被褥等,都放在指定位置,使用时请注意爱护,不要损坏。您可将洗漱用品放到床头柜里,如有贵重物品一定要保管好,也可以交给我们替您保管。"

患者:"好的,谢谢您!我在医院有什么突发情况怎么办呢?"

责任护士:"王阿姨,这个您不用担心,这是呼叫器的按钮,连着护士办公室,如果您有事需要我们帮忙,可以按它通知我们,我们会马上帮助您的。"

患者:"谢谢!"

责任护士:"现在就请您换上这套患者服,等会儿我来给您做住院评估。"

家属:"我今天可以留下来陪我妈妈过夜吗?"

责任护士:"这个不行的,为了不影响患者的治疗和休息,按照医院的规定,每天下午4点到6点是探视时间,请您在规定的时间来探视,其他时间有什么问题我们会随时与您联系,请您一会儿到护士站,留下您的联系方式。我们会尽力照顾好患者的,请您放心!"

家属:"谢谢,我妈妈晚上睡觉不好,请你们多费心了。"

责任护士:"好的,我们会创造一个良好的睡眠环境的,而且每晚我们都要进行晚间护理,可以很好地促进睡眠,这也请您放心!"

责任护士:(对患者说)"王阿姨,您在这里不要紧张,像在家里一样,就把我们当成您的女儿吧!"

患者:"好的呀!"

责任护士:"您现在还有什么需要吗?"

患者:"暂时没有了。"

责任护士:"那我去通知医生给您检查,请稍等!"

患者:"好的。"

出院护理沟通

责任护士:"王阿姨,您恢复得真快,恭喜你今天就可以出院了。"

患者:"谢谢你们! 多亏你们的照顾了。"

责任护士:"不用谢,这是我们应该做的。现在我给您讲一下出院以后注意事项,好吗?"

患者:"太好了,我出院后应注意什么问题呢?"

责任护士:"根据患者疾病及康复情况进行适当的健康教育及注意事项、复诊时间等"。

患者:"好的,我知道了。"

责任护士:"您的女儿来接您了,我来送送你们(送患者及家属到门口,面带微笑同患者及家属告别,目送一段再返回)。"

第二节　健　康　教　育

一、健康教育的概念

(一) 概念

健康,是指身体、心理和社会适应能力均处于良好状态。传统的健康观是"无病即健康",而现代的健康观是整体健康。世界卫生组织提出"健康不仅是躯体没有疾病,还要具备心理健康、社会适应良好和良好的道德水平"。健康是人的基本权利,同时健康也是人生的第一财富。

健康教育是指通过有计划、有组织、有系统的社会教育活动,使人们自觉地采纳有益于健康的行为和生活方式,消除或减轻影响健康的危险因素,预防疾病,促进健康,提高生活质量,并对教育效果作出评价。健康教育的核心是教育人们树立健康意识、促使人们改变不健康的生活行为方式、养成良好的生活行为方式,以降低或消除影响健康的危险因素。通过健康教育,能帮助人们了解哪些行为是影响健康的,并能自觉地选择有益于健康的生活行为方式。

（二）健康教育的目的

健康教育的目的主要在于提高人们的健康水平,维护人们的健康;减少非正常死亡,预防疾病和残疾的发生;增强人们的自我保健能力,养成良好的饮食及卫生习惯,倡导文明、健康、科学的生活方式;增强健康理念,理解、支持和倡导健康政策,维护整个社会的健康环境。

二、护士在健康教育中的作用

护理健康教育是患者在治疗过程中的一个重要组成部分,护士不仅是健康的照顾者,同时也是健康的教育者,良好的健康教育能帮助患者及家属建立良好的生活方式,促进患者疾病的康复,预防疾病的复发,因此护士在健康教育中起到了非常重要的作用。

（一）满足患者的合理需求

随着护理模式的转变,患者已不再是被动地接受医疗和护理,而是渴望能够了解到更多的有关疾病和健康的相关知识,进而能做好自我护理。护士在整个临床护理过程中,应充分了解患者的具体情况,包括既往健康状况、生活方式等,从整体入手,要充分考虑到患者的身体状况、心理状况和社会背景,为患者量身定制合适的健康教育计划。

（二）有效地改善护患关系,提高患者的满意度

通过健康教育的实施,患者能感受到护士工作的细心与耐心,患者更愿意接纳护士,因而可有效促进护患关系的建立和发展,对临床护理功能起到很好的促进作用。护士在健康教育中有效地引导患者参与其中,形成新型的合作式护患关系,帮助患者提高自我护理的能力,更好地促进患者康复。

（三）提高患者对疾病的依从性及信心

有效的健康教育使患者能掌握更多与自身疾病相关的信息,患者进而能做出主动积极的配合;并通过对疾病相关知识的了解,提高对疾病治疗的信心;通过健康教育也可以使患者主动地改变以往不良的生活方式。

（四）有效地引导和管理患者

护士从专业角度出发,综合考虑各方面的因素,为患者制定合适的健康教育计划,引导患者建立积极向上的生活方式;同时,在患者接受治疗的过程中,以专业人员的身份去管理患者,以保证健康教育计划的顺利进行,促进患者的康复及健康的维持。

三、常见疾病的健康教育

健康教育已成为临床护理中不可或缺的一部分,但临床疾病种类繁多,本部分内容将以心血管疾病、呼吸系统疾病和消化系统疾病为代表做一简单介绍。

（一）冠状动粥样硬化性心脏病患者的住院健康教育

冠状动粥样硬化性心脏病,简称冠心病,由于冠状动脉粥样硬化而引起心肌缺血缺氧,继而引发心绞痛,严重可导致心肌梗死。

【病历摘要】 患者,李某,55 岁,高中文化,公司职员。因发作性心绞痛 5 年,复发 3 天入院。入院诊断:冠心病、心绞痛、高脂血症。患者主诉,长时间工作或情绪激动后出现胸闷、上不来气,胸骨后刺痛,左前臂和背部也有疼痛,休息后有所缓解。患者有吸烟史 20 年,

每日约20支。平日喜食肉类、甜食等。入院后心电图检查：心肌缺血，左心室肥大；实验室检查：三酰甘油偏高。

冠心病健康教育示例：

（患者刚输完液，在病房休息）

护士："李先生，今天的液体输完了，感觉好些了吗？"

患者："好多了。张医生说，我这病在很多方面都要注意啊，你能告诉我都需要注意哪些方面吗？"

护士："我正想和您聊聊有关您的一些生活方式的问题呢。听说您经常吸烟哦，好像每天的量还很多，您知道吗，经常吸烟的话，会导致血液的黏稠度增高，血液循环不通畅，而且烟中的尼古丁会引起血管痉挛，加重冠心病的发作。还有啊，您平时饮食要注意少吃肥肉、甜食，少吃咸菜，多吃一些新鲜的蔬菜、水果，还要注意不要过度劳累，情绪要保持平稳，不要激动，避免大喜大悲。"

患者："哦，我知道了，我以后真的要注意一下我的饮食习惯了。对了，我居住的周围环境很嘈杂，这个和我的病有关系吗？"

护士："当然了，嘈杂的环境会影响您的睡眠和休息，也会影响您的心情，长时间下去的话，肯定影响您的健康的。"

患者："哦，这样啊，我会注意的。"

护士："以后您出门的话，要随身携带保健盒，如果有突发情况的话，马上舌下含服，一般会缓解的。"

患者："是这个吗？王护士拿给我的。"

护士："是的，您含服的时候注意不要咽下，要多保留些唾液在舌下，这样吸收得快些，起效也会很快的。"

患者："好的，我知道了，谢谢你给我说了这么多。"

护士："不客气，应该的，我说的这些您都记住了吗？一定要多注意哦，冠心病和生活方式有很大的关系哦。"

患者："嗯，好的，谢谢你了。"

护士："聊了半天了，您一定累了，您休息会吧，明天我和您谈谈有关其他的问题。"

冠心病患者的临床治疗和护理是必不可少的，但由于冠心病发生的原因与生活方式有很大关系，所以，健康教育也成为冠心病患者住院期间的一项重要内容。

1. 危险因素　冠状动脉样硬化性心脏病，简称冠心病，目前为止病因不清，在冠心病发病的危险因素中，最主要的是高血压、高胆固醇血症、吸烟；其次是肥胖、糖尿病及精神神经因素；还有一些不能改变的因素，如家族遗传史、年龄和性别（男性）等。

2. 健康教育指导

（1）饮食指导：冠心病的发生与饮食有直接或间接的关系。因此，注重饮食指导是防治冠心病的重要措施之一。为患者制定合理的饮食计划，控制食物中的胆固醇、饱和脂肪酸等；限制食盐和碳水化合物的摄入；同时通过进食新鲜蔬菜、水果，以补充足够的维生素；少食多餐，忌暴饮暴食，保持大便通畅，减轻心脏负担。

（2）建立良好的生活方式：吸烟、酗酒、情绪过激等不良生活方式在冠心病的发病中起着一定的作用。因此，在健康教育过程中，应劝说患者戒烟限酒，选择适宜的运动方式，每天做适量的运动，保持情绪平稳，避免过度劳累，保证充足的睡眠、预防感冒等。

（3）用药指导：护士指导患者按医嘱规律服药，维持血药浓度的稳定；提醒患者药物可能会有头晕、恶心等不良反应，多数患者服用数日后可自行消失，若持续时间过久，建议患者门诊随访或住院调整药物；有些药物可能引起低血压反应，护士应指导患者体位变化明显时，应尽量缓慢，防止直立性低血压而引起晕厥。

（二）慢性支气管炎患者的门诊教育

慢性支气管炎是指气管、支气管黏膜及其周围组织的慢性非特异性炎症，临床表现主要为反复发作的咳嗽、咳痰或伴有喘息。

【病历摘要】 王某，男，65岁。反复咳嗽、咳痰20年，复发3天。诊断：慢性支气管炎，目前门诊治疗。

慢性支气管炎健康教育示例：

护士："王大爷，输完液体，您现在觉得好些了吗？"

患者："咳嗽好些了，还是觉得有点上不来气。"

护士："您别着急，您这病需要慢慢地调养，输液消炎后，症状会慢慢减轻的。"

患者："是啊，我这病都20多年了，每年春季都很难受。"

护士："王大爷，您这病是有季节性的，您在季节变换的时候尤其要注意，不要着凉了，感冒会导致疾病复发的。还有，您这病很消耗体力的，您平时要注意多吃一些有营养的食物，如高蛋白、高热量且容易消化的食物。您要记得，尽量不要吃油腻、刺激性的食物，多吃清淡的食物，还有不要吸烟喝酒哦。如果您平时喜欢运动的话，还可以在天气好的时候出去打打太极拳，这是一种很好的运动方式，很适合老年人呢，可以增强您的身体抵抗力。您不妨试试。"

患者："哦，是嘛！知道了，要多吃清淡容易消化的食物，要做做运动，要注意避免着凉……谢谢你了，护士。"

护士："王大爷，您别客气，希望您尽快好起来。"

---

1. 危险因素 慢性支气管炎与大气污染、吸烟、感染和过敏等因素密切相关。

2. 健康教育

（1）饮食指导：俗语云："三分治，七分养。"慢性支气管炎患者应多注意日常进食，多吃高蛋白、高热量、多维生素、易消化的食物，保证营养均衡，增强身体的抵抗能力，避免进食寒凉、油炸及辛辣等刺激性食物，减少对支气管的刺激。

（2）建立良好的生活方式：吸烟、上呼吸道感染、营养不良等因素易诱发或加重慢性支气管炎的发作。护士在健康教育过程中，应指导患者戒烟，减少尼古丁等有害物质对支气管的刺激；注意保暖，避免上呼吸道感染；在患者条件允许的范围内，建议其尽可能居住在较好的环境，经常开窗通风，保持室内空气流通；注意适度休息，定期锻炼身体，选择合适的运动方式，如散步、慢跑和打太极拳等。

（3）用药指导：护士应指导患者严格遵医嘱服药，并指导患者观察服药后可能出现的不良反应，如果必要应及时就诊。

（三）消化性溃疡患者的住院健康教育

消化性溃疡是指胃黏膜长期被胃部消化液作用而形成溃疡，常见部位是胃及十二指肠，主要表现为反复发作的中上腹部疼痛，有反酸、嗳气等症状。严重的消化性溃疡可出现上消化道出血、穿孔和幽门梗阻等并发症。本病绝大多数（95％以上）位于胃和十二指肠，故又称胃十二指肠溃疡。十二指肠溃疡较胃溃疡多见，以青壮年多发，男多于女，儿童亦可发病，老年患者所占比例亦逐年有所增加。

【病历摘要】 患者,陈某,男性,42岁,高中文化,司机。病人于3年前无明显诱因上腹痛,偶尔有反酸、嗳气,自认为消化不良,未予以重视。此后上腹痛时有发作,且常于进餐后加重,症状以冬春为重,患者常自行饮食或服用颠茄片后症状缓解。目前已住院治疗2周,考虑出院。

消化性溃疡健康教育示例:

护士:"陈先生,您现在觉得怎么样?胃痛还缓解吗?"

患者:"哦,好多了,就是偶尔还有打嗝,胃有烧灼感。"

护士:"是这样的,疾病的缓解都需要一个过程,你要按照医生的吩咐服用药物,我还给您交代一下其他方面的注意事项。"

患者:"哦,好的。"

护士:"首先,您平时的饮食要注意,多吃清淡容易消化的食物,不要吃寒凉、辛辣的刺激性食物,不要吸烟,不要喝酒,平时多注意休息,生活要有规律,不要过于劳累,注意保暖,尽量避免感冒,还要多运动。"

患者:"哦,好的。"

护士:"您平时还在服用其他的药物吗?如果有的话,一定遵医嘱服用,最好饭后吃,减少对胃肠道的刺激。如果您觉得有什么特别不舒服的话,要及时来院就诊。"

患者:"嗯,知道了,谢谢你,护士。"

---

1. 危险因素 与吸烟、饮酒、阿司匹林等药物的使用,以及精神过度紧张、幽门螺杆菌感染、暴饮暴食或无规律饮食有关,此外消化性溃疡与遗传也有一定关系。

2. 健康教育

(1)饮食指导:护士应指导患者定时定量进餐,进餐时细嚼慢咽,这样食物更容易被消化吸收;避免进食烟酒、咖啡、浓茶等刺激性食物,而应选择清淡、不油腻的食物,进餐时应专心、进餐后应注意休息,使胃肠道维持正常的消化活动。

(2)建立良好的生活方式:指导患者规律作息,保持心情愉快和平稳,避免情绪激动。在疾病发作期注意休息,避免过度劳累;在缓解期应选择合适的运动,以增强身体的抵抗力。

(3)用药指导:护士应指导患者严格遵医嘱服药,如患者正在服用阿司匹林等药物时,更应注意饭后服用,减少对胃黏膜的刺激。建议患者出院后门诊随访,密切关注病情的变化,以防并发症的出现。

第三节 交接班礼仪和沟通

一、护士交接班礼仪和沟通

交接班制度是保证日常医疗护理工作严密性和连续性的一项重要工作程序,护士交接班是其中重要的组成部分,包括晨间集体交接班、床旁交接班和日常班次交接班。护士通过严格的交接班,不仅使患者的治疗护理更加系统、连贯、有序,还可加强护士之间的互相配合,密切彼此之间的合作关系,形成良好的工作氛围与友好和谐的人际关系。因此,注意交接班中的各种礼仪和沟通是非常重要的。

（一）晨间集体交接班

晨间集体交接班是指夜班值班人员做出本班次口头及书面工作情况报告的过程,多见于医院各病区常规的晨会。一般由科主任和护士长主持。

1. **晨间集体交接班礼仪** 晨间集体交接班时,交接班者都应做到不迟到、准时到位,体现参会者最基本的素质和礼仪。不论是站立或坐位交班,参会人员都要保持正确的站姿和坐姿,面向主持人或交班者,着装整洁,仪表端庄,双眼平视,精力集中。

（1）交班护士礼仪

1）环境准备:护士在交班前除做好患者、病情方面的准备外,还应做好交班时的周围环境准备。交班环境要清洁、整齐。护士办公桌上只放交班用的护理文书。

2）仪表准备:经过一夜的工作,交班者都已很疲劳,在交班前应检查、整理一遍个人仪容仪表,保持良好的护士形象,以饱满的精神状态投入交班工作。

3）交班时:首先要向大家问候"早上好",然后报告本班次值班情况。交班者应姿态优美大方,不要有小动作,要注意与参会人员的眼神交流,以吸引听众的注意力。站姿交班时,交班者的手臂呈 90°持交班本,身体挺直,报告病情时应声音响亮、口齿清晰、语调自然、语气得当,面部表情严肃认真。

（2）接班护士礼仪:参与接班的全体护士应认真听取交班护士的报告,切忌东张西望、交头接耳,依靠座椅、墙壁等,否则既影响到交接班的质量和进程,又是对参会者的不尊重。

2. **晨间集体交接班沟通**

（1）交班护士沟通:护士在交班前应做好患者、病情方面的准备,熟悉交班内容。报告病情时内容要准确、重点突出、全面概括,要有逻辑性。用医学规范术语体现患者的动态化。交班顺序如下:①报告病区入院、出院、转科患者数;②报告新入院患者及危重抢救患者的病情;③报告当班检查中发现的其他重要情况。

（2）接班护士沟通:接班者如对交班内容有疑问应及时提出,提问题时要注意礼貌用语,交班者应认真、负责地给予回答。

（二）床旁交接班

晨会后的床头交接班一般由护士长带领夜班护士和全体日班护士参加,目的是使全体护士掌握科内重点特殊患者的情况,同时让患者感受到温馨和安全。值班护士向下一班护士在患者床前进行重点交班,常用于重危患者、新入院患者、手术患者、病情特殊变化的患者、特殊检查前后的患者等交班。

1. **床旁交接班礼仪**

（1）护士要注意自己的形象和举止:夜班护士在交班前要做好个人清洁,着装整齐,仪态端庄。汇报病情时要严肃认真,体现对患者的尊重。在患者床前护士长首先要代表在班的护士以亲切体贴的语言问候患者,在查看患者时动作要轻柔,检查要细致。

（2）交接班人员不可互相说笑、嬉戏、谈论与患者无关的事情。对有些不需要患者了解的内容要注意回避,如患者的隐私、家属要求对患者保密的诊断、病情及工作人员之间的问题等,可回到护士站后再讨论解决。

2. **床旁交接班沟通** 床旁交接班主要是对患者的具体和实际情况进行掌握和交接的过程,包括护士交接班者之间以及与患者之间的沟通。

（1）护士交接班者之间的沟通：交班者对患者逐个交班,内容主要包括患者夜间病情变化、临时治疗和护理措施及效果、接班者需要注意和完成的治疗和护理等内容,声音清晰、语言简练、重点突出、详略得当。

（2）护士与患者之间的沟通：了解患者夜间的心理和生理状态,并反馈患者对夜间护理工作的满意度,及时发现和解决护患之间隐藏和存在的问题。语言要诚恳、态度要不卑不亢,既要体现对患者的关心和热情,又要表现出护理人员良好的职业素养和风范。

（三）日常班次交接班礼仪

日常班次交接班是指除常规晨间集体交接班的其他各班次的交接班。

（1）交接班双方见面时应相互问候,如:"您好,您辛苦了,有什么未完成的工作请交给我吧!"等。交接班者应提前到岗,着装整齐,精神饱满。交接班一定要认真仔细,清点器械药品,对不明白的问题,务必要搞清楚,对上一班多做的工作表示感谢。

（2）交班者应尽量完成本班次工作内容,不给别人增添麻烦和负担,以保证接班者很顺利地进行下一班工作,要处处为接班者着想,而不能把自己的工作留给下一班。如有特殊原因未按时完成,要委婉地向接班者讲清楚,以求对方原谅,并表示谢意。接班者应有宽容大度精神,对上班有疏漏的工作应及时补救,充分体现互相帮助、友好协作的工作作风和团队精神。

（3）在交接班过程中,要做到交得清,接得明,不能只是口头交接,对于重点和复杂的情况要做书面记录,避免事后发现问题后职责不清,相互抱怨。

二、护士查房礼仪和沟通

护士查房是一项基本的、重要的护理工作内容,是提高护理质量的重要环节,也是提高下级护理人员水平的重要手段。护士在查房时应遵守相应的礼仪规范。

1. **做好查房前的准备工作**　护士应提前准备好所查患者的病历和有关护理资料并准备好查房用的物品,如血压计、体温计、手电筒、皮尺等。

2. **仪表端庄、情绪饱满**　按护士着装要求严格要求自己,保持仪表端庄整洁。另外,要集中精力,不做与查房无关的事情。

3. **熟练准确地报告病史**　护士要熟练准确地报告病史及护理查体所见,提出个人的见解或疑惑,确认本次查房的目的。

4. **记录**　及时准确做好查房意见的记录。

晨交接班沟通示例:

集体交接班

护士长:"现在开始交班"。

交班护士:"思博学院附属医院普外一科交班开始。患者总数45人,出院3人,新入院3人,12床、15床、42床。转科1人,9床,无转院。手术患者1人,42床。无死亡。无危重患者。无特殊检查。一级护理5人,4床、5床、8床、42床、45床。重点患者……"

护士长:"那好,患者的情况我们都了解了,下面我去进行床边交接班。"

床旁交接班

交班者:"张阿姨,早上好,感觉好点了吗?"

交班者:"该患者昨晚20:10急诊入院,在硬膜外麻醉下行胃穿孔修补术……"

接班者:"阿姨,你好! 我是你的责任护士李红,有什么事情和身体上的不舒服,可以随时叫我"。(动作:查液体、引流管)输液通畅,吸氧管、胃肠减压、尿管通畅。

接班者:"患者皮肤怎么样?"

交班者:"皮肤是完好的"(动作:一起检查皮肤)

接班者:"那好,那我们看下一个患者吧"。

护士长:"阿姨好好休息啊,心情要好,有什么事情要及时与护士联系"。

【实践活动】

一、治疗性沟通实践

[目标]　学会与不同患者的治疗性沟通,激发学习兴趣。

[时间]　40分钟。

[实施]

1. 教师介绍案例资料。

2. 学生分组,每个班级学生分成4~6组,每组学生进行分工,按照给出的案例资料共同设计角色扮演的内容,然后每组选出同学进行课堂上的角色扮演。

3. 教师给予点评。

[案例资料]　案例资料一:王某,76岁,是一位患转移性肺癌的老太太,她由护士小朱护理。她因发热和咳嗽而入院,今天是第二天。小朱走进病房,面带微笑对患者说:"王奶奶,早上好! 今天一天我们要做一些检查,现在我来帮您开始洗漱可以吗?",王老太太很安静,仅用一个字"嗯"回答小朱,因为她认为小朱太过专横,既要求她洗漱,又安排了一天的检查。当小朱给王老太太拿来早上的口服药时,说"王奶奶,这是您的药",王老太太非常愤怒地回答说:"凭什么你说让我服药我就服药呀?"

案例资料二:一位实习学生到康复楼层找临床带教老师,因为她正在护理74岁脑卒中患者刘大爷,因患者脑卒中后暂时丧失了语言能力,护士只能通过患者发出的呜噜声进行交流,刘大爷的控制感情能力受到损伤,而且现在还处于左腿膝以下肢体截肢后的恢复中,他经常对护士发火,刘大爷对实习学生的大喊以至于楼下大厅的护士站都能听到,学生不知该如何帮助患者。

案例资料三:Bill是一个15岁的男孩,患病后需要采集静脉血标本做检查,但是他很害怕并强烈对抗,不允许护士给他进行静脉穿刺。当Bill的父母过来后,了解了这个情况,说:"请护士陪我一起去向Bill解释一下验血的必要性,好吗? 我不想让他感觉我们是合伙在欺骗他,我们只是想帮助他。"在有父母在场的情况下,护士给他讲解了静脉采血的必要性,然后在有妈妈的陪伴下孩子很安静,护士顺利地一次就成功地采集了血标本。

二、健康教育实践

[目标]　充分应用非语言和语言沟通技巧学会对有不健康生活行为方式的患者进行健康教育。

[时间]　40分钟。

[实施]

1. 学生分组,每组配有一个可摄像的工具,一名学生扮演"护士",一名学生扮演"患者",一名学生扮演"家属",一名学生摄像。在10分钟内,根据要求进行角色扮演和录像。扮演

"护士"的学生要针对扮演"患者"的学生的不良健康行为进行一次教育。

2. 模拟"患者"有吸烟、酗酒、偏食、睡眠不足、缺乏运动等行为。

3. 分组扮演并录像,然后观看录像,注意"护士"和"患者"所用的沟通技巧。

【案例学习】

与愤怒者的沟通

案例资料:孙先生是一位外地来本市联系业务的销售员,50岁。明天签合同,今天有空他顺便到市郊一个风景点游览,不慎从一个比较偏僻的山坡上滑下来,摔倒在乱石堆里不能动弹,大声呼救,几分钟才被人发现并送到附近的区医院治疗。他的右脚严重扭伤,头部和其他部位还有多处擦伤和青肿,眼镜被摔得粉碎。经紧急处理后,医生为了防止发生意外,留院观察。孙先生对此很不满意,说自己的任务很急,要马上出院。为了安全起见,医生还是让护士送他到病房住下。一到病房,孙先生便拿出手机打电话,却发现连手机也摔坏了,无奈之下就对护士大发脾气:

"喂! 护士同志,我来这里是工作的,不是来休养的,我不要住院! 我的眼镜摔破了,我什么都看不清,手机也坏了,真是倒霉透了。我的头好痛! 我的头好痛! 这种医院,管什么用? 唉,只要有一副眼镜,我马上就离开这个倒霉的地方!"

孙先生拉大嗓门,怒气冲冲地讲话,并用力地拉扯床单,看上去非常焦急。

案例分析:

在本案例中,患者发火的原因有:担心因住院耽误工作,遭到责备;为自己的无助和尴尬而着急;认为医院条件差,担心得不到好的检查和治疗。针对这种情况,护士首先要移情地理解患者当时的处境和心情,调整好自己的情绪,并设法满足患者的迫切需求,对患者给予同情和安慰。这样消除孙先生的对抗情绪并不难。下面是3种沟通实例及分析:

与愤怒患者沟通实例及分析

沟通实例	分　　析
实例一 　护士:面对大声嚷嚷的患者,护士强忍自己的怒气,心里想:等他火气小点时再来和他谈。然后就走开了。	护士所关注的重点全在孙先生的态度和语言方式上,既没有理解孙先生的处境,也不关心他的困难和要求,只是关注于自己的感情克制,没有为患者解决任何问题。但护士的克制避免了更激烈的对抗。
实例二 　护士:"你嚷什么? 自己贪玩摔伤了能怪谁? 你能被人送到这里治疗,算你幸运。我们医院的条件在几所区医院当中算是不错的了。要你在这里观察两天,完全是为你好,你还乱发脾气,真不知好歹。"说完,扭身就走了。	护士同样过分地计较患者的态度和语言方式,并明确地加以指责。患者已经遭受不幸了,护士还要说他"幸运",表现了护士对患者缺乏应有的同情和理解。患者当时最难过和感到内疚的,应该是因游览摔伤耽误公事,而护士偏要揭他这个伤疤,这很伤人自尊的,同时显示出护士的尖刻和缺乏教养。这种不负责任的刻薄态度,只会引起患者更强烈的反感和对抗,后果严重。

沟通实例	分 析
实例三 护士:(倾听并关切地注视着患者)"唔,孙先生,您被困在这个地方,举目无亲,真是太不幸了,我能理解您的心情。不过这也是没有办法的事,既来之,则安之,您还是冷静对待才好。您的伤势医生已经检查过了,认为观察两天没事就可以出院了。万一有变化,我们也会紧急处理,或转院治疗。至于业务方面,您看这样行不行,您打个电话给对方,看能否改期再签,或者让对方来这里签约,或者用其他的方法。" 患者:"可我的手机摔坏了,眼镜也摔坏了,又伤成这样,叫我怎么办才好呢?" 护士:"这个您放心,我们医院设有公共电话。您现在行动不方便,我可以用轮椅推您去。至于眼镜,也好办,三楼就是眼科,我也可以推您验光配镜,很快的。还有什么事需要我帮助解决的,您尽管说,我一定尽力帮助您。" 患者:(情绪冷静下来)"嗯,谢谢你了,只是这次出差就我一个人,身边没个人照应,这……唉,怎么说呢,心里总觉得不踏实。" 护士:"您的意思我明白了,您放心,我是您的责任护士,您的日常起居由我负责。您也不要担心我院的医疗水平,我们医院虽是一家区级医院,但是条件和技术却是几所区医院中最好的。" 患者:"噢,是吗?那我就放心了,谢谢你这么好心帮助我!刚才是我态度不好,对不起了!现在能不能麻烦你带我先去打个电话?" 护士:"好的,请稍等,我去推轮椅!"	这种沟通方式是最具有爱心、自信心和责任心的回答。首先实事求是地肯定了患者的不幸,表现了移情式的理解和同情。然后针对患者的问题,合情合理帮助患者权衡"去"或"留"的利弊,有效地缓解了患者的急躁情绪。最后护士适时地满足了患者打电话、配眼镜和照顾的需要,更有效地消除了对抗,使患者恢复自我控制能力,终于意识到自己的言行失当而向护士道歉。

——摘自于王斌主编《人际沟通》,人民卫生出版社

【赏析】

沟通中的红绿灯

临床工作中,护患沟通的红绿灯时常出现。不利沟通的言语和行为是沟通中的红灯,遇到红灯可以等候黄灯的过渡,留下再次沟通的机会,而不必使沟通陷于僵局。

小王端着治疗盘刚到护士站,正好看到一位带气管套管的患者在用医院的处方上涂涂画画。出于对处方管理的责任感,小王没来得及向患者做详细解释说明,急忙将患者手中的处方拿走。结果导致该患者的不理解,情绪激动而躁动不安。

护理工作经验丰富的小李见状,连忙将小王推开,耐心而礼貌地安抚说:"对不起,请您不要着急,您有什么问题我们一定尽力帮助解决。"患者显然被激怒了,用笔在纸上写着:"处方不是我自己拿的,是门诊的一位医生交代事项时顺便给了几张,我用它写字又有什么关系?"

　　小李把患者带到诊察室,示意患者坐下:"我很理解您的心情。"稍微停顿了一会儿,见患者已经安静下来,继续说道:"但是,您可能还不知道,医院对处方的使用范围有严格的管理要求,处方是不能随便作其他用途的……"

　　患者听后在纸上写着:"我现在做了手术后暂时不能讲话,只能写字,而原来买的写字板又太大,不方便随身携带。"

　　小李立刻意识到护士小王在收回处方时解释不够,不了解患者为什么要拿处方私用,连忙接过话头:"是我们工作做得不细致,没有考虑到您的困难,请您谅解。现在,我就去给您拿一本我们自制的小本子,便于您随时使用。"说完马上到护士办公室拿了一个专供患者进行书写交流的小本子交给患者。

　　患者(情绪好转)在小本子上写下了:"谢谢你帮我解决了实际问题,刚才我的态度不好,讲了一些不该讲的话,希望你们不要放在心上。"

　　小李会心一笑:"没关系,只要您能够满意,我们就放心了。以后您如有什么困难,请随时找我们,我们一定会尽力帮助您的。"

　　患者写下:"好! 再次谢谢你。"

　　如上面情景中描述的那样:患者因气管切开手术,暂时存在语言交流障碍,护士小王虽然从管理的角度,对患者私用医院处方进行制止并收回。但是,小王没有换位思考,关心尊重患者的感受,没有做好解释工作,使沟通陷入红灯窘况。而护士小李懂得沟通中的红绿灯原理,果断地将小王推到一边,使沟通赢得了一种转机。同时,小李站在理解和体谅患者的立场,及时解决了护士小王未能发现的问题,使患者感受到理解和同情,化解了护患之间的矛盾。

　　当然在护理工作中,有时也会遇到个别缺乏修养的患者,在不合理要求未达到时谩骂护理人员,甚至恶语伤人。因此,在不被理解或被误解的时候,护理人员要用理智控制自己的不良情绪,本着不伤害原则、公平原则和有益于他人的原则,耐心、细致地做好解释工作,真诚地关心帮助患者,相信最终会得到患者的理解。

——摘自于 http://www.doc88.com/p-5425998901729.html

【拓展学习】

学会给患者一个"苹果"

　　一场突然而来的沙漠风暴使一位旅行者迷失了前进方向。更可怕的是,旅行者装水和干粮的背包也被风暴卷走了。他翻遍身上所有的口袋,找到了一个青青的苹果。"啊,我还有一个苹果!"旅行者惊喜地叫着。他紧握着那个苹果,独自在沙漠中寻找出路。

　　每当干渴、饥饿、疲乏袭来的时候,他都要看一看手中的苹果,抿一抿干裂的嘴唇,陡然又会增添不少力量。一天过去了,两天过去了,第三天,旅行者终于走出了荒漠。那个他始终未曾咬过一口的青苹果,已干巴得不成样子,他却宝贝似地一直紧攥在手里。

　　在深深赞叹旅行者之余,人们不禁感到惊讶:一个表面上看来是多么微不足道的青苹果,竟然会有如此不可思议的神奇力量!

　　护理人员也要学会不失时机地馈赠给患者一个满怀信念的苹果,比如疾病治疗的新进展,患者对亲人的爱和牵挂,患者尚未完成的事业等,与患者的距离就会无形地缩小。

静脉输液时如何沟通,以儿科为例说明一下:首先,应告诉输液的目的、注意事项,根据患者的年龄、外地人还是本地人,选择能理解的语言和方式。

1. 输液前

(1)年长儿:"乖妹妹,乖弟弟,现在阿姨要给你输液了,阿姨会轻轻地给你扎针,别怕,阿姨知道你是一个勇敢的孩子,我会让幼儿园老师给你戴大红花的哟。"

(2)学龄儿:"某某小朋友,你看那位小妹妹都没哭,阿姨知道你是一个优秀的小学生,输液可以使你早日康复,就不会影响你学习哟。"

(3)婴幼儿:"某某小朋友的妈妈,您好!现在准备给您的小孩输液,我和您一起准备一下,好吗?"

2. 穿刺失败时

(1)年长儿,可以说"唉,真对不起,阿姨给你打痛了,大人有时跟小孩一样,你们有做错题、写错字的时候,阿姨也有一针扎不上的时候,给阿姨一个机会,让阿姨重新扎一针,好吗?"

(2)婴幼儿,"某某小朋友的妈妈,给您的小孩添痛苦了,先休息一下,等孩子安静下来再输液,要么我另请一位来帮忙,行吗?"

3. 穿刺完毕时 当穿刺完毕离开病房时,"谢谢合作,我会随时来看你的,输液过程中若有什么不适或肿痛,请按呼叫器。"

4. 输液将结束时 当家属告诉输液快完了,若暂脱不开身,"谢谢您的提醒,对不起,请稍等一下,我马上就来。"

5. 输液完毕 "哟,小朋友真乖,今天输液结束了,阿姨会轻轻把针取掉,请不要动,行吗?"

综上所述,概括几点,我们的语言要给人以亲切,体现关爱,人文关怀,同时多观察患者的反应,做到倾听时耐心、观察时细心、护理时专心、沟通时热心。

总之,"护患沟通制"是提高医院服务质量具有划时代意义的创举,实施"护患沟通制",让患者真正"看"到、"听到"、"感觉"到护理人员的护理服务,真正做到让患者满意、社会满意、同事满意,同时也实现了自身价值。

——摘自于"医学教育网"

【思考与练习】

一、选择题

(一)单项选择题

1. 站姿交班时,交班者的手臂呈( )持交班本,身体挺直,报告病情时应声音响亮、口齿清晰、语调自然、语气得当,面部表情严肃认真。
   A. 90°   B. 60°   C. 70°   D. 65°

2. 晨间集体交接班一般都谁来主持( )
   A. 白班护士   B. 夜班护士   C. 护士长   D. 医生

3. 治疗性沟通是指( )
   A. 了解服务对象的问题和需要
   B. 交流双方对服务对象的问题的看法

C．介绍社会工作机构的功能

D．通过医生或护士与患者的交流、沟通,达到恢复和维持患者健康的目的

4. 下列哪项不是治疗性会谈的计划和准备阶段的内容（　　）

A．全面了解患者资料　　　　　　　B．向患者介绍自己

C．准备好会谈的环境　　　　　　　D．反馈会谈的内容

5. 当患者描述心绞痛发作时,面部表情呈现痛苦,使护士了解患者所承受的痛苦。这说明非语言对语言行为具有（　　）

A．补强作用　　　B．重复作用　　　C．替代作用　　　D．调整作用

6. 一位明天即将动手术的患者对护士说:"一想到上次术后我所经历的刀口疼痛,我就害怕得不得了。"请问:这种沟通属于下列哪一层次？（　　）

A．一般性沟通　　　B．事务性沟通　　　C．分享性沟通　　　D．情感性沟通

7. 王女士昨天刚做了双下肢截肢手术,早上护士进病房时发现她躺在床上暗暗流泪,此时护士的最佳反应应该是（　　）

A．伴装没看见　　　B．悄悄离开　　　C．询问同室患者　　　D．静静地坐在床边陪陪她

8. 下列哪一项患者的陈述需要护士进一步去澄清（　　）

A．我每天吸烟2包,已经5年了　　　B．我每天喝少量的酒

C．我每天只吃二两米饭　　　　　　　D．我痰中有血丝已经一个星期了

9. 护士人员与患者相互沟通的最佳时间是（　　）

A．患者入院时　　　　　　　　　　　B．患者出院时

C．患者病情好转时　　　　　　　　　D．患者表示出对沟通感兴趣时

（二）多项选择题

1. 健康指的是（　　）

A．身体健康　　　　　　　　　　　　B．心理健康

C．良好的社会适应能力　　　　　　　D．道德行为能力良好

2. 治疗性沟通时,护理操作用语由（　　）组成

A．治疗性沟通　　　B．操作前解释　　　C．操作中指导　　　D．操作后嘱咐

3. 晨间集体交接班包括哪些内容（　　）

A．患者总数,出入院、转科、转院　　　B．分娩、手术、死亡人数及新入院

C．重危患者、抢救患者　　　　　　　D．大手术前后或有特殊检查处理

4. 护士交接班包括（　　）

A．晨间集体交接班　　　B．床旁交接班　　　C．日常班次交接班　　　D．夜间交接班

5. 对医院住院病人的护理健康教育的内容有（　　）

A．入院教育　　　　　　　　　　　　B．住院期间的教育

C．住院制度的教育　　　　　　　　　D．出院及出院后教育

二、简答题

1. 在基础护理操作中护士应遵循哪些礼仪规范？

2. 临终患者护理中的沟通技巧有哪些？

3. 与老年患者沟通时应注意哪些方面？

4. 护士护理危重患者时如何注意护理礼仪和沟通方法?

选择题答案:

单项选择题:**1.** A **2.** C **3.** D **4.** D **5.** A **6.** D **7.** D **8.** B **9.** D

多项选择题:**1.** ABCD **2.** BCD **3.** ABCD **4.** ABC **5.** ABD

(吴 燕 韩明飞 徐建鸣)

第八章 多元文化和求职礼仪与沟通

【学习目标】

1. 知识目标

(1) 掌握文化、多元文化、文化休克、求职礼仪的定义;

(2) 熟悉文化模式、文化特征分类、文化功能的内容;

(3) 掌握文化休克的原因、分期表现及预防;

(4) 熟悉莱宁格跨文化理论的基本内容和目标;

(5) 了解文化与护理的关系,掌握文化护理的原则;

(6) 掌握多元文化背景下的护理人际沟通的策略和方法;

(7) 掌握求职礼仪的特点、方法和技巧。

2. 能力目标

(1) 能尝试与不同国家、民族、不同文化背景的患者沟通;

(2) 能理解影响文化休克的因素;

(3) 能帮助患者适应医院的文化环境;

(4) 能领会求职礼仪的方法和技巧,模拟成功获取到一份满意的工作。

【情景与思考】

因文化差异而发生的人间悲剧

2012年3月,山东招远市贾家庄子村的一赵姓女儿,在美国留学工作5年后,携夫回家探亲,却把姥爷、姥姥最想见的小外孙留在了天津。赵父因为全家曾为女儿读书备受艰辛,现在家里还有一个患癫痫病的儿子,为看病欠下一屁股债,向年薪6万美元的女儿开口要3 000美元,结果竟被拒绝。女婿的说法是:你是长辈,但不是皇帝。要钱是你的愿望,但能不能实现,不是你说了算。赵父多方努力无果,连到天津看外孙子的要求也被拒绝,气得赵老汉愤懑难抑,一怒之下,竟用斧头砸死了熟睡的女儿和女婿。最后,被处以死刑的赵老汉,在法庭上表示自己并不后悔,却在记者面前止不住老泪纵横……

按照西方文化,赵家女儿的做法和赵家女婿的说法都没有错,个人权利是神圣的,属于自己的事,谁也不能主宰;但在赵老汉看来,知恩图报是天理,亲情至上是天良,丧尽天理良心的人,天诛地灭。且不要用一句"法盲"就轻易消解了其中更深的意蕴。请想想,是何等激烈的心理冲突,才让赵父丧失了残存的最后一点理智?杀人偿命,无人不懂,别说舐犊之情,虎毒尚不食子,更何况是自己亲生的女儿,是全家省吃省穿供养成才的女儿,是全家全村为之骄傲的女儿!

思考:这场因文化差异而酿成的人间悲剧,应该如何避免发生?

第一节　多元文化护理的礼仪与沟通

随着医学模式的转变,以人的健康为中心的整体护理观已经成为现代护理发展的必然趋势。这种整体护理模式要求在对患者实施护理的过程中,综合考虑患者的生理、心理、社会、精神和文化等方面的因素。因此,掌握有关文化的内容以及文化与护理的关系,才能使护士明确不同文化背景患者的需要,准确地理解患者的各种行为,提供适合患者文化背景的护理,以达到满足患者文化需求的目的。

一、多元文化护理的概念和背景

(一)文化和多元文化

1. 文化(culture)　目前公认的文化定义是:"文化是在某一特定群体或社会的生活中形成的,并为其成员所共有的生存方式的总和,包括价值观、语言、知识、信仰、艺术、法律、风俗习惯、风尚、生活态度及行为准则,以及相应的物质表现形式。"

"文化"广义上是指人类社会历史实践过程中所创造的物质和精神财富的总和;狭义上一般泛指科学知识。文化是一个含义极广的概念,由于其内涵和外延的不确定性,导致对这一概念所下的定义历来莫衷一是。文化虽然看似包罗万象,但正如很多专家所认为的那样,大致可归纳出3个方面的含义,即观念形态、精神产品、生活方式,包括人们的世界观、思维方式、宗教信仰、心理特征、价值观念、道德标准、认知能力,以及从形式上看是物质的东西,但透过物质形式能反映人们观念上的差异和变化的一切精神的物化产品。此外,"文化"也还包括人们的衣食住行、婚丧嫁娶、生老病死、家庭生活、社会生活等诸多方面的因素。

(1)文化现象一般包含3个方面

1)物质文化:是一个社会普遍存在的物质形态,如机器、工具等。

2)精神文化:是指理论、观念、心理,以及与之相联系的科学、宗教、符号、文学、艺术、法律、道德等。

3)方式文化:是文化现象的核心和最基本的内容,包括生产方式、组织方式、行为方式、思维方式和社会遗传方式等。

(2)文化的特点

1)文化的多样性;

2）文化的传承性；

3）文化的兼容性。

（3）文化的分类

1）根据文化现象的不同特点分类

a. 硬文化：硬文化是指文化中看得见、摸得着的部分，如物质财富。硬文化是文化的物质外壳，即文化的表层结构。在文化的冲突中，相对来说文化的表层结构较易随着冲突而改变自身。

b. 软文化：软文化是指活动方式与精神产品，是文化的深层结构。在文化的冲突中，相对来说文化的深层结构则不易在冲突中改变，而最难改变的是深层结构中的"心理沉淀"部分。

2）根据文化的地位分类

a. 主流文化：主流文化是指统治阶层和主流社会所倡导的文化，代表了社会主要发展方向。

b. 支流文化：当一个社会的某一群体形成一种既包括主流文化的某些特征，又包括一些其他群体所不具备的文化要素的生活方式时，这种文化被称为支流文化。支流文化是仅为社会上一部分成员所接受的，或为某一社会群体所特有的文化，支流文化一般不与主流文化相抵触或对抗。

3）根据文化的固有性质及其与社会的关系不同分为专业文化和社会文化。

4）根据文化的功能属性分类：器物文化、制度文化、信息文化和人本文化。

（4）文化的功能

1）文化是社会或民族相互区分的标志：在不同国家、民族或群体之间，文化表现出来的本质区别要比肤色、地域、疆界等深刻得多。

2）文化使社会有了系统的行为规范：文化使一个社会的行为规范、观念更为系统化，文化能解释一个社会的全部价值观和规范体系，如风俗、道德、法律、价值观念等。

3）文化使社会团结有了重要的基础：文化使社会形成一个整体，这也称为文化的整合功能。社会上的各种文化机构都从不同的侧面维持着社会的团结和安定。

4）文化塑造了社会的人：没有人出生时就带有特定的文化特色，但具有学习文化、接受文化的能力，从而促进了个性的形成与发展，使个体能掌握生活技能，培养完美的自我观念和社会角色，并传递社会文化。

（5）护理与文化的关系

1）文化与护理之间的关系是互相存在的，伴随着文化的进步，护理也随之兴起，可以说文化的进步促进了护理的发展，推动了护理的成长。假如文化泯灭了，那可想而知护理就没有意义了，没有了护理的照料，那么就像一个很有知识的人却没有自理能力一样，尽管知识有了，但是却逃不过自然法则而被淘汰。

2）护理人员对服务对象的文化、人种、性别和性观念等保持敏感性，给这些不同文化背景或处境的服务对象，提供系列的、适当的、有效的与合适的健康关怀。文化护理能力和文化的结合，使得护理具有了现代存在的意义，一些高科技的护理仪器以及一些现代化的技术手段，和具有护理知识的护理人士的增加，护理变得越来越完整和越来越规范。

文化造就了护理业的辉煌，护理使得这个社会越来越健康，越来越和谐，人们生活变得越来越美好。文化的进步促进了护理的发展,推动了护理的成长,护理的成长也推进了文化的发展,相辅相成。

2. 多元文化(multi-culture) 多元文化是指由于不同国家和地区在地理状况、发展历史上的差异,导致价值观念、宗教信仰、审美观、风俗习惯、语言文字、伦理道德等方面都出现差异,因此产生了不同的行为规范,导致了不同的社会发展,构成了国家、地区与各民族之间的多元文化社会。

在人类社会越来越复杂化、信息流通越来越发达的情况下,文化的更新转型也日益加快,各种文化的发展均面临着不同的机遇和挑战,新的文化也将层出不穷。我们在现代复杂的社会结构下,必然需求各种不同的文化服务于社会的发展,由此就造就了文化的多元化,也就是复杂社会背景下的多元文化。

(二) 背景知识

文化是复杂的综合体,是社会中每个人所具有的,文化反映出一个民族的世界观和价值观。

不同的民族形成不同的文化,实际上同一民族因地区不同,对健康、保健、疾病、死亡、照料、护理等的认识和需求也不相同。不同的民族、不同的个体差异,影响和决定着自我意识、需求意识、价值的评判及其行为规范,并且影响到对健康和疾病的理解和求医方式的取向。

1. 东西方礼仪的差异

(1) 在对待血缘亲情方面:东方人非常重视家族和血缘关系,血浓于水的观念根深蒂固,在东方人际关系中最稳定是血缘关系;西方人独立意识强,相比较而言不太重视家庭血缘关系,更看重利益关系。

(2) 在表达形式方面:西方礼仪强调实用,表达率直坦诚;东方人以让为礼,凡事都要礼让三分,与西方人相比常显得更加谦逊和含蓄。

(3) 在礼品馈赠方面:中国人际交往重视礼尚往来,将礼物作为人际交往的媒介和桥梁;西方礼仪强调务实,在讲究礼貌的基础上力求简洁便利,反对繁文缛节和过分客套。

(4) 在对待老年人的态度方面:东方礼仪一般是老者、尊者优先,凡事讲究论资排辈;西方礼仪崇尚自由平等,在礼仪中等级观念没有东方那么突出,而且西方人独立意识较强,特别忌讳老。

(5) 在时间观念方面:西方人时间观念强,做事讲究效率;对中国人而言,时间观念比较淡薄,包括改变原定时间和先后顺序。

(6) 在对待隐私权方面:西方礼仪处处强调个人拥有的自由,在不违反法律的前提下将个人的尊严看得神圣不可侵犯;东方人非常注重共性,强调群体,强调人际关系的和谐,亲友邻里间的相互关系是一种富于人情味的表现。

2. 东西方社交礼仪共同遵循的原则

(1) 真诚尊重的原则;

(2) 平等适度的原则;

(3) 自信自律的原则;

(4) 信用宽容的原则。

二、多元文化护理的礼仪与沟通

(一) 文化休克

1. 文化休克(culture shock)的概念　文化休克又译为"文化震惊"、"文化震撼"。是指生活在某一文化环境中的人初次进入到另一种文化环境时所产生的思想混乱与心理上的精神紧张综合征;是形容人从熟悉的文化环境来到陌生领域,并了解或适应新的文化环境时所产生的一种精神紧张综合征,从而引起沮丧、无助、孤独和迷茫等的感受和体验。它主要表现在生物学、心理、情绪三方面的反应。其持续时间与个人调节和适应能力相关,一般为1~6个月,最长者可达1年甚至更长时间。

文化休克不是每个人都会经历的现象,但是它可能是大多数人一生中不止一次需要经历的。因此它是一个过程的产物,当它显现出来的时候,就表明了它存在的必然性,它对于个体交流和活动可以带来不良影响,但是通过努力,文化休克是可以避免的。

2. 文化休克的原因　引起文化休克的主要因素是突然从一个熟悉的环境到了另一个陌生的环境,从而产生以下几个方面问题。

(1) 沟通交流(communication):沟通是一个遵循一系列共同规则而互通信息的过程,包括语言沟通和非语言沟通。沟通的发生通常会受到文化背景或某种情景的影响。不同的文化背景下,同样的内容可能会有不同的含义,脱离了文化背景来理解沟通的内容往往会产生误解。

1) 语言沟通:语言沟通是人类用来交流信息的最常见、最重要的工具,但文化背景和文化观念的差异可能导致语言不通,如语种不同或应用方言土语,即使使用同一种语言,语言的各种形式因文化背景的影响而产生不同的含义。在中国,朋友之间互相询问年龄、工资都是常见的事情,很少有人会拒绝回答,但如果遇上西方国家的人也询问同样的问题,对方可能非常生气,认为年龄和工资纯属个人的隐私问题,所以可能导致沟通的中断。

2) 非语言沟通:非语言沟通是指运用非语言方式进行的沟通交流,通过身体运动、声音、触觉及运用空间等进行信息的传递。非语言性沟通的形式有身体语言、反应时间、空间效应、类语言等因素。不同文化背景下的非语言沟通模式不完全相同,所代表的信息含义也不同。

(2) 日常生活活动差异(mechanical difference):每一个人都有自己规律的日常生活活动,当一个人改变了文化环境时,其日常生活活动、生活习惯将会发生变化,需要去适应新环境下的文化模式,往往会使人产生挫折感。新环境下的住宿、交通工具、作息制度、工作环境等都需要人们花费时间和精力去适应,有时会给人们增加烦恼,从而引起文化休克。

(3) 孤独(isolation):孤独往往伴随着沟通交流而来。主要是对新环境感到生疏,又与亲人或熟悉的朋友分离或语言不通,因而倍感孤单、无助,产生焦虑和对新环境的恐惧。

(4) 风俗习惯(customs):不同文化背景的人都有不同的风俗习惯,一旦改变了文化环境,必须去适应新环境中的风俗习惯、风土人情。新环境中的饮食、服饰、待客、居住、消费等习俗可能与自身原有的文化环境不同,但又必须去了解和接受,这些文化的差异会使人短时间内难以接受,从而出现文化休克。

(5) 态度和信仰(attitudes and beliefs):态度是人们在长期的生活中通过与他人的相互作用、通过社会文化环境的不断影响而逐步形成的对事物的评价和倾向。信仰是对某种主张或主义的极度信任,并以此作为自己行动的指南。信仰主要表现在宗教信仰上。态度、信仰、人生的价值观和人的行为在每一个文化群体之间都是不同的,并受自身环境的文化模式的影响。

以上造成个体文化休克的 5 个因素使个体对变化必须做出适应和调整。当同时出现的因素越多、越强烈时,个体产生文化休克的强度越明显。

3. 文化休克的分期　当一个人离开熟悉的环境进入陌生的文化环境时,常常经历以下 4 期的变化历程(图 8-1)。

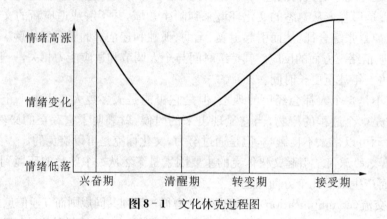

图 8-1 文化休克过程图

(1) 兴奋期(蜜月阶段)(honeymoon phase):当一个人刚刚到达一个渴望到达的新环境时,被新环境中的人文景观和意识形态所吸引,对一切事物都会感到新奇,此时人们往往渴望了解新环境中的风俗习惯、语言行为等,并希望能够顺利开展活动,进行工作。此期的主要表现是兴奋,如:一般的旅游者到一个陌生的地方或国家时往往会有此期的表现。

(2) 清醒期(沮丧阶段)(anxiety or rejection phase):此期个体的好奇、兴奋感已经消失,开始意识到自己要在新的环境中作长时间的停留,他必须改变自己以往的生活习惯、思维方式去适应新环境中的生活方式及新环境中的风俗习惯,此时个体原有的文化价值观念与其所处新环境的文化价值观念产生文化冲突,个人的信仰、角色、行为、自我形象和自我概念等会受到挫伤。尤其是当原定计划无法正常实施、遭遇挫折时,个人会感到孤独,思念熟悉环境中的亲人、朋友,会感觉新环境中的一切都不如自己熟悉的旧环境,会有退缩、发怒和沮丧等表现。此期是文化休克综合征中最严重也是最难度过的一期。

(3) 转变期(恢复调整阶段)(regression and adjustment phase):此期个人开始学习、适应新环境中的文化模式,逐渐了解、熟悉新环境中的"硬文化"和"软文化",采取一定的方式,如参加日常生活活动、庆祝活动等去修复自我,对发生的文化冲突不再认为是对自我的伤害。此期开始解决文化冲突问题。

(4) 接受期(适应阶段)(acceptance and adaptation phase):此期个人已完全接受新环境中的文化模式,建立起符合新文化环境要求的行为、习惯、价值观念、审美意识等。认为新环境和以往的旧环境一样令人舒适和满意,在新环境中有安全感,一旦需要再次离开新环境回到旧环境中,又会重新经历一次新的文化休克。如:我国许多早年移居国外的移民目前处于此期,如再返故里,反而会产生文化休克。

4. 文化休克的表现

(1) 焦虑:焦虑是指个体处于一种模糊的不适感中,是自主神经系统对非特异性或未知威胁的一种反应。焦虑有以下表现:

1) 生理表现:坐立不安、失眠、疲乏、声音发颤、手颤抖、出汗、面部紧张、瞳孔散大、缺乏目光的接触、尿频、恶心呕吐、特别动作增加,如:反复洗手、喝水、进食、抽烟等,心率增快、呼吸频率增加、血压升高。

2) 情感表现:自诉不安、缺乏自信、警惕性增强、忧虑、持续增加的无助感、悔恨、过度兴奋、容易激动、爱发脾气、哭泣、自责和谴责他人,常注意过去而不关心现在和未来,害怕出现预料不到的结果。

3) 认知表现:心神不定、思想不能集中、对周围环境缺乏注意、健忘或思维中断。

(2) 恐惧:恐惧是指个体处于一种被证实的、有明确来源的恐怖感中。文化休克时恐惧的主要表现是:躲避、注意力和控制缺陷。个体自诉心神不安、恐慌,有哭泣、警惕、逃避的行为,冲动型行为和提问次数增加,有疲乏、失眠、出汗、晕厥、夜间噩梦,以及尿频、尿急、腹泻、口腔或咽喉部干燥,面部发红或苍白,呼吸短促、血压升高等。

(3) 沮丧:由于对陌生环境的不适应而产生的失望、悲伤等情感。

1) 生理表现:胃肠功能衰退,出现食欲缺乏、体重下降、便秘等问题。

2) 情感表现:忧愁、懊丧、哭泣、退缩、偏见或敌对。

(4) 绝望:绝望是指个体主观认为个人没有选择或选择有限,以致不能发挥自己的力量。面临文化休克时,个人认为走投无路,表现为凡事处于被动状态,话语减少,情绪低落,对刺激的反应减少,感情淡漠,不愿理睬别人,被动参加活动或根本不参与活动,对以往的价值观失去信念,生理功能低下。

5. 影响文化休克的因素

(1) 个人的健康情况:在应对文化冲突造成的压力时,身心健康的人应对能力强于身心衰弱的个体。

(2) 年龄:处于学习阶段,生活方式、习惯尚未成型的儿童对生活形式改变适应较快,应对文化休克的困难较少,异常表现也较轻。相反年龄越大,已习惯的文化模式越难改变,不会轻易放弃熟悉的文化模式而去学习新的文化模式。

(3) 以往应对生活改变的经历:一个以往生活变化较多,并能够对各种变化很好适应的人,在应对文化休克时较生活上缺乏变化的人困难要少,文化休克的症状也较轻。

6. 文化休克的预防

(1) 提前熟悉新环境中的文化模式:在进入新环境之前,应提前了解、熟悉新环境中的各种文化模式,预防文化冲突时突然产生的文化休克。

(2) 主动接触新文化环境中的文化模式:进入新环境之后,应尽快接触、理解新的文化模式。在两种不同的文化发生冲突时,如果人们理解新环境中文化现象的主体,就会较快接受这一文化模式。

(3) 寻找有力的支持系统:在文化冲突中产生文化休克时,个人应积极寻求可靠、有力的支持系统,即正规的支持系统包括有关的政府组织或团体和非正式的支持系统包括亲属、朋友和宗教团体。

7. 文化休克的应对方法

(1) 文化移情:所谓文化移情(culture empathy),就是在跨文化的交际活动中,主体自觉地转换角色,改变文化立场,有意识地超越本土文化的框架模式,摆脱自身原有文化的传统积淀和约束,将自己置于另一种文化模式中,在主动地对话和平等地欣赏中达到如实感受,领悟和理解另一文化的目的。

文化移情是有效克服跨文化交际中经常出现的文化休克现象的有力武器。但应用文化移情需掌握以下原则：①需尊重和愿意体验并了解不同文化；②需掌握与不同文化交流所必需的文化知识；③需善于站在不同角度，尤其是从不同的文化角度观察和思考问题；④能够按照新的行为模式和思维方式进行跨文化交际。

（2）增加知识储备，提高自身生存能力：知识储备不足是造成文化休克的不可忽视的原因，古有"知己知彼"方能"百战百胜"，因此只有"饱读诗书"、"满腹经纶"方可在知己文化的同时也知彼文化，在迁移至新的文化领域前若是掌握了新文化领域的习俗、价值取向、道德观念、处事程序、办事规律等文化知识，就会很容易适应新文化环境，遭受文化休克的影响一定会比没有心理准备的个体要小得多。

（3）加强心理素质的锻炼，增加适应能力：个体要不断地加强自身素质的培养，尤其是心理素质，要养成乐观、向上、豁达、开朗的性格，遇事沉稳、坚强的个体，才能在困难和挫折压来时勇敢面对生活。到新的文化环境后，要树立从零开始的信念，以积极、乐观、宽容的态度迎接新的环境；抱着谦虚谨慎的态度，认真学习和汲取新文化中的精髓，尽最大努力去适应新文化。

（4）寻求和利用支持系统：个体在新的文化环境中要善于发掘和充分利用对自己有帮助的支持系统。在工作中要诚实、谦虚、尊重别人、热情积极、助人为乐；在交往中以诚相待、善解人意、和蔼可亲，妥善地处理新文化圈内的事物和人际关系，这样易于取得新环境中人群的接受和帮助，从而使自身加速适应新环境，减少文化休克的影响。

（二）住院患者的文化休克

患者住院面临文化环境的变化、社会角色的变化、思想负担加重，会产生一系列不习惯、不适应，甚至害怕、恐惧、焦虑的心理，表现出明显的文化休克，不同程度地影响患者身心的康复。

1. 引起住院患者文化休克的因素

（1）主观因素：个体成长和经历的文化背景不同，每个人都具备各自不同的文化模式，受到文化环境改变的刺激时，个体各自的反应也不尽相同。成长过程中经历的文化模式、文化环境越单一，改变新文化环境后，个体反应越强烈，受到文化休克的冲击就越明显，所以产生文化休克的强度是有个体差异的。

1）个体差异：每个人的年龄、职业、性格、生活环境、社会经历、文化修养不同，对同一种文化环境存在的理解和感受是不同的，因此遭受文化休克的程度也是不同的。

2）态度：态度是社会环境对人的不断影响和塑造，使人在长期生活和工作中形成的处事方式和思维方式。入院患者虽然所处的社会文化环境发生了改变，但由于他们的态度颇具稳定性，患者在处理医患关系、护患关系和病房的各种事情时，习惯于用自己长期已有的态度去看待、去思考、去处理。遇到与自身态度有违背的现象，心理会产生一系列反应，加剧文化休克的程度。

3）自尊与自信：健康的人一般都有强烈的自尊心，力求自强自立，即使短暂地与周围环境不能保持一致或遇到困难挫折，也试图展示自己不愿依附于他人的状态。当人们丧失健康、疾病缠身，要暂时放下自己的工作、学业、家庭时，就意味着是一种责任或义务的放弃，是一种不得已的屈尊选择，同时自信心也就大受损伤。

（2）客观因素:外界客观环境的影响,也是引起住院患者文化休克的主要因素之一。

1）物质文化方面的因素:医院是为了使疾病康复而成立的小社会,有其特殊的物质文化,如医院设置的门诊部、住院部、各个病区、药房、检查室、治疗室,对于新住院的患者都是陌生的,各种治疗仪器、监护设备、手术室特殊设置、病房为患者设置的生活设施、医院各种检查仪器,还有医生、护士、病友,一张张陌生的面孔,各种姿态和表情,再加上生活方式的改变,如每天只能吃集体的饭菜和陌生人打交道,等等。医院的所有这些物质文化与患者住院前的物质文化都是截然不同的,住院患者在住院初期往往感到生疏、紧张,这些就是导致文化休克的主要原因之一。

2）制度文化与疾病文化方面的因素:医院作为一个有着严明法规、纪律的社会机构,有一系列的管理方法和规章制度。患者从住进医院起,就成为医院的成员,医院负责其疾病的医治和康复。患者必须遵守医院的各项规定,自觉维护医院的秩序,服从医院的管理,接受约束。护士向患者进行入院宣教的内容中就有禁止吸烟、严格作息时间、探视时间、查房时间,要求自觉维护病房卫生与整洁,要求统一穿病号服,不能在病区大声喧哗、嬉戏打闹,不能私自离院等严格的规章制度,这些都是医院特殊的制度文化。这些制度文化常常使最初住院的患者感受到失去自由,受到拘束,在心理上引起不同程度的反应。

3）疾病文化:疾病文化是指在医院这个特殊的环境中,医务人员之间有自己的沟通交流系统,初入院的患者通常会在语言表达和交流方面受到一定的限制和约束,感到陌生,不适应。如医务人员常说的备皮、灌肠、鼻饲、雾化吸入、引流、胸透等医学中的专用术语,还有病房中危重患者的痛苦呻吟或疼痛表情,以及苍白的面孔、扭曲的肢体等都会刺激患者,使其情绪紧张、恐惧、焦虑,引起文化休克。另外患者初入院,周围全是陌生人,医护人员、工作人员都是陌生的,同病区、同病房的患者来自全国各地。使用的方言不同、语调不同、普通话不标准、病员之间交流困难,加上患者的流动性强,患者间关系是动态的,等等,这些人际关系方面的困惑都会引起住院患者文化休克的发生。

2. 住院患者文化休克的表现　由于住院患者来自不同社会层次,其成长过程、社会经历、文化修养、患病经历、性格特征、年龄、职业,以及个人的支持背景均不相同,每个人的心理活动与应激能力也不同,文化休克表现与程度也有所不同。

（1）焦虑:个体从自身熟悉的家庭环境或工作环境突然进入医院这个陌生的特殊环境,情绪上的不安是必然的,自主神经系统处于兴奋状态。

1）生理方面:心率比以前有所增快,血压有所增高,呼吸次数增加,坐立不安,紧张,日间疲劳,夜间失眠,尿频或尿急,食欲缺乏甚至恶心、呕吐。

2）情感方面:缺乏自信心、自卑、失落、神经过敏、多疑、在意别人的交谈、容易激动、动不动发脾气、哭泣,过多地重复话语或动作,经常询问医护人员自己的病情、感到无助。

3）认知方面:思想不集中、记忆力减退、健忘、思维中断,对周围有些事情缺乏应有的注意。

（2）沮丧:由于患者本身被疾病缠身、心情压抑,对医院病区缺乏了解,对病区环境设施或专业术语感到陌生,产生失望、悲伤、受挫的情感。表现为:

1）生理方面:食欲缺乏或恶心呕吐,体重降低,活动减少,便秘。

2）情感方面:忧愁、悲伤、封闭自己,活动减少,失望、退缩、愤怒、放任。

（3）恐惧:由于对疾病缺乏了解,对医院环境和医务人员、病友陌生或对治疗、护理措施缺乏认识,产生恐惧、害怕、紧张的心理;有的患者表现为痛阈值减弱,其他患者呻吟时,仿佛自己也很痛苦。

(4)绝望:患者通常是由于疾病症状较重,心理负担较重,社会支持系统不健全,加之生活方式、饮食方式或语言沟通障碍,对医院环境完全陌生,有强烈抵触、排斥,表现为:反应淡漠,处事被动,言语减少,垂头闭目,活动力减退,精神萎靡。

3. 减轻住院患者的文化休克　护士可以通过实施文化护理在内的整体护理,合理运用正性心理调节的方法和措施,使患者尽快渡过文化休克的第二期,到达文化休克的第三期,因为一旦患者转变到第三期,就意味着患者已走出文化休克最阴暗的阶段,开始重新修复自己、适应新的环境,能够理性地配合医务人员的治疗与护理,为早日身心康复提供了良好的心理条件。

(1)正确评估患者的文化表现与程度,做出护理诊断,制定具体对策。

1)护理评估:护士应针对患者的社会背景与心理状况进行评估,了解患者有无文化休克、文化休克的程度,以及导致文化休克的各种因素,为实施文化护理和正性心理调节提供可靠的依据。

2)护理诊断:根据护理评估的情况,确定具体的护理诊断。如"焦虑"、"沮丧"或"淡漠",但一般不直接作"文化休克"这样的诊断。

3)护理计划:文化护理必须体现整体护理的要求,满足患者身心、社会精神文化需求的本质,将各种文化渗透在护理过程中,以患者不同的文化为背景,运用患者文化中联络感情的成分,求得多元文化的协调,制定适当的护理计划。

4)护理评价:护理计划实施以后,将患者的反应和变化与护理目标相对比,并加以分析,了解目标实现情况及护理措施的可行性。然后重新做出评估,开始下一个护理程序循环。

(2)协助患者尽快适应医院病区环境和患者角色:医护人员在患者住院之初详细介绍医院和病区环境及规章制度,对患者和蔼可亲、热情主动,经常到患者床边询问情况,使患者感到如亲人般的亲切和温暖。调动病室住院较久的、病情轻的病友帮助新入院患者去适应环境,促进病友间相互了解、彼此帮助,使患者尽快转变角色。

(3)尊重患者的文化标准:住院患者来自不同的地域、不同的民族,其文化背景各不相同。医护人员要尊重患者不同的宗教信仰、不同的民族风俗,尊重患者的价值观念,多与患者沟通,使患者感到亲切、信任,建立良好的关系,积极配合治疗,早日康复。

(4)尊重患者的生活方式:饮食不习惯会出现食欲缺乏、抵抗力降低,不利于养病治病;作息规律打乱不利于患者体力精力的恢复,易疲劳、心情不稳定。因此,护士应注意在不影响疾病康复的前提下,根据患者的口味提供饮食,以满足患者的饮食习惯。治疗操作集中进行,避免一个患者在作检查时影响其他患者休息。

(5)治疗操作多解释、多沟通:沟通可以使患者放松心情,减缓文化休克的程度。患者来到医院后,对许多治疗仪器、治疗操作都非常陌生、紧张,在患者进行检查和治疗前医护人员应向患者解释清楚,该项治疗和检查的作用、疗效,以及要求患者如何配合、中间会出现的可能现象,嘱患者不要紧张等。应尽量使用通俗表达法,不用专业术语,消除患者心中的疑虑和恐惧。治疗和检查完应询问患者的感觉是否良好。

(6)利用支持系统:社会关系和家庭的支持可以降低患者的负性心理反应,提高心理健康水平,影响患者对治疗的依从性。因此,护士应鼓励患者信任自己的亲人,同时引导患者家属、朋友或同事对患者进行安慰、疏导和鼓励。

（7）开展病房温馨活动：将病房布置家庭化，如配备电话，使患者随时可与家人联系，不感到孤立无援；配备电视、报刊，以供患者消遣。在病房与患者共同欢度民族节日或病友生日，以促进友谊渗透，缩小心灵之间的距离。

（8）心理应对法：利用转移疏导疗法、反思法、精神发泄防卫法、意识自控法、兴趣诱导法、宣泄法等，使患者文化休克得到控制与减轻。

（9）专业辅助：大多数的住院患者通过以上的方法，可减轻或解除文化休克，但对个别文化休克严重者、应用护理措施无效的患者，可适当用镇定、安眠药物。如失眠一直未能得到纠正者，严重影响患者休息，精神萎靡，可遵医嘱在夜间临睡前服用地西泮（安定）片。

（10）因人施护：在对待特殊患者时，护理人员应灵活施护，如对黑种人进行皮试时，皮肤颜色会使皮试结果不易看清，操作时应在皮试区皮肤上作明显标记，以便观察。肢体感觉障碍的患者或偏瘫患者行静脉穿刺时，应选在健侧肢体，因为健侧肢体感觉灵敏，有不适时患者能及早发觉。

（三）文化背景

1. 文化背景的概念　文化背景是指一个人生活在其中的，由特定社会习俗、价值观念和信仰所组成的文化环境。文化背景是通过后天学习获得的，人们一旦接受和运用这样的文化，那么与这一特定文化一致的价值观也就同时形成了。它影响着人的信仰、价值取向和行为表现及处理各种事物的态度，也影响个体健康与疾病的概念和就医方式。文化背景中，尤以文化遗产和文化素质的影响最突出。例如，中医中药是中华民族的文化遗产，影响着许多中国人理解和治疗疾病。

2. 文化背景的影响　无论临床护理、家庭护理还是社区护理，护理工作的对象都是具有不同文化背景的人群。不同民族、不同地域的人们都有自己特殊的习惯模式、语言和家庭生活模式，以及对疾病的应对模式，只有结合他们的文化模式做出全面的护理评估，才能提供个体化的整体护理。

（1）文化背景影响疾病发生的原因：文化中的价值观念、态度或生活方式，可以直接或间接地影响某些疾病的发生。我国西北地区的人以豪饮为荣，以酒交友、待客，劝酒不饮被认为是无礼行为，结果发生乙醇成瘾和慢性乙醇中毒性精神障碍的发病率高于其他地区。有些少数民族地区近亲婚配，发育迟滞和精神分裂症等遗传病发病率较高。

（2）文化背景影响疾病的临床表现：不同文化背景的服务对象对疾病的临床表现方式也不同。

（3）文化背景影响患者对疾病的反应：不同文化背景的患者对同种疾病、病程发展的不同阶段反应不同。性别、教育程度、家庭支持等文化背景会影响患者对疾病的反应。

1）性别的影响：不同性别患者对疾病的反应不同。确诊癌症后，女性患者比男性患者的反应更加积极。因为中国文化要求女性贤惠、宽容，而只有心理稳定、能够容忍委屈和打击才能做到贤惠和宽容，所以当女性遭受癌症的打击时，能够承受由此产生的痛苦和压力，表现出情绪稳定和积极态度。而社会要求男性挑起家庭和社会的重担，在面临癌症时，男性认为自己没有能力为家庭和社会工作，从而产生内疚和无用感，感到悲观和失望。另外，我国文化社会更多地容忍女性表达各种各样的情绪，如当众哭泣得到怜悯和安慰；而男性不能转移自己的痛苦，转而把自己和他人、社会隔绝起来，出现程度不同的社交障碍。

2）教育程度：教育程度会影响患者对疾病的反应。一般情况下，教育程度高的人患病后能够积极主动地寻求相关信息，了解疾病的原因、治疗和护理效果。教育程度低的人认为治疗和护理是医务人员的事情，与己无关。病情恶化时，会抱怨医务人员，更换求医途径，开始寻求民间偏方，有时还会由于认知错误导致情绪障碍。

（4）文化背景影响患者的就医方式：文化背景和就医方式有密切关系。个人遭遇生理上、心理上或精神上的问题，如何就医、寻找何种医疗系统、以何种方式诉说困难和问题、如何依靠家人或他人来获取支持、关心、帮助等一系列就医行为，常常受社会与文化的影响。

1）宗教观念：宗教观念影响着人们的就医行为。例如，我国某些少数民族信奉的宗教认为疾病是鬼神附体或被人诅咒，所以对患者的治疗首先请宗教领袖或巫医"念经"或"驱鬼"，祈求真主保佑，使患者免除灾祸。当上述措施无效、病情严重时才送到医院救治。

2）经济条件：患者的经济条件会影响患者的就医方式。经济条件好的人出现健康问题后会立即就医，而经济条件较差的人则会忍受疾病的痛苦而不去就医。

（5）文化背景影响患者对死亡的认识：死亡是生命的终结，而对生命终结的认识与社会文化密切相关。中国传统文化对死亡的观点包括：

1）中国传统的死亡心态文化：包括死亡心理文化和死亡意识文化。例如，对待死亡的态度、临终时所关心的事情、对待自杀的态度、死亡价值观等。

2）中国传统的死亡行为文化：包括不同民族的居丧习俗（如临终关怀习俗、哭丧习俗）、不同民族的埋葬方式（如土葬、火葬、水葬、天葬等），以及不同的埋葬制度、丧礼及丧服制度。

（四）多元文化护理的理论

跨文化护理（trans-cultural nursing）：通过文化环境和文化来影响服务对象的心理，使其能处于一种良好的心理状态，以利于疾病康复。

1. **理论发展的背景**　莱宁格（Madeleine Leininger）是美国著名的跨文化护理理论学家。代表著作：《护理与人类学：两个交织的世界》、《跨文化护理：概念，理论和实践》、《照顾：人类的基本需要》、《关怀：护理与健康的本质》、《文化照顾的多样性与普遍性》等。

2. **理论的形成**　20世纪50年代，从事人类文化护理研究的护理专家莱宁格在"儿童指导之家"工作时，通过对儿童行为观察发现，儿童中反复出现的行为差异是由于不同的文化背景所造成的。这次经历及其后的系统性研究，创立了"跨文化护理理论"。其理论前提是具有各种文化的人们不仅了解且规定了他们理解和解释护理保健的方法，而且把这些经验和理论与他们的一般健康观念和实践联系起来。

3. **理论的基本内容**

（1）文化照顾是人类生存的必需条件：文化照顾是人的一种天性，是人类文明社会形成、生存、发展壮大的基础及必需条件。

（2）世界上不同文化的民族具有文化照顾的共性和特性：不同文化背景的人有不同的照顾体验，因而就会形成这种文化所特有的一种照顾模式。

（3）文化照顾分为普遍照顾和专业照顾。

4. **莱宁格理论的目标**　莱宁格理论的目标是为个体、家庭和群体的健康提供与文化相应的护理照顾。多元文化护理的目标是拓展护理的文化内涵，使护理专业理论和实践包括护理观念、护理计划和护理日常活动都以文化为基础，多元文化护理将是今后护理理论与实践最重要的领域之一，跨文化护理是护理学的一个亚领域。

5. 跨文化护理模式 "日出模式"包含以下 4 个层次(图 8 - 2):
(1) 世界观与文化和社会结构层;
(2) 文化关怀与健康层;
(3) 健康系统层;
(4) 护理照顾决策与行为层。

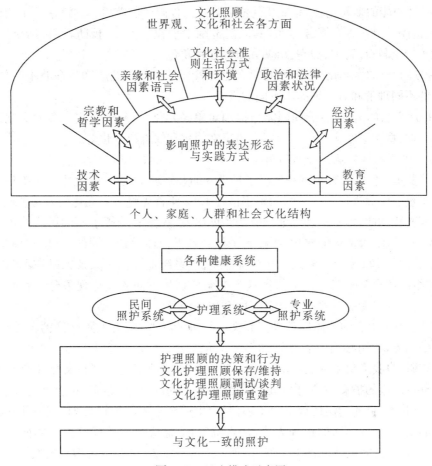

图 8 - 2 日出模式示意图

(五) 多元文化护理的礼仪与沟通

在传统护理模式向整体护理模式转变的过程中,将多元文化护理应用到临床护理实践中,标志着护理工作对人的进一步深化。

1. 多元文化护理的定义 多元文化护理是指护士按照不同护理对象的世界观、价值观、宗教信仰、生活习惯等采取不同的生活方式,满足不同文化背景下的健康需要。将多种文化渗透到护理工作中,对患者施以全程、全方位、多媒体的护理,以利于疾病的康复。多元文化护理模式是一种高层次的护理模式,它的本质是满足患者身心、社会、精神、文化的需求,是将民族文化、传统文化、饮食文化、现代文化等各种文化渗透到护理过程中,制定护理计划、实施护理程序,以缓解文化对患者的冲击。

2. 多元文化护理的特征

(1) 护理学科理论体系的多元化：护理学是自然科学、社会科学、人文科学、伦理学等多学科知识相互渗透的一门综合性应用学科，其理论基础具有多元性。此外，护理的对象是人，是处于社会生活中的相互不同、彼此有联系有沟通的人。人类有其固有的生老病死发展规律，护理学正是通过研究社会、自然、教育、心理、人文、伦理等多种因素对人及人体健康的影响，从而达到对患者实施整体护理，促进健康的目的。

(2) 护理职能的多元化：多元文化的演变将过去仅限于医院机构的需求所形成的护士角色，扩大到医院—社区综合服务体系，其职能范围不仅包含治疗、预防，还包括康复和保健，并同时赋予护士教育、管理、护理、协调和研究多种角色。

(3) 护理对象的多元化：个体不同的文化背景会导致其对健康和生命有不同的认识，以及对死亡的不同理解和对护理提出不同的需求。

(4) 护理方法的多样性：护理职能与护理对象多元化的特点，决定了多元文化护理方法的多样性。如：病房家庭化、环境园林化、语言文明化和饮食科学化等。

3. 多元文化护理对现代护理的影响

(1) 对多元文化的研究丰富和发展了护理学的基础理论：多元文化研究对护理学的纵深发展产生了重要的促进作用。美国的莱宁格在1965年首先将多元文化引入到护理学中。她在研究民族文化的同时，从护理专业独有的角度出发，观察和分析了不同民族的传统看护和对健康、疾病、信念、价值观的差异性，提出了得到世界护理学者认同的"日出护理模式"。在此基础上，美国的Larry指出多元文化护理能全面、系统地评估个人及家庭在不同文化情况下需求的"组织性概念框架"，护士依据这个框架分别从不同的文化现象分析和研究患者的需求，从而达到与患者的有效沟通与良好的合作。

(2) 以患者为中心的整体护理是多元文化护理的核心：随着人际交往的世界化，护理和保健已打破国界，我们必须引入和增加多元文化护理，才能完善以人为中心的整体护理内涵。社交障碍、自我形象紊乱、青年人的"心比身老"、精神困扰等都是文化冲突所带来的影响康复和维持健康的护理问题，我们必须根据患者不同的文化、心态，对患者的生活方式、文化信仰、经济状态、目前的病情等全面了解，制定出适合个体的护理计划。对不同肤色、不同文化背景的患者，采取不同的护理方式，从入院安排、适应病房环境到生命体征观察直到临终关怀等，一切从患者的实际需要出发，增加人文服务意识，就会取得满意的效果。

(3) 多元文化形成多元化的护理管理：社会进入以人为本的时代，多元文化护理既包括以患者为中心的护理，同时也应注意护理工作者本身对多元文化的认识与理解。多元文化的护理管理应强调二者的统一，我们在强调以患者为中心的整体护理同时，护理管理者也应了解每个护士的多元文化，关心帮助、尊重每个人的价值观、职业行为，增强其道德规范认识。在此基础上，把职业的责任和义务转化为责任感，形成良好的责任意识、关爱意识，使管理与被管理在护理活动中相互统一，共同提高护理专业的价值取向和职业行为。

(4) 多元文化已纳入到护理教育中："他山之石，可以攻玉"。在国际多元文化护理研究的影响下，我国护理教育工作者已逐步将多元文化与多元文化护理教育融入到护理教育课程中，既丰富了护理教育的内容，又推动了多元文化护理在我国的发展。

4. 多元文化护理应遵循的基本原则

(1) 综合性原则：在住院患者的护理过程中可以采取多方面的护理措施，如饮食护理、心理护理、支持护理等综合方法,使患者尽快适应医院的文化环境。

(2)教育原则:患者在住院期间往往有获得有关疾病信息知识的需求,护士应根据患者的文化背景(接受能力、知识水平),有目的、有计划、有步骤地对患者进行健康教育。可以采用个别或集体指导方法,通过讲解、板书、多媒体、宣传册等形式,进行疾病的预防、治疗、护理和康复知识宣传,使患者正确认识疾病,积极参与疾病的治疗和护理过程。

(3)调动原则:文化护理的目的之一就是调动患者的主观能动性和潜在能力,配合患者的文化需求,调动患者的参与意识,使患者积极配合疾病治疗和护理,做一些力所能及的自护,对疾病预后充满信心。

(4)疏导原则:在文化护理中,出现文化冲突时,应对患者进行疏导,使其领悟并接受新文化护理。

(5)整体原则:实施护理时,不仅要考虑到患者本人的因素,还应评估其家庭、社会因素,争取得到各方面的合作和支持,帮助患者适应医院的文化环境。

5. 多元文化护理对护士素质的要求　首先要提高思想认识,提高护理人员的素质水平,要求护理人员有扎实的医学护理基础理论、熟练的护理技能和父母之心的态度为患者解除病痛、增进健康;其次要掌握心理知识和人文知识,不断学习,积累经验,掌握更丰富的语言和非语言交流技巧,使护士的文化知识比较全面性和多元性,尽最大的可能满足患者的身心需求,以消除陌生的语言环境对患者的不良影响,也避免因为语言等问题导致护理差错的发生。

(1)更新护理观念,改变护理教育模式。

(2)将多元文化与护理程序结合起来。

(3)将健康宣教实施于整体护理之中。

(4)从多元文化的角度理解、尊重患者并护理患者。

(5)掌握人际沟通的优化原则。

6. 多元文化护理的策略

(1)满足患者文化需求的护理策略:护理措施应结合患者的文化背景,以满足患者的文化需求。

1)理解患者的求医行为:了解患者对医院、医生、护理人员的看法与态度,结合患者对治疗和护理的期待进行护理。例如,有些患者因缺乏医学知识,认为只要舍得花钱吃药、治疗即可,却轻视护理效果。但临床上有许多身心疾病单靠吃药往往不能完全解决健康问题,也改变不了患者情绪和人际关系。因此,护士应根据具体情况进行健康教育和指导,以取得患者的合作。

2)明确患者对疾病的反应:护士在实施护理的过程中,应动态地了解患者的健康问题,以及患者对健康问题的表达和陈述方式。东方文化强调人与人、人与自然之间的和谐。当人们的心理挫折无法表露时,往往把它压抑下来,以身体的不适如头疼、胃口不好、胸闷等作为求医的原因。但如果进一步地询问,大多数患者会描述自己内心的困扰、人际关系和文化的冲突。护理人员应通过对患者的临床护理工作,与患者建立良好的护患关系,进一步明确患者的社会心理问题,制定相应的护理措施,与患者、患者家属一起共同完成护理活动。

3)建立适合文化现象的护患关系:护士需要考虑以下三点:①及早建立良好的护患关系:在人际关系中,患者把接触的人分成"自己人"和"外人",并区别对待。对"自己人"较信任,畅谈心事,期待关心;对"外人"则保持距离,不够信赖。护理的关键在于能够与患者建立起有治疗性的护患关系,尽早成为患者的"自己人",取得患者的信赖与合作。②理解患者的行为:不少患者由于受到文化观念的影响,对护理人员持有双重态度,即想依赖和不愿意依赖的复杂心理。患者一方面对护理人员的权威性如经验要求过多,依赖性很强,期望护理人员替自己解除困难;另一方面不一定听从护理人员的意见和安排,同一问题会同时要求医师或其他医务人员解决。护理人员应理解患者对待护理人员的态度和行为,满足患者的文化需求。③重视患者的心理体验和感受:护理人员不能因为患者使用了与护理人员不同的文化模式来解释事情的发生及健康问题就认为患者荒唐、可笑,甚至认为患者不可理喻而不理睬患者。例如,一个人身体不适,他认为是死亡亲人的灵魂附身,此时护理人员要根据患者的年龄、知识结构等文化背景与患者沟通,了解患者的心理与行为。

(2) 帮助患者适应医院的文化环境的策略:患者因疾病而住进了医院,离开了原来所熟悉的生活及工作环境而进入陌生的医院环境,可能会出现不同程度的文化休克。在健康服务系统里,护理人员是帮助患者减轻、解除文化休克的最重要的成员,也是帮助患者尽快适应医院文化环境的专业人员。因此,护理人员在护理过程中应尊重不同文化背景下患者的文化要求、健康—疾病的观念、信仰和行为方式,向患者提供多层次、多体系、多方位、高水平、有意义和有效的护理服务,以预防和减轻住院患者的文化休克,使其适应医院的文化环境。

1) 帮助患者尽快熟悉医院环境:通过入院介绍使患者尽快熟悉和了解医院、病区、病室的环境、设备、工作人员、医院的规章制度等医院的文化环境。

2) 建立良好的护患关系:护理人员应了解沟通交流中文化的差异,使用语言和非语言的沟通技巧建立良好的护患关系,帮助患者预防和减轻住院引起的文化休克。在医院的环境中,医护人员使用的医学术语,如医学诊断的名称、化验检查报告、治疗和护理过程的简称等,可以造成患者与医护人员之间沟通交流的障碍,如备皮、灌肠、导尿、胃肠减压、闭式引流、空肠造瘘、房缺、胆囊造影等医学名词常使患者对自己疾病的诊断及检查的结果迷惑不解,感到恐慌,甚至产生误解,加重了患者的文化休克。

3) 尊重患者的风俗习惯:①饮食方面:我国满族、锡伯族禁食狗肉;蒙古族禁食牛肉;回族、塔吉克族、维吾尔族等民族信仰伊斯兰教,禁食猪肉,每年九月斋戒期间从黎明到日落禁止进食和饮水。②特殊忌讳:南方人忌讳数字"4",认为是"死"的谐音,不吉利,所以在安排床位上应尽量避开患者所忌讳的数字。③民族习俗:有的民族术前不愿剃阴毛;有的民族手术前要进行祈祷等。此外,在病情观察、疼痛护理、临终护理、尸体料理和悲伤表达方式等方面要尊重患者的文化模式。例如,应对信仰伊斯兰教的患者尸体进行特殊的沐浴。不同性别的人表现悲伤的方式不相同,男人多保持沉默来怀念死者,女人则哭泣并需要别人安慰和支持。

4) 寻找支持系统:家庭是患者的一个重要支持系统,因此护理人员应了解患者的家庭结构、家庭功能、亲子关系、教育方式等情况,利用家庭的力量预防文化休克。例如,住院儿童的护理中,可充分利用父母的爱心和责任心,依靠他们帮助住院儿童克服孤独感,表达感情和困难,并应对和解决问题。

5) 注意价值观的差异:护士应注意不同文化背景患者的价值观念差异。例如,在道德观念上,中国人主张"孝道",对住院的老年人往往照顾得无微不至,为了尽孝,包揽了所有的生活护理,却使得老年人丧失了自我、自立,作为护士应顺应老年患者、患者家属的价值观念,满足他们的自尊心和愿望。

6) 遵循文化护理的原则:综合性原则、教育原则、调动原则、疏导原则、整体原则。

第二节　求职礼仪与沟通

【情景与思考】

　　某外企招聘一位中层管理人员,应聘人员较多,有公务员、职员、大学生等。主考官问了一个问题:"你们有什么缺点?""我工作过于投入,人家说我是工作狂"一位学生不加思考脱口而出。"这是你的优点,请说你的缺点",学生没有觉察考官态度上的细微变化,继续说:"我是个急性子,为人古板,又好坚持原则,易得罪人……"考官"嘿"了一声,面呈不悦之色,手一挥终止问话,结果可想而知。

　　思考:许多人仗着聪明,往往不等招聘官把话问完,中途插嘴,因此发生错误,这也是有失礼貌,此学生靠隐藏在"漂亮"技巧后的虚伪去掩饰自己,不仅显得滑头、虚伪,而且必定惹人反感。实际上适当的透露自己的缺点,正视自己,表现出恰当的礼仪风范,会更受欣赏。

　　随着我国社会主义市场经济建设的迅速发展,人才的流动已经越来越频繁。自主择业、双向选择也已成为更多毕业生的选择。求职者在具有良好的专业素质的前提下,掌握必要的求职礼仪规范也是不容忽视的,它对求职的成功与否起到举足轻重的作用。

一、求职礼仪与沟通的特点和类型

　　良好的礼仪修养是人际关系的润滑剂,无论在何种情况、何种地点,礼仪规范都是不可缺少的。特别是求职者在求职的过程中,展现出良好的礼仪修养,往往会使求职达到事半功倍的效果。因此在求职的过程中,不但要注重展示个人的知识、能力的道德修养,而且还要通过展示个人的礼仪修养来反映个人的综合素质,以使自己在竞争中脱颖而出。

(一) 求职礼仪的概念

　　求职礼仪是公共礼仪的一种,是发生在求职过程中的一种社交礼仪,即求职者在求职过程中与招聘单位接待者接触时,应表现出来的礼貌行为和仪表形态规范。它体现在求职者的仪表、仪态、言谈、举止以及应聘者的书面资料方面。良好的求职礼仪可以展示出求职者的整体素质。

(二) 求职礼仪的特点

　　1. 具有广泛性　我国作为人口超级大国,有着极其丰富的劳动力资源。每年都有大量的新增人口、大中专院校毕业生源源不断地进入劳动力市场,在今后相当长时期内,还会有越来越多的人,为了给社会做出自己的贡献,为了实现自我的人生目标,而需要求职。因此说求职礼仪具有广泛性。

2. 具有时机性　尽管求职者在与招聘者接触之前做了大量的准备工作,但求职结果往往取决于双方接触的短暂时间内。尤其是面试求职,往往一个简单的照面,录用与否就已成定局。所以要想在众多的应聘者中脱颖而出,抓住第一次见面的时机是至关重要的。

3. 具有目的性　招聘与应聘双方的目的都非常明确。招聘方的目的是希望能招聘到综合能力强、整体水平高的人员。招聘者通过对求职者的仪表、言谈、行为礼仪的观察,形成第一印象,并把这些作为是否录用的重要条件。求职者的目的更为直接,希望自己的言谈、举止和行为能给对方留下最佳的印象,从而促使求职成功。

(三) 求职礼仪的种类

根据招聘单位的机制、工作性质、招聘形式的不同,求职的形式可以分为书面求职、面试求职以及网络求职等多种类别。相应地求职礼仪也大体分为 3 种形式,即书面求职礼仪、面试求职礼仪和网络求职礼仪。3 种形式可以单一出现,也可以综合出现。例如,一些招聘广告中,明确提出只须寄出书面个人简历,谢绝上门拜访。而一般用人单位往往是在审核书面材料的基础上,再加以面试,面试合格后才能获得相关职位。无论是何种形式的求职,正确恰当地运用求职礼仪规范,是促使求职成功的重要因素。

二、书面求职礼仪和沟通

求职最常见的形式之一就是书面求职。书面求职一般情况下是求职者向用人单位呈递"求职信",得到用人单位约请后,再递交一份完整、系统地反映个人面貌的"个人履历"和"附参考资料"等。书面求职虽是一份写在纸上的"自我介绍",但它却能以无声的语言起到自我宣传、自我推销和说服招聘单位录用的作用。因此对于求职者而言,书面求职显得至关重要。

(一) 书面求职材料的写作要求

1. 外观整洁、格式规范　书面求职材料作为首次与用人单位接触,传递个人信息的正式文件,是求职者真实、完整、准确的信息反映。在格式化的基础上完成相关内容的陈述时,其书写款式、字体种类、字迹色彩、书写材料的外观等方面均不可忽视。书写款式要大方、自然;求职信中的称谓、开头应酬语、正文、结尾应酬语、祝颂词、署名及时间等,都应合乎一般书信的写作规范,注意其结构、层次、顺序和书写格式。用纸用料、笔墨颜色也要体现应有的礼节礼貌。信纸要选用白色、质地优良的纸张,避免色彩娇柔或印有卡通图案的信纸,做到庄重、整洁、大方。笔墨应以黑色、蓝色为好,不要用圆珠笔,以免被认为不严肃。红色笔书写或打印,意味着绝交,应禁止使用。

2. 字迹工整、词句精炼　书面求职材料主要靠文字来表达其内容,文字书写不仅要让人看懂,还要让人看着赏心悦目、心情愉快。这也是直接体现求职者的礼貌和尊重他人美德的方式之一。书面求职材料要做到字迹工整、清晰,用词规范,禁止错别字、漏字和涂改,以免给人留下不严肃、不踏实、草率马虎、不尊重他人的不良印象。书面求职材料中的词句要准确、通顺,条理要清晰、简洁,避免拖沓冗长乏味的叙述。书写时不要矫揉造作,故意堆积华丽的辞藻,以免给人留下浮夸的印象。

3. 实事求是、真诚取信　书面求职材料是自我能力展示的广告,通过阅读,可以使用人单位获知求职者能做什么? 为什么能做? 怎么做? 等方面的信息。所以求职信一定要提供令人信服的事实,要真实地概括个人的基本情况、学历、资历、能力和求职动机。重点强调自身的优点和强项,至于自己的不足或弱项,可在适当的时机一带而过。但千万不要把自己吹嘘成无所不能的求职者,以免给招聘单位留下浮夸的印象。

(二)求职信的写作方法

求职信是个人求职意愿的反映,虽然没有十分严格的格式,但一般都由开头、主体部分和结尾3部分组成。

1. 开头部分　说明写信的目的。一般包括称呼、问候语、求职缘由和意愿等。称呼要写用人单位的全称,问候语一般写"您好"。求职缘由和意愿要根据具体情况而定。如果是看到用人单位的招聘信息而应聘的,称之为"应征性求职"。该类求职是应用人单位招聘广告而写。所以应该首先说明是在什么地方看到目标单位的招聘广告,然后说出你对该工作的兴趣,并肯定你能满足招聘广告所提出的各项要求。如果没有以上原因,而直接向用人单位申请者,称之为"申请性求职"。申请性求职信,开头可直接写该封求职信的具体目的,表明自己想寻找什么样的工作和自己所具备的从事该项工作的知识和能力。

撰写开头部分时要注意应用一些写作技巧,以便在开头部分就能抓住目标单位的注意力。常见的求职信开头的书写方法有以下几种:

(1)赞扬目标单位近期取得的成绩或发生的重大变化,同时表明自己渴望加盟的愿望。其中如果能提及一两位能使目标单位敬仰的人,便更能引起对方的注意。

(2)根据目标要求的技能,简要陈述自己的工作能力,表明自己有足够的能力做好此项工作。

2. 主体部分　是求职信的主要部分,需详细阐述求职者的资格和能力,重点概述自身所具有的对目标工作有用的知识和技能。内容主要包括:求职资格、工作经验、相关社会经历和个人素质等。另外,如果目标单位在招聘时要求写明薪金待遇,作为求职者,应该在这一部分提出对薪水的要求,对于该类问题求职者一定要做到心中有数。薪金要求过高,会把对方吓跑;薪金要求过低,又有"自身微不足道"之嫌。薪金的数目应该根据自身能力和市场行情而定。最后应该提及一下求职者的个人简历,提醒对方查阅附加资料,以进一步加强目标单位对求职者的注意。

3. 结尾部分　往往请求对方给予面谈机会。写作口气要自然,不可强人所难。以下是一求职信示例:

　　××护理部主任:

　　您好!

　　前几天从贵单位人事部门获悉贵医院护理部招聘专科学历护理人员的信息,本人不揣冒昧,写此信求职,望您在百忙之中能予以考虑。

　　本人就读于××大学护理专业,系统学习了医学基础知识、护理基础知识和护理临床知识,特别是学习了有关现代护理学的专业知识,如护理礼仪、护理专业英语、护理管理学、护理科研、社区护理、护理评估等课程,学习成绩优秀,曾连续三年获得校级一等奖学金。计算机已通过国家级二级,英语已达到四级水平。

　　在××医院实习的一年当中,本人积累了一定的临床工作经验,培养了良好的人际沟通能力与管理协作能力,具有较好的团队精神。如果我有幸加入了贵医院,我将在您的领导下和大家一起为提高医院的护理质量竭尽全力做好工作。

我的个人简历与相关材料一并附上,诚望您能给我面试的机会。谢谢!

此致

敬礼!

求职人:×××

××××年××月××日

(三) 个人简历的写作方法

写个人简历要尽可能做到格式化,因为个人简历不仅仅是一份资料,同时也是向用人单位进行自我推销的商业性文件。按照具体格式进行书写,一方面有助于强调个人简历的重点,使材料简洁明了,具有较强的说服力,另外一方面也可以避免内容的遗漏。个人简历一般包括3个主要部分:介绍个人情况;说明本人求职目标、资格和能力;附加参考性资料。

1. 介绍个人情况 这一部分是把自己的基本情况做一简单介绍。用一目了然的格式、简洁的语言说明个人基本情况,主要包括:姓名、性别、民族、政治面貌、籍贯、最后学历、通讯地址、联系方式以及求学和工作经历等。撰写时要注意以下几个方面:

(1) 姓名:必须和其他相关资料和证件如身份证、学生证、毕业证等相吻合,文字保持一致,以免引起招聘单位的误解和不必要的麻烦。

(2) 性别:该项目不要忽略,要及时填写。

(3) 年龄:注意要和身份证的年龄相符。

(4) 联系方式:一定要填写在对方工作时间内便于找到的方式。目前一般填写内容更多为电话或邮箱,如果填写电话,最好填写自己随身携带的手机号码;如果是邮箱,求职者一定要经常打开邮箱查阅,以免错失良好机会。另外通讯地址一定要详细填写,以免耽误进一步的应聘。

(5) 照片:个人简历一般都要求应聘者附贴免冠照一张。照片应为近期照,并能体现出求职者的端庄大方,切不可随手贴上一张学生照或生活照,以免给人以不严肃、漫不经心、办事马虎之嫌。

2. 说明本人求职目标、陈述求职资格和能力

(1) 求职目标:求职目标是指求职者所希望谋到的工作岗位。该项可以用一两句简短、清晰的话来说明。求职目标要尽可能充分体现自己在该项方面的优势和专长,尽可能把选择目标陈述到具体科室或部门,以增加被录用的机会。如写"本人性格外向,具有良好的人际交往和有效沟通的能力,能胜任产品的市场开拓工作",就比"本人有较强的综合素质和能力,可以胜任多方面工作"更具体、更有针对性,也更有助于招聘单位进行筛选和安排工作。

(2) 求职资格和工作能力:这是个人简历的重要组成部分。该部分陈述语气要积极、坚定、中肯、有力,以具有相当强的说服力。可以适当列举一些具有说服力的自身事例,但不要让人产生疑问。其中学历、工作经历及相关的资料信息是这一部分的主要内容。如果是应届毕业生,受教育的经历就是主要优势,应该详细进行以下陈述:

1) 按时间顺序——列出自初中到目前最后学历每一阶段学习的起止日期、学校名称、所学专业、各阶段证明人、是否曾经担任学生干部等具体职务;

2) 特别要醒目地列出与目标单位所招聘的岗位、专业、能力或要求相关的各种教育、训练及所取得的成绩;

3) 要标明或列出在上学期间所获得的各项奖励和荣誉。另外,对于一些比较注重实践

经历的招聘单位,一定要将上学期间的实习、兼职或社会实践等经历一一列出。对于一个学生而言,在校期间参加或组织的各项社会活动对他无疑是一笔相当丰厚的财富。它可以表明自身的组织能力、交际能力、创造能力等综合素质。写好这一部分,充分而又得体地表现自己,无疑会为求职的成功助一臂之力。

如果是再就业,以往的工作经历则是求职的主要优势,因此对工作经历的陈述就要作为重点。陈述经历一定要真实全面,按时间顺序把每一阶段的工作情况列出,包括工作单位、工作起止时间、工作部门、具体工作岗位、所取得的成绩,等等。填写时要注意以下几个方面:

1)工作单位:一般情况下要详实填写,如果不方便透露可仅说明目前工作单位的性质,如"省级中学"、"广告公司"等。

2)工作部门:要说明具体的工作性质、职务和职责,不要过于笼统,但也不要过分把自己的重要性描述得远远超过实际情况,以免有浮夸之嫌。

3)工作成绩:最能展示个人能力的恐怕莫过于工作当中所取得的成绩和荣誉,这一部分也是用人单位最为看重、看得最多的。所以表述时一定要注意表述有力。

4)如果有其他特长,在介绍该特长时,一定要注意将该特长与招聘目标联系起来,并说明该特长与目标工作的关系和作用。这样也能增加被录用的机会。

3. 附参考性资料　为增加简历的真实性和可信性,可在结尾附上有助于求职成功的相关证件和资料。如:

(1)毕业证:是求职者多年来辛勤耕耘的最好证明,也是本人文化水平的最有力的物质载体。

(2)有关证件:包括各种奖励证书、英语水平证书、计算机考级证书、各种技能水平测试证书、资格证、培训证等。这些都是求职者综合素质的体现,对求职是否成功有很大的帮助。

(3)学术成就:特别是将与目标工作及相关的代表性资料进行展示,如科研成果、专利证书、设计作品、发表的论文、撰写的论著和科研课题等。

(4)主要的社会活动及兼职聘书等。

(5)如果有知名专家、教授、权威人士或原单位领导的推荐信,则会起到事半功倍的效果。

【个人简历写作示例】

1. 应届毕业生个人简历示例

姓名:张××　　　　　　　性别:女

出生年月:1970.6　　　　　民族:汉

政治面貌:党员　　　　　　健康状况:良好

籍贯:某省某市　　　　　　最高学历:大学专科

通讯地址:某省某市某路某号院某号楼某某信箱

邮编:××××××　　　　联系电话×××××××

求职目标:妇产科护士

所受教育:

1985.9~1988.7　就读于某市某中学(初中)

1988.9~1991.7　就读于某市某中学(高中)

1991.9~1994.7　就读于某市某医学院护理系(专科)

所学主要专业课程：

医学公共课程类：大学英语、计算机、大学语文、健康评估等

医学基础类：人体解剖、组织胚胎学、生理学、病理学等

护理专业基础课程：护理学导论、基础护理学、人文教育、多元文化护理等

护理专业临床课程：外科护理学、内科护理学、妇产科护理学、儿科护理学、老年护理学、社区护理学、护理心理学等

曾担任的学生工作：

1985～1988 年担任班长

1988～1991 年担任班长

1991～1994 年担任班长兼学生会主席

曾参加的社会实践情况：

1992 年暑假，在某市进行有关健康需求的调查

1993 年暑假，在某市某小学进行小学生刷牙习惯的调查

1993.6 至 1994.5，在某市医院实习

大学期间获奖情况：

第一学年：获校级"二等奖学金"

第二学年：获校级"一等奖学金"

第三学年：获校级"优秀团员"、"优秀学生干部"称号

计算机技能：

已获得国家计算机二级等级证书。并能熟练使用 Word、Excel 及 Office 等自动化办公软件，熟练掌握有关数据库的使用，能熟练掌握中英文打字。

英语能力：

已经获得国家大学生英语四级合格证书。有较好的听、说、读、写能力，具有较好的口头交流能力。

自我评价：

具有良好的思想品德，有较强的责任心和团队意识，知识面较广，专业基础较为扎实，具有较强的自学能力，善于独立思考，具有较强的人际交往能力，善于和他人进行沟通与交流，有较强的工作能力。

2. 具有工作经验求职者的个人简历

由于前面已经对应届毕业生作了较为详细的介绍。因此，这里就不对具有工作经验求职者的个人简历的书写内容进行具体介绍了。书写的框架可以按照求职者的个人一般资料、求职目标、学历、工作经历（详细写）、获奖情况、证明人（如需要提供应即时奉上）的内容进行书写。

（四）写作书面求职材料的注意事项

书面求职资料是一种书面自我介绍，应尽量展示求职者最优秀的一面，但也要注意内容应精炼。个人简历篇幅一般不超过两页 A4 纸，最好使用计算机进行打印；求职信中有时为了突出个人特长，可以适当列举一些有一定社会地位或专业权威人士的推荐信（需经其同意）；当然涉及个人隐私的内容如婚姻、家庭情况等，如果自己感觉有必要进行说明，可以在个人简历或求职信的适当位置有所体现，如果没有必要提及也可不涉及，有时也可以不附照

片,这些都是符合礼仪规范的。

三、面试礼仪和沟通

接到招聘单位的面试邀请时,说明自己初选合格,已在求职的旅途中迈开了成功的第一步。面对面地交流是求职者在求职的过程中一个富有技巧的环节,它将求职者的能力、素质、形象和个性等综合地展现在用人单位的招聘者眼前。因此要在短暂的面试时间里更充分地展示自我,就需要应聘者在面试前做好充分的准备。面试过程中简洁对答、机智灵活的反应、充分自信的展示、得体大方的举止等,都将为求职成功打下基础。

(一) 面试前的准备

1. 做好心理准备　求职面试时,大多数人都会有忐忑不安、不知所措的心理状态。如果面试前做好充分的心理准备,可缓解面试时的心理压力,有助于面试成功。应聘者在面试前可采取以下几种方式来缓解面试时的心理压力。

(1) 了解自我:面试的时间一般都比较短暂,如何充分利用有限的时间,给招聘者留下积极、肯定而又深刻的印象就显得尤为重要。人贵有自知之明,不仅要知道自己的长处和优点,还要了解自己的不足。面试前可以把自己的优点和不足一一列举并写在纸上。面试时对于自己的长处要尽量发挥好,而缺点则要在面试中加以注意,做到扬长避短。

(2) 充满自信:自信是求职者面试前必备的心理素质。对于自卑而又胆怯者,在紧张而又短暂的面试过程中,做到举止大方这一礼仪要求是很困难的。因此,应聘者在面试前应熟记自己的各种资格和能力,可以反复大声朗读,或者在熟人、朋友面前多次陈述,直到把所有的内容倒背如流,以达到能够轻松自如地谈论自己为止;还可以通过随时提醒自己该目标岗位对于自己的重要性,从而来强调自己求职的迫切心态;最后提醒自己不要随便否定自身,这次求职不成功下次还可以继续努力。

(3) 提前熟悉面试环境:如有可能,事先到即将面试的地点看看,以熟悉环境,这样可以缓解面试时的紧张情绪。

2. 保持良好的身体状态　健康的体魄既是体现个人全面发展的一个重要标志,也是顺利完成学习和工作的个人必要条件。因此求职者平素就要养成良好的卫生习惯和健康的生活方式,积极参加体育锻炼,保持自身良好的身体素质和健康的体魄,从而在面试时给招聘单位一种精力充沛、健康向上的感觉,提高被录用的成功率。

3. 培养自身扎实的专业基础　它不仅是面试前应注意准备的内容,同时也是护生在校学习期间应该不断努力的方向。学生在校期间应发奋学习、培养刻苦钻研、精益求精的学术作风,注重技巧训练,力求掌握多种实用技能,从而在应聘时给人以较好的专业素质形象。

4. 适当了解招聘单位的情况　俗话说"知己知彼,百战百胜。"对于求职者,在求职之前,不但对自己应有一个全新的认识,还要了解目标单位的一些情况。有些面试者认为:求职者想要赢得他们的满意,首先必须了解招聘单位的一些情况,了解招聘单位需要什么样的职员。这样,面试者才会对求职者做出进一步的考察和选择。面试前需要了解的有效信息大致包括3个方面:

(1) 有关用人单位的信息:主要包括单位的性质、规模、产品、效益、发展前景、招聘岗位、招聘人数等。

(2) 有关用人条件的信息:包括对招聘人员性别、年龄、学历、阅历、专业、技能、外语等方面的具体要求和限制。

（3）有关用人待遇的信息：包括工资、福利、待遇（奖金、补贴、假期、住房、医疗、保险等）。了解招聘单位的途径非常多，如与招聘单位的雇员谈话，利用图书馆查阅相关资料，网上寻找相关信息等。

5. 面试时的着装与仪容的准备　面试常常是一个相对短暂的时间，若想在短短的面试中给招聘者留下一个良好的印象，求职者的仪容仪表则起到非常重要的作用。在人际认知理论中提到，交往双方初次接触时，面试者的仪容仪表对交往双方彼此印象的形成起到90%的作用。因此，在面试前，求职者一定要注重自己的面试服装与仪容的准备，以给招聘者留下良好的印象。

（1）着装：总体来讲面试者服装要合体，讲究搭配，展现出正统而不呆板、活泼而不轻浮的气质。无论应聘何种职业，面试着装均要遵循"朴素典雅"的原则，着装与其追求新潮，不如穿得正统一些。

男性以穿着深色或色调反差较小、款式稳健的套装西服为宜，配以整洁的衬衫和对比不强烈的同一色系领带。如天气较热，也可只穿衬衣，面料以棉、麻、精纺或混纺、色调柔和为佳，最好着黑色的正装皮鞋，严禁穿无包头、包尾的凉鞋和拖鞋。较好的面试着装是深蓝西装、白衬衫、深色裤子、黑色皮鞋，领带的图案和色泽不可太过于招摇，以串色、条纹、圆点等图案为最佳。

女士以穿着朴素、得体的裙装或套装为宜。天气冷时，西装或短外套比较合适，冬装也要选择简洁明快的，一般不要穿运动装、牛仔装、T恤装、透明的纱质或轻薄的面料服装，以免给人以不庄重之感。鞋子应该以不露脚趾的中跟皮鞋为宜，若着裙装应配以与肤色相近的连裤丝袜。有时护生在面试时会被要求着护士服，因此在穿着时一定要严格遵循护士服的着装要求。

（2）仪容：面试时男士应保持头发干净、清爽、卫生、整齐。发型宜简单、朴素、鬓角要短。一般以庄重大方的短发为主的主导风格，要求前不盖额、侧不遮耳、后不及领；还要注意胡须刮净；中国习俗中男士一般不提倡涂脂抹粉和使用香水。另外还要注意一些小的细节地方，如不要有头屑，指甲不要过长、过脏，袖口不要发黑、发黄等。

女士要保持端庄、干净的形象，发型以端庄、简约、典雅为宗旨，避免滥用饰物。如果必须使用发卡之类饰物时，应遵循朴实无华的原则，选择蓝、黑、棕等较深的颜色。女性的颜面修饰在面试时显得尤为重要，颜面修饰不仅包含了自尊自爱的含义，更是对交往对象尊重的一种外在表现形式。女士的颜面修饰，应以表现年轻女性的特质为佳，"素面朝天"给人以不拘小节甚至懒散的感觉；而"浓妆艳抹"则给人以过分招摇和落俗的感觉。所以颜面部的修饰要清新、素雅，色彩和线条的运用都要"宁淡勿浓"、恰到好处。香水的选择要与气质相匹配，味宜淡雅，闻上去给人以舒畅的感觉。指甲油干净、整洁，修剪要得体，长度适中，最好不要使用指甲油。

从饰物上看，男性和女性佩戴一只手表，手指上佩戴一枚戒指即可，无须过多佩戴饰物；女性还可以再佩戴款式简单的纱巾或披肩，精致的手链或项链。

面试时求职者和面试者之间往往距离比较近，因此求职者面试前一定要沐浴，确保体味清新，以免因不注意个人卫生，身体散发出异味，造成招聘方的不快。此外，面试者还要注意口腔卫生，面试前不要食用大蒜、韭菜等带有强烈异味的食物，以免异味引起面试者的反感。

必要时可以喷口腔清新剂或咀嚼口香糖来减少口腔异味,但与人交谈时要避免咀嚼口香糖。在面试时,握手、呈递个人资料等均要使用双手,所以要注意双手的清洁,指甲要修剪合适,无污垢。

(二) 面试中的礼仪和沟通

在招聘、应聘过程中,求职面试是其中极其重要的一个环节,它既是招聘考核的最后一关,也是求职成功与否最具决定性的一关。注意遵循面试中的礼仪,能够更好地帮助求职者抓住面试机会,以最快的速度实现就业理想。

1. 注重仪表举止、树立美好想象　面试时,面试者得体的仪表举止、高雅的谈吐,能体现良好的文化修养、精神面貌、审美情趣和性格特征,有助于在招聘者面前建立良好的第一印象。因此,毕业生在求职面试前,一定要精心设计自己的仪表形象,仪表修饰应做到整洁、庄重、正规。在面试时,面试者的举止应遵循自然潇洒、大方得体、文明礼貌、优雅动人的原则。另外在面试过程中,求职者的语言、语音、语气、语调、语速一定要规范,并要把握好言谈的内容。求职者的言谈应遵循礼貌、标准、连贯、简洁的原则。

2. 遵守应试礼仪

(1) 按时守信:守时是一种美德,亦是一个人良好素质和修养的表现。所以准时出场面试是最基本的礼仪。迟到会给人以言而无信、随便马虎、缺乏责任心、我行我素、无组织无纪律的印象;过早到达招聘地点,又给人以很焦急而不自在的感觉。因为不可控的客观原因或某些特殊原因无法准时到场时,应及早通知面试方并表示歉意。一旦迟到,应主动陈述原因,表述要简洁,致歉要诚恳。为防止迟到,求职者最好提前 10～20 分钟到达面试地点附近,到面试时间再进入面试地点,这样一来可以避免迟到,二来可以稍作休息以稳定情绪。

(2) 对接待人员要以礼相待:对候试室或面试室门口的接待员要以礼相待,注意细节,恰当地表达礼貌,多使用"请"、"谢谢"等礼貌用语。在等待时不要旁若无人、随心所欲。对接待员熟视无睹,往往给人留下极其恶劣的印象。对接待员的询问应礼貌地给以回答,但切不可贸然与之闲聊,以免妨碍人家工作,引起不满。求职面试时,应该注意给所有人都留下好印象。

(3) 进入面试室时要先敲门:被请入面试室后,首先要礼貌地敲门,待准入后方可进入。即使房门虚掩或处于开放状态,也应轻轻叩击以示进入,得到准许后,方可轻轻推门而入,然后转身将门轻轻关好。

(4) 主动向面试人员问好:进门后,求职者应主动向面试者微笑并点头致意,礼貌问候,如使用"您好!""见到您很高兴"之类的话语。对求职者而言,不主动向面试官打招呼或者对对方的问候不予回答都是失礼的行为。

(5) 必要时要行握手礼:与面试者主动打招呼后,有可能面试者会首先伸手行握手礼,求职者此时应积极相迎,给予礼貌地回握。一般情况下,如果面试者没有主动握手,求职者不宜主动行握手礼仪,除非求职者为女性,主动握手可以显示女士的开放和友好。

(6) 对方"请坐"时再入座:在面试者还没有请求求职者入座的情况下,不要自己主动落座,要等面试者请你就坐时再入座。否则会被视为傲慢无礼。入座前,应表示感谢,并坐在指定的座位上。如果没有指定的座位,应挑选一个与面试者面对面的座位,以便于交谈。另外要特别注意采取正确的坐姿。当面试者与求职者谈话时,求职者必须采取身体略前倾的姿势,以示求职者在认真倾听他人谈话,这也是尊重对方的交谈技巧之一。当然如果是异性之间的交谈,不宜过分屈就,以免使人感到不庄重或有轻浮的误解。

(7)自我介绍的礼仪:自我介绍是求职面试中相互了解的基本方式。求职者作自我介绍时,应注意:①准备充分:应事先把自我介绍的讲稿拟好,并背得滚瓜烂熟。同时还要结合演讲技巧,使面试者听来既有深刻的印象,又能感受到轻松自然的氛围。②充满自信,举止大方:自我介绍时,要充满自信、落落大方、态度诚恳。③语言幽默,轻松自然:介绍过程中,适时地使用幽默的语言,能缓解面试时的紧张气氛,并能加深面试者的印象。④注意自尊和自谦:自我介绍时,切勿神态得意洋洋,目光咄咄逼人,给人一种不可一世、骄傲自大、目中无人的形象。⑤内容有针对性:自我介绍的内容要言而有物,要针对性地重点介绍与应聘岗位相关的内容。切忌大话、空话,以免给面试者造成自我炫耀之感。

3. 面试交谈中的礼仪和沟通 通过面试的交流,可以使面试者感受到求职者的基本素质和业务水平,并由此决定是否录用,因此遵循面试中的交谈礼仪是非常重要的。

(1)自谦有礼:谈话过程中要注意语气平和、语调适中、语言文明,必要时可以适当使用专业术语,让对方感到求职者具有良好的专业素质和个人修养,避免过于谦虚和夸夸其谈。对于不懂或不清楚的问题,不要不懂装懂,如果此时诚恳而又坦率地承认自己的不足,反而会给面试者留下诚实可靠的感觉。

(2)文雅大方:回答面试者问题时,要表现出从容镇定、温文尔雅、有问必答、谦虚诚恳。对于在应答时一时答不出的问题,不要一言不发,可以从话外题中缓冲一些,同时迅速搜集答案。如果确实找不到答案,先回答自己所了解的,然后坦率承认其中总有些问题还没有经过自己的认真思考。在这种时刻,面试者可能关注的并不是问题本身的答案,而是面试者解决问题的过程。

(3)仔细倾听:注意倾听是语言沟通中的技巧之一。面试时当面试者提问或介绍情况时,求职者应抓住对方讲话的内容仔细聆听。求职者应用目光注视面试者,以示专注。还可以配合点头或者巧妙的插入简单的话语,赢得面试者的好感。如"是的"、"对"、"您说得对"等,这样可以提高对方的谈话兴趣,从而使自己获得更多的信息,有助于面试在和谐、融洽的气氛中进行。注意不要在面试者发言时贸然打断其说话,而失礼于人。

(4)善于思考:在回答面试者所提出的问题前,求职人员要在自己的脑海里将思绪梳理一下。对自己所说的话稍加思考再给予回答。如果有些问题还没有想清楚,就绕开该话题不说或者少说,切勿信口开河、夸夸其谈、文不对题、话不达义,这些都会给人以一种缺乏涵养的感觉。尤其是当面试者要求你就某个问题发表个人见解时,就更应该慎重。

(5)突出重点:回答面试者问题时要突出重点,对于用人单位感兴趣的话题可以多讲,不感兴趣的话题少讲或者不讲;简单的问题边问边答,复杂的问题边思考边回答,使面试官感觉到求职者既反应灵敏又很有思想。

4. 告别礼仪与沟通

(1)适时结束:一般情况下,面试没有明确的时间限制。但应聘者必须知道,面试其实是根据不同情况具有时间限定的。交谈时间短了,不足以展示自我能力;时间过长又易造成面试者的疲惫甚至反感。所以为了在有限的时间内提供有效的信息,面试前面试者应想好交谈的话题,把必须说的问题,简洁、有力地交代完毕后,便可准备结束。特别是当面试者说:"你的情况我们已经了解了,今天就到这里吧","谢谢你对我们工作的支持","谢谢你对我们单位的关心"等时,求职者即可站起身,露出微笑,握手道谢,然后离开,给对方留下一个积极良好的形象。

（2）保持风度：求职者在面试的整个过程中都应该保持镇静的情绪，特别是在获知失败后，更应该注意维持自身的最佳风度，控制好自己的情绪，不要显示出灰心和气馁。面试者仍应面带微笑，握手告别，保持最后的礼节，做到善始善终。有些时候，或许会因为你最后的礼节打动面试者，而扭转了面试结局。所以说面试中的每个阶段都有可能成为应聘结果的砝码。

（3）礼貌告别：面试结束后，无论结果如何、有无希望录用，告辞时都应向对方诚挚道谢。这既是礼仪要求，也是体现求职者的真诚和修养的最后机会，这对于最终是否会被录用也起到一定的影响。告别时可以根据具体情况，决定是否与面试者握手告别。

（三）面试后的礼仪和沟通

求职者往往非常注重面试前和面试中的礼仪规范，而对于面试后的礼仪要求往往忽略。一般而言，面试结束一两天之内，求职者可以向曾经面试过的单位发一封致谢函。致谢函要简洁明了，一般不超过一页纸。此种做法一方面可以表示求职者的谢意，体现对对方的尊重，另外一方面也可以重申自己对该工作的渴望和能够胜任该工作的能力，并表示为了该单位的发展会尽其所能。这样的致谢函会使对方加深对求职者的印象，增加其竞争力。

总之，求职过程中遵循相应的礼仪规范，可以帮助求职者增加求职成功的机会，因此一定要重视学习相应的求职礼仪规范。

【实践活动】

一、尝试与不同国家民族的患者沟通

[目标]　激发学生学习兴趣，引发求知欲望。

[时间]　10分钟。

[材料]　一位曾在多家外企工作的中国职员在谈到多年的工作经验时总结如下：

（1）互相了解对方的文化、历史背景，熟悉对方的风俗习惯，相互体谅。不论是中国员工还是外国员工，无论是上级还是下级，都应该主动了解对方的文化，这样才能较好地进行沟通和交流，相互了解是沟通的基础。

（2）要注意沟通技巧。在沟通和交流的过程中，注意沟通方式、方法，会减少许多摩擦。例如，老板正在气头上，你就不必当面和他争执，可以发E-mail解释，等等。

（3）欧洲企业非常人性化，私人时间和工作时间分得非常清楚。不论公司有什么事，哪怕是天塌下来也好，只要是在非工作时间，都不允许因工作打扰员工的私人生活。假如你的老板是欧洲人，那么下班后、休息日都不要因为工作问题找他；假如你的下属是欧洲人，那么也不要在非工作时间指派他们干什么活。否则，你会自讨没趣，碰一鼻子灰。

（4）美国人同样也是公私分明，但是它们的公私分明和欧洲人完全不同。美国人绝对不会在工作时间内、在公司里，向一个同事说有关个人的事情。假如你与美国人共事，那么收起你的好奇心，不要打探他们的私事，也不必关心他们的家人、家事，否则关心换来的是敌意。

（5）德国人工作作风严谨。在工作场合，开玩笑、打打闹闹的事千万别做。老板的命令，必须服从。

（6）在日本企业，压抑的工作氛围较之德国企业有过之而无不及。你最好不要高声喧

哗,放声大笑,连两个人对话的声音,都必须控制在不影响第三个人工作的范围内。

[实施] 阅读并分组讨论以下问题,并汇总讨论结果。

1. 你有过与其他国家、民族的人交流的经历吗? 把你身边的少数民族的生活习俗讲述给同学听。

2. 你是如何理解多元文化的?

3. 当你从一个熟悉的城市来到一个陌生的城市时感觉如何? 请联系自己的求学经历谈一谈。

4. 作为一名护士如何提高自身素质,更好地为各国、各民族人民提供优质的护理服务?

二、协作学习和讨论

[目标] 通过小组协作学习和讨论的方式,学习本章内容,并解决实际问题。

[时间] 15分钟。

[材料] 教材

[实施]

(1) 学生分成4~6人一组,每小组选出一名召集人,一名记录员,一名发言人。

(2) 召集人组织学习本章内容,然后讨论以下问题:

1) 比较美国儿童和中国儿童都存在哪些文化价值冲突。

2) 一信奉伊斯兰教的回族患者,正逢斋日因肺部感染而住院,请你通过学习和与患者的沟通,给患者制订一份饮食计划。

3) 一美籍英语老师,门诊诊断胆囊结石需手术治疗,他欣然答应了并带着诊断书到将要入住的病房看了一下,对护士长和主管医生说:"我现在还得回校将工作做完,请将有关我的治疗、护理活动日程安排好,我明天一定按时住院。"作为护士长应该怎么办?

(3) 分小组讨论,记录员进行记录。

(4) 小组派代表发言。

(5) 教师将各组讨论结果进行评价,最后总结。

三、角色扮演

[目标] 通过角色扮演,尝试与不同国家的患者进行沟通。

[时间] 15分钟。

[材料] 33岁男性英国人,因患支气管哮喘入院,护士用英语对患者进行问诊。

[实施]

(1) 学生分成小组,教师介绍案例。

(2) 分组自行设计角色扮演情景,酝酿角色。

(3) 每组推选一人,与教师共同组成评分小组。从情景的设置、沟通的内容、语言沟通的运用、非语言沟通的运用等方面进行考评。

(4) 分组上台表演。

(5) 请表演组的演员说说自己的感受。

(6) 由两名观众同学谈谈感受。

四、案例讨论

[目标] 通过小组协作学习的方式,分析讨论沟通案例。

[时间] 10分钟。

[材料]

案例一:一位75岁男性患者,信奉天主教,香港地区人。回内地探亲时,不幸突发急性心肌梗死急送医院救治。患者发病后神志一直清醒,但在入院后第二天病情继续加重,患者说他将安然应主的召唤升入天国,后终因病情继续恶化进入濒死状态。医院仍继续竭力抢救,但家属拒绝抢救,递交书面请求,说明是为了遵照患者的意愿,顺其自然,幸福安然地与天主同在。

案例二:社区有一位82岁高龄的老奶奶,性格孤僻,30多岁丧偶,独自抚养一儿一女,子女均在外地工作,很少探望老人,老人在社区不与任何人交往,也不愿出门活动。社区护士准备进入老人家中进行家庭探访。

[实施]

1. 分组:4～6人组成一个讨论小组。

2. 阅读案例后讨论

(1) 应如何处置家属的请求。

(2) 如果你作为社区护士,应该如何与老人进行沟通?

五、到社区组织一次健康宣教

[目标]　通过角色扮演,尝试在居民社区开展健康教育。

[时间]　10分钟。

[材料]　王女士,46岁,近日在社区医院检查出患有糖尿病,心情非常紧张,对糖尿病的相关知识一无所知,希望得到护士的帮助。

[实施]

1. 学生分成若干小组,每组4～6人。

2. 角色分配:护士、患者、家属等。

3. 对情景进行讨论,设计具体的教育方式、内容、语言和非语言沟通方法。

4. 以小组为单位进行表演。

5. 请表演组的演员说说自己的体会。

6. 请观众同学谈谈感受,并对本组的表现进行总结。

六、求职面试礼仪和沟通

[目标]　通过角色扮演,能接受模拟岗位面试。

[时间]　20分钟。

[材料]　多名即将毕业的护生,到某医院的护理部去面试,希望获取一份做护士的工作。

[实施]

1. 学生分组自行设计角色扮演情景,酝酿角色。

2. 教师扮演招聘方,模拟医院面试的主考官。

3. 每组推选一人,与教师共同组成评议小组。从学生求职信和现场表现综合评价,进行考评。

【案例学习】

注重患者的价值观念

案例资料:一位来华访问的美国学者,因肺部感染住院,住院后给予静脉输液、抗感染治疗。在输液期间患者需要排尿，由于患者不习惯床上排尿，在自行带着输液瓶如厕不方便的情况下，护士提供了帮助，但随后几次她却谢绝了护士的帮助。

分析：在本案例中，患者是一位美国人，由于东西方价值观念的不同，美国人不像中国人把扶人上车或得到别人的协助视为美德，反倒认为那样会给自己带来不快，伤害了她们要独立的自尊心，妨碍了她们要独立的愿望。这位患者即使病情比较严重，还在输液期间，不便如厕排尿，仍表示出很强的自我意识，不愿依赖他人，她认为自己能行。护士针对这种情况，可以加强巡视，善于主动观察和尽早发现问题，保证护理质量。

【赏析】

正确处理事件观念的差异

案例资料1：一男性，48岁，德国独资公司的高级职员，重感冒住院治疗。入院时首先询问需要住几天院，每天治疗时间如何安排。他说因为工作需要，上午必须打电话指挥业务，提出下午接受输液治疗。护士满足了他的要求，患者十分满意。

案例资料2：一位来自西方国家的糖尿病患者，信仰伊斯兰教，大学文化，讲英语，喜欢甜食，忌肉食，从事环保技术工作，中薪阶层。于1月前来中国，就医时可见全身水肿，不接受中国食品，不愿忍受糖尿病饮食，不喜欢中国病房的设施，用企业技术员的标准来要求护理人员，时间观念强，遵循效益原则。不喜欢护士整理自己的东西，不喜欢护士戴口罩，要求固定的护理人员提供护理关怀，用西方礼仪要求护士，也希望得到西方式护理关怀。

分析：对待事件的观念，不同民族各不相同。本案例中护士根据病情并尊重患者的习惯，取得了良好效果。

【思考与练习】

一、选择题

1. 文化现象的核心和最基本的内容是（　　）
   A．物质文化　　　B．精神文化　　　C．社会文化　　　D．方式文化
2. 下列哪项不是文化护理的原则（　　）
   A．综合性原则　　B．教育原则　　　C．随机性原则　　D．整体原则
3. 当一个离开熟悉的环境进入陌生的文化环境中，表现为有新鲜感，情绪上亢奋和高涨，是处在文化休克的哪一期（　　）
   A．意识期　　　　B．转变期　　　　C．接受期　　　　D．蜜月期
4. 患者王某，男，40岁，因十二指肠球部溃疡出血入院，责任护士小张为满足其文化护理需要，以下做法哪项不妥（　　）
   A．了解患者的文化背景　　　　　　B．帮助患者尽快熟悉医院环境
   C．尽量用医学术语　　　　　　　　D．掌握文化护理相关技巧
5. 护士小赵在为患者实施护理时，不仅考虑患者本人的因素，还评估其家庭、社会因素，帮助患者适应医院的文化环境，她是运用了文化护理的哪一个原则（　　）
   A．综合性原则　　B．教育原则　　　C．调动原则　　　D．整体原则

6. 求职准备阶段的工作主要包括准备个人资料和(　　)两个方面。

　　A．设计个人简历　　　　　　　　　B．自我形象设计

　　C．撰写求职信　　　　　　　　　　D．准备合适的服装

7. 下列关于求职面试的礼仪知识正确的一句是(　　)

　　A．求职面试结束了只要等消息通知,不需要再做什么

　　B．求职面试中求职者应该认真倾听主试官的问题,不需做任何记录

　　C．求职面试时应和主考官多套近乎,以拉近距离

　　D．求职者面对主试官时,要抬眼向上注视考官的面部,眉毛要自然平直,不论面对什么情况都不要皱起眉头或是将眉毛上升、下降

8. 男子穿西装时,衬衫、西服领带、鞋袜全身颜色不应超过(　　)

　　A．2 种　　　　　　B．3 种　　　　　　C．4 种　　　　　　D．5 种

二、多项选择题

1. 引起文化休克的原因包括(　　)

　　A．沟通交流障碍　　　B．孤独　　　　　　C．恐惧　　　　　　D．焦虑

2. 提供适合服务对象文化环境的护理时应(　　)

　　A．了解服务对象的行为　　　　　　B．明确服务对象对疾病的反应

　　C．尊重服务对象的风俗习惯　　　　D．寻找支持系统

三、简答题

　　说明多元文化对现代护理的影响。

四、请举例说明护理人员如何帮助住院患者,防止文化休克。

五、理论联系实际情况,谈谈如何准备简历? 如何获得自己人生的第一份工作?

选择题答案:

单项选择题:**1.** D　**2.** C　**3.** D　**4.** C　**5.** D　**6.** B　**7.** D　**8.** B

多项选择题:**1.** AB　**2.** ABCD

(马志华)

［附］《护理礼仪与人际沟通》教学大纲

一、职业能力要求

通过本课程的学习,帮助学生了解护理执业中的美学、礼仪及人际沟通要求,具备从事护理专业所必需的礼仪修养和沟通技巧,能按照美的规律美化世界和美化自身;培养学生成为身心健康、个性完善的人,在未来的工作中使用规范礼仪,建立良好和谐的护患关系,为患者提供全面的优质服务。

二、课程教学目标

(一) 能力目标

1. 能认识美,提高审美和鉴赏美的能力,正确识别"真、善、美";
2. 通过良好的个人仪表、举止、服饰、言谈等在日常交往及职业行为中有效地与服务对象沟通;
3. 能根据不同的事件和情景规范行为礼仪及有效沟通;
4. 能正确实施护理工作中的常规礼仪和沟通策略,并能正确运用于护理工作之中;
5. 初步能根据患者的文化背景给予文化需求方面的护理并能应对求职面试。

(二) 知识目标

1. 熟悉护理美学、礼仪及人际沟通的基本理论和知识;
2. 阐述护理美学的基本概念,掌握礼仪的基本规范和人际沟通方法与技巧。

(三) 素质目标

1. 具有创造美、规范礼仪及良好沟通的理念和意识;
2. 有追求和创造美并营造和谐的人际关系的愿望;
3. 理解护理美学、礼仪及人际沟通在护理工作中的意义。
4. 认识护理礼仪活动的规律和良好沟通的重要性;

三、课程教学模式

本课程采用"营环境、设情景"的教学模式。根据教学内容,设置护理情景,营造护理工作环境,引导学生思考、分析护理工作中的美学和礼仪的知识及技能,采用最恰当的方式和沟通方法与服务对象交流。整个过程以从简单到复杂、由浅入深,"理实一体",实现"教中做,做中学,学中评,评促做"的递进式的教学过程。

四、教学内容、目标及课时分配

模块	教学内容	教学目标	学时 理论	学时 实践
1. 护理美学修养、礼仪和人际沟通基本知识	1. 护理美学、礼仪和人际沟通概述 2. 护士的审美心理与审美修养 3. 护理礼仪和人际沟通的相关知识	1. 知识目标 (1) 识记美的特征、美育的功能和护士审美修养概念 (2) 掌握护士审美修养的原则和礼仪的原则 (3) 熟悉礼仪的概念和护理礼仪的内容及作用 (4) 掌握沟通的概念、要素和影响沟通的因素 (5) 理解护理美、护理礼仪、人际沟通的关系 2. 能力目标 (1) 制定提高自身美学修养的计划 (2) 能主动参与同学、老师的沟通	3	1
2. 护理人际关系中的沟通和礼仪	1. 护理人际沟通的相关理论 2. 护理工作中的人际关系 3. 护理人际关系中的沟通和礼仪	1. 知识目标 (1) 理解护理人员在各种人际沟通中的角色功能,掌握正确的工作礼仪 (2) 掌握角色的概念、患者角色和护理人员角色的内涵 (3) 掌握人际认知理论、人际吸引的规律 (4) 掌握建立良好护患关系、医护关系的策略 2. 能力目标 (1) 学会运用人际认知理论来增强人际沟通的效果 (2) 学会恰当的处理各种护理人际关系。	2	2
3. 日常交往礼仪和沟通	1. 公共礼仪与沟通 2. 见面礼仪和沟通 3. 通讯礼仪和沟通	1. 知识目标 (1) 识记日常交往礼仪的内容 (2) 掌握日常交往礼仪的各种规范 (3) 理解网络礼仪须知 2. 能力目标 (1) 能按日常交往礼仪要求规范自己的行为 (2) 能运用日常交往礼仪来解决护理工作中的实际问题 (3) 能在全班同学面前做自我介绍	1	1

模块	教学内容	教学目标	学时	
			理论	实践
4. 护理礼仪规范	1. 护士的仪容礼仪 2. 护士的仪态礼仪 3. 护士服饰礼仪 4. 护士的体态礼仪	1. 知识目标 　(1) 掌握仪容修饰的基本原则及护士的仪容修饰 　(2) 了解仪态的内涵及护士的仪态美 　(3) 掌握护士仪态美的基本要求和规范 　(4) 掌握护士服饰的基本原则以及体态美的标准与训练方法 　(5) 了解服饰礼仪与体态礼仪的内涵 2. 能力目标 　(1) 能进行简单的日常工作化妆 　(2) 能进行眼神、笑容的基础练习 　(3) 能运用所学内容对护士体态形体姿势进行实践并通过考核。	4	4
5. 语言沟通和非语言沟通及礼仪	1. 语言沟通:交谈、演讲、书面、电子 2. 非语言沟通	1. 知识目标 　(1) 掌握语言沟通和非语言沟通的主要方法、作用及要求 　(2) 掌握演讲、书写护理文件的相关知识 　(3) 熟悉非语言沟通在护理沟通中的应用 　(4) 了解其他语言沟通形式 2. 能力目标 　(1) 能运用交谈技巧进行有效的沟通 　(2) 能用非语言沟通技巧提高沟通效果 　(3) 能借助其他语言沟通形式相关知识提高演说和口才水平 　(4) 提高书面语言沟通的能力和网络应用能力	4	2
6. 护士职业形象的塑造	1. 职业形象和护士职业形象的概念 2. 护士内在形象的塑造 3. 护士外在形象的塑造 4. 护士群体形象的塑造	1. 知识目标 　(1) 识记职业形象和护士职业形象的概念 　(2) 掌握护士职业形象的内容 　(3) 熟悉护士职业形象与护理礼仪的内涵关系 　(4) 掌握塑造良好的护士职业形象的意义 　(5) 了解护士职业形象的发展过程及护士群体形象的塑造 2. 能力目标 　(1) 能制定出塑造自身职业形象的计划 　(2) 能借助护理礼仪及沟通相关知识塑造自己的职业形象	1	1

续　表

模块	教学内容	教学目标	学时 理论	学时 实践
7. 护理工作中的沟通和礼仪	1. 治疗性沟通 2. 健康教育 3. 交接班礼仪和沟通	1. 知识目标 （1）掌握治疗性沟通的概念和原则 （2）熟悉阻碍治疗性沟通的因素 （3）理解健康及健康教育的含义 （4）理解和掌握交接班及查房的沟通方法和礼仪 2. 能力目标 （1）能将各种礼仪融合于护理工作中 （2）能区别一般人际沟通和治疗性沟通 （3）能针对不同疾病患者进行有效沟通 （4）能对不同患者进行有效的健康教育	4	2
8. 多元文化和求职礼仪与沟通	1. 多元文化护理的概念及背景 2. 多元文化护理礼仪与沟通 3. 书面求职礼仪和沟通 4. 面试礼仪和沟通	1. 知识目标 （1）掌握文化、多元文化、文化休克、求职礼仪的定义 （2）熟练掌握文化休克的原因、分期表现及预防 （3）熟悉莱宁格跨文化理论的目标和基本内容 （4）掌握多元文化背景下的护理人际沟通的策略和方法 （5）掌握求职礼仪的特点、方法和技巧 2. 能力目标 （1）能尝试与不同国家、民族、不同文化背景的患者沟通 （2）能理解影响文化休克的因素 （3）能帮助患者适应医院的文化环境 （4）能模拟成功获取到一份满意的工作	2	2
合计			21	15

五、实践教学建议

序号	项目名称	内容和方法	目标	考核	学时
1	参观医院环境	参观教学医院，捕捉医院环境中的美、礼仪和人际关系	能列出医疗环境中的美好事物、礼仪特点及人际关系	书写参观报告	1
2	建立良好护患关系	模拟情景，进行角色扮演。演绎护士与患者及患者家属建立良好关系	初步能建立良好和谐的护患关系	角色扮演过程评价	2
3	日常交往礼仪和沟通	接待新入院患者，介绍环境、医生、护士、病友等；值班护士接听并传电话；医生、护士在走廊相遇时的问候和礼仪	熟练掌握日常交往的礼仪规范	角色扮演过程评价	1

序号	项目名称	内容和方法	目标	考核	学时
4	护理礼仪规范	护士着装、站姿、行姿、坐姿、蹲姿、端治疗盘、推治疗车、持病历夹	能根据不同的事件和情景规范行为和礼仪并通过考核	根据所给情景正确演示礼仪(考核)	4
5	语言沟通和非语言沟通	结合案例,模拟情景,进行角色扮演。演绎护士与患者及患者家属之间的沟通和健康教育	能正确应用语言和非语言沟通技巧传递信息,并建立良好的护患关系	过程评价,患者及家属满意度	2
6	护士职业形象的塑造	结合案例分析和讨论,思考如何塑造自身的职业形象	初步能制定塑造自身职业形象的计划	书写职业计划	1
7	治疗性沟通	模拟常见不健康生活行为方式和常见病情景,进行健康教育和治疗性沟通	能应用治疗性沟通策略帮助患者应对健康问题和积极配合治疗及护理	患者的评价＋自我评价	2
8	多元文化礼仪与沟通	分组与信仰伊斯兰教、基督教、佛教的患者进行沟通并找出其文化需求和礼仪要求	初步能根据患者的文化背景进行良好的沟通和满足礼仪礼节的需求	文化判断是否正确、有无文化休克	1
9	求职礼仪与沟通	求职面试礼仪和沟通	能模拟成功应聘某医院护理工作	模拟面试	1

六、成绩考核

1. 过程性考核＝出勤(5％)＋参与讨论、发言(5％)＋作业(5％)＋实践教学参与(5％)。

2. 终结性考核＝护理职业礼仪考核＋理论考卷考查。

3. 综合成绩＝过程性考核(20％)＋护理礼仪考核(40％)＋理论考查(40％)。

参考文献

·护理礼仪与人际沟通·

1. 王斌.人际沟通.北京:人民卫生出版社,2011
2. 张新宇.护理美学与礼仪.北京:人民军医出版社,2011
3. 许玲,苏平.人际沟通与交流.北京:清华大学出版社,2011
4. 刘宇.护理礼仪.北京:人民卫生出版社,2006
5. 姜小鹰.护理美学.北京:人民卫生出版社,2006
6. 仰曙芬,王治英主译.护理沟通技巧.北京:人民卫生出版社,2011
7. 汪洪杰.人际沟通.郑州:郑州大学出版社,2008
8. 高燕.护理礼仪与人际沟通.北京:高等教育出版社,2008
9. 孙元儒,谢凤香,杨运霞.护理礼仪与人际沟通.武汉:华中科技出版社,2012
10. 任小红.实用护理美学.长沙:中南大学出版社,2009
11. 姜刘宇.人际交往与护士专业礼仪.北京:北京大学医学出版社,2003
12. 李秋萍.护患沟通技巧.北京:人民军医出版社,2010
13. 金正昆,大学生礼仪.北京:中国人民大学出版社,2006
14. 李晓阳,护理礼仪.第2版.北京:高等教育出版社,2011
15. 冷晓红.人际沟通.北京:人民卫生出版社,2006
16. 周春美.护理人际沟通.北京:人民卫生出版社,2011
17. 许玲.人际沟通与交流.北京:清华大学出版社,2007
18. 李昌彧.人际沟通与职业礼仪.北京:化学工业出版社,2010
19. 李继平.护理人际关系与沟通教程.北京:北京科学技术出版社,2004
20. 史瑞芬.护理人际学.第2版.北京:人民军医出版社,2007
21. 边巍巍,周艳,梁娜.浅谈非语言沟通的文化安全性.护理研究,2009,23(11)
22. 毕叶.驻黎巴嫩维和二级医院护理人员非语言沟通的体会.中华现代护理杂志,2012, 16(19)
23. 李万钧.患者权利探讨.中国医药指南,2008,6(3)
24. 李霁,张怀承.患者权利运动的伦理.中国医学伦理,2007,20(6)
25. 王希.多元文化主义的起源、实践与局限性.美国研究,2000,2:282~283
26. 王海燕.新护士在ICU的轮训与管理.中国护理管理,2003,5(3):42
27. 唐颖.多元文化在临床护理工作中的重要性.护理管理杂志,2005,5(2):56
28. 邓洁,张洪君.开展多元文化护理的影响因素与对策.护理管理杂志,2004,4(7):24~25
29. 蒋冬梅.ICU护士必读.长沙:湖南科学技术出版社,2004
30. 魏风云.多元文化护理.南方护理学报,2001,8(2)

31. 张莉.多元文化护理在整体护理工作中的运用与探讨.淮海医药,2002,20(4):333～334

32. 许瑞.多元文化与跨文化护理.甘肃中医学院学报,2002,19(4):54～55

33. 李霁,李恩.多元文化空间中的生命伦理学.医学与社会,2003,16(2)

34. 高永晨.跨文化交际中的文化整合.苏州大学学报,2002,4:120

35. 王小林.外科住院患者文化休克及正性心理调节.中国基层医药,2003,10(2)

36. 李秀华.如何塑造护士职业形象美.吉林医学,2011,32(34)

37. 李素香,马富珍.护士的职业形象美.临床护理,2009,21

38. 陈文芳,王静新,等.护士职业形象提升策略的深度访谈.护理学报,2010,5

39. Kruilver IPM, Kerkstra A. Bensing JM. et al. Communication skills of nurses during interactions with simulated cancer patients. J Adv Nurs, 2001,34

40. Ambaby N, Rosentha R. Nonverbal Communication. Encyclopedia of Mental Health, 2011. 2

图书在版编目(CIP)数据

护理礼仪与人际沟通/唐庆蓉等主编.—上海:复旦大学出版社,2014.2
(复旦卓越·医学职业教育教材)
ISBN 978-7-309-10285-7

Ⅰ.护… Ⅱ.唐… Ⅲ.①护理-礼仪-医学院校-教材②护理学-人际关系学-医学院校-教材
Ⅳ.R47

中国版本图书馆 CIP 数据核字(2013)第 317672 号

护理礼仪与人际沟通
唐庆蓉 徐建鸣 叶 萌 主编
责任编辑/肖 英

复旦大学出版社有限公司出版发行
上海市国权路 579 号 邮编:200433
网址:fupnet@fudanpress.com http://www.fudanpress.com
门市零售:86-21-65642857 团体订购:86-21-65118853
外埠邮购:86-21-65109143
上海春秋印刷厂

开本 787×1092 1/16 印张 16.75 字数 387 千
2014 年 2 月第 1 版第 1 次印刷

ISBN 978-7-309-10285-7/R·1361
定价:68.00 元